区域临床检验与病理规范教程

软组织与骨疾病

总主编　郑铁生　　　　主　编　韩安家　王　晋

副主编　严望军　刘　敏　阎晓初　石怀银

人民卫生出版社

PEOPLE'S MEDICAL PUBLISHING HOUSE

图书在版编目（CIP）数据

软组织与骨疾病/韩安家,王晋主编. —北京：
人民卫生出版社,2020
区域临床检验与病理规范教程
ISBN 978-7-117-29623-6

Ⅰ.①软… Ⅱ.①韩…②王… Ⅲ.①软组织损伤－
诊疗－医学院校－教材②骨疾病－诊疗－医学院校－教材
Ⅳ.①R68

中国版本图书馆 CIP 数据核字（2020）第 097680 号

| 人卫智网 | www.ipmph.com | 医学教育、学术、考试、健康，购书智慧智能综合服务平台 |
| 人卫官网 | www.pmph.com | 人卫官方资讯发布平台 |

区域临床检验与病理规范教程
软组织与骨疾病

主　　编：韩安家　王　晋
出版发行：人民卫生出版社（中继线 010-59780011）
地　　址：北京市朝阳区潘家园南里 19 号
邮　　编：100021
E - mail：pmph @ pmph.com
购书热线：010-59787592　010-59787584　010-65264830
印　　刷：北京盛通印刷股份有限公司
经　　销：新华书店
开　　本：889×1194　1/16　印张：15
字　　数：444 千字
版　　次：2020 年 12 月第 1 版　2020 年 12 月第 1 版第 1 次印刷
标准书号：ISBN 978-7-117-29623-6
定　　价：72.00 元
打击盗版举报电话：010-59787491　E-mail：WQ @ pmph.com
质量问题联系电话：010-59787234　E-mail：zhiliang @ pmph.com

编者（以姓氏笔画为序）

丁　宜　北京积水潭医院

王　晋　中山大学附属肿瘤医院

王世俊　余姚市人民医院

石怀银　中国人民解放军总医院

石慧娟　中山大学附属第一医院

同志超　西安市红会医院

刘　敏　中山大学附属第一医院

刘秋雨　河南省人民医院

孙艳虹　中山大学附属第一医院

贡其星　江苏省人民医院

严望军　复旦大学附属肿瘤医院

陈　勇　复旦大学附属肿瘤医院

邵增务　华中科技大学同济医学院附属协和医院

林勇平　广州医科大学附属第一医院

施　琼　重庆医科大学检验医学院

高振华　中山大学附属第一医院

阎晓初　陆军军医大学第一附属医院

韩安家　中山大学附属第一医院

程　虹　郑州大学第五附属医院

秘书

甄甜甜　中山大学附属第一医院

区域临床检验与病理规范教程系列教材
出版说明

　　近年来,国务院和国家卫生健康委员会陆续发布了《关于促进健康服务业发展的若干意见》《关于推进分级诊疗制度建设的指导意见》《关于印发医学检验实验室基本标准和管理规范(试行)的通知》和《关于推进医疗联合体建设和发展的指导意见》等一系列相关文件,在国家层面上给未来的医疗服务模式和要求提供了指导意见。这一重要举措,不仅能促进区域内医学检验检查质量的提升,为医学诊断提供更加科学的依据,还能方便广大群众享受高质量的医疗服务,切实帮助减轻就医负担,有效缓解看病难、看病贵的问题。

　　显然,目前医改的重点还是强基层,最近五年,每年都有 50 个以上的政策文件涉及基层医疗。而在众多的文件中,对基层影响最大的是分级诊疗制度。包括家庭医生签约制度和医联体制度是推进分级诊疗的重要"抓手",在这些政策的叠加下,基层医疗发展进入了新阶段。到 2020 年,家庭医生签约要全覆盖,医保支付方式改革全覆盖,医联体建设也要覆盖到所有公立医院。

　　为了实现患者能在区域(县域)内自由流动,首先要解决的就是资源共享问题。基层医院的医学检验能力薄弱,病理检查基本上是"空白",不能满足患者的需求,所以指导意见中提出要建立医学检验检查中心,为医联体内各医疗机构提供一体化服务。实现医联体内服务供给一体化、医疗质量质控同质化和检验检查结果互认,已成为每个医联体的硬性任务。检验、病理等资源从科室变为独立医疗机构,已经不是未来而是正在发生的事情。成立独立医疗机构主要靠两种途径:一种是医联体内将检验、病理等资源整合对外开放;一种是将社会资本融入自己开办的医学检验中心。这是医疗改革发展的大趋势。

　　目前,我国在医学检验与病理检查项目中,95% 的项目仍在医院检验科和病理科完成,仅有 5% 左右的项目由第三方独立机构承接。在美国和日本等国家,独立实验室已经占据医学检验检查市场的 1/3 以上。所以,我国检验与病理的发展从科室逐步转移到独立检验检查中心,还有很大的调整空间,也是医联体建设的需求。我国的独立医疗机构在检验与病理服务方面还存在严重不足,也是制约其发展的重要因素:①人力资源不足。全国大部分基层医疗机构缺乏具备专业水平的检验与病理的技术和管理人才,这已成为制约全民健康覆盖中的关键问题。②教育及培训不足。医学是门不断发展的学科,相关专业的继续教育十分重要。在检验与病理方面,我国在继续教育及能力提升方面均需加强。③基础设施不足。如专业的实验室设备及相关技术支持,以及供应链、信息系统、相关质控措施的整合等。④相关质量及能力认可不足。检验与病理高度专业化,因此需要依据一定的标准进行管理以确保其检测结果的可靠性。

　　检验与病理在疾病检出、确诊、治疗、预后及疾病管理等方面的关键作用及核心价值已不言而喻。为有效解决以上问题,我们自 2016 年 10 月开始进行调研与策划,并于 2017 年 2 月在宁波召开了专家论证会。会议认为,组织国内临床、检验、病理专家共同编写一套区域临床检验与病理规范教程系列培训教材,用于临床医生、检验检查人员的规范化培训,全面提升基层诊疗水平,对深化医药卫生体制改革,实施健康中国战略;对建立科学合理的分级诊疗制度,助力社会办医健康发展;对提高基层医疗卫生水平,促进临床、检验、病理等学科融合发展,都具有深远的历史意义和现实指导意义。

为编好这套培训规范教材,我们专门成立了评审专家委员会,遴选确定了总主编,召开了主编人会议。确定本系列教材共分为三个板块:①《区域临床检验与病理规范教程　机构与运行》主要讨论区域临床检验与病理诊断机构的建设与运行管理,包括相关政策、法规的解读,机构的规划、建设及其运行中的科学管理等。②《区域临床检验与病理规范教程　实验室标准化管理》主要讨论实验室的建设与标准化管理的各项要求,为机构中实验室的建设与管理提供标准、规范。③第三板块共有10本教材,均以疾病系统命名,重点是评价各检验与病理检查项目在临床疾病中的应用价值,指导临床医生理解和筛选应用检验与病理的检查指标,以减少重复性检查,全面降低医疗费用,同时检验与病理专业人员也可以从中了解临床对检查指标的实际需求。

本套教材的编写,除坚持"三基、五性、三特定"外,更注重整套教材系统的科学性和学科的衔接性,注重学科的融合性和创新性。特点是:①与一般教科书不同,本套教材更强调临床指导和培训功能;②参加编写的作者来自170多家高校、医疗单位以及相关企业,包括临床医学、检验医学、病理诊断等专家教授280余人,具有较高的权威性、代表性和广泛性;③所有参编人员都具有较高的综合素质,大家协同编写、融合创新,力图做到人员融合、内容融合、检验与病理融合,临床与检验和病理融合;④本套教材既可作为培训教材,又可作为参考书,助力提高基层医疗水平,促进临床、检验、病理等学科融合发展。

编写本套高质量的教材,得到了相关专家的精心指导,以及全国有关院校、医疗机构领导和编者的大力支持,在此一并表示衷心感谢。希望本套教材的出版,能受到全国独立医疗机构、基层医务工作者和住院医师规范化培训生的欢迎,对提高医疗水平、助力国家分级诊疗政策和推进社会办医健康发展作出积极贡献。

由于编写如此庞大的"融合"教材尚属首次,编者对"融合"的理解存在差异,难免有疏漏和不足,恳请读者、专家提出宝贵意见,以便下一版修订完善。

区域临床检验与病理规范教程系列教材

目　录

总主编：郑铁生　　总秘书：尚冬燕

序号	教材名称	主审	主编	副主编
1	区域临床检验与病理规范教程 机构与运行		府伟灵　陈　瑜	丁彦青　应斌武 邹炳德　张秀明
2	区域临床检验与病理规范教程 实验室标准化管理		王惠民　卞修武	郑　芳　涂建成 邹继华　盛慧明 王　哲　韩安家
3	区域临床检验与病理规范教程 心血管系统疾病		郑铁生　王书奎	张智弘　贾海波 洪国粼　马　洁
4	区域临床检验与病理规范教程 呼吸系统疾病	步　宏	应斌武　李为民	刘月平　王　凯 沈财成　李海霞
5	区域临床检验与病理规范教程 消化系统疾病	卞修武	丁彦青　张庆玲	胡　兵　关　明 谢小兵　徐文华
6	区域临床检验与病理规范教程 感染与免疫系统疾病		郑　芳　魏　蔚	孙续国　赵　虎 崔　阳　樊祥山
7	区域临床检验与病理规范教程 女性生殖系统与乳腺疾病		张　葵　李　洁	邱　玲　刘爱军 陈道桢　童华诚
8	区域临床检验与病理规范教程 内分泌与代谢系统疾病	张忠辉	府伟灵　梁自文	黄君富　阎晓初 钱士匀　杨　军
9	区域临床检验与病理规范教程 泌尿系统疾病		涂建成　王行环	魏　强　李洪春 徐英春　覃业军
10	区域临床检验与病理规范教程 软组织与骨疾病		韩安家　王　晋	严望军　刘　敏 阎晓初　石怀银
11	区域临床检验与病理规范教程 血液与造血系统疾病		岳保红　武文漫	赵晓武　黄慧芳 刘恩彬　毛　飞
12	区域临床检验与病理规范教程 神经与精神系统疾病		卞修武　朴月善	张在强　李贵星 王行富　朱明伟

区域临床检验与病理规范教程系列教材
评审专家委员会

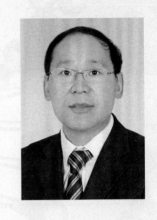

　　韩安家，主任医师，教授，博士生导师。现任中山大学附属第一医院病理科主任、病理学院院长，2002 年毕业于中山大学获医学博士学位，2004—2007 年曾在美国匹兹堡大学医学中心、爱因斯坦医学院、伊利诺伊大学芝加哥分校病理系做访问学者。

　　从事病理学教学、医疗和科研工作至今 26 年。目前担任教育部高等学校医学技术类专业教学指导委员会委员、中华医学会病理学分会副主委、广东省医学会病理学分会主委、中国医师协会病理科医师分会常委、广东省粤港澳合作促进会医药大健康委员会病理联盟主委等多项学术任职，曾主持国家自然科学基金 3 项，发表研究论文 80 篇，其中 SCI 论文 60 篇。擅长软组织和呼吸亚专科的病理诊断。参与 2019 年 WHO *Soft Tissue and Bone Tumor* 分册第 5 版编写。

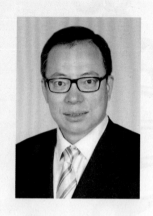

王晋，教授，主任医师，博士生导师。现任中山大学附属肿瘤医院骨与软组织科主任，华南肿瘤学国家重点实验室 PI，同时担任中国医药教育协会骨与软组织肿瘤专业委员会副主任委员、中华医学会骨科学分会第十一届委员会骨肿瘤学组委员、广东省抗癌协会肉瘤专业委员会候任主任委员以及全球骨与软组织肿瘤保肢协会（ISOLS）委员。

从事骨与软组织肿瘤临床和科研工作 22 年，先后在澳大利亚昆士兰州立大学、美国迈阿密大学医学院和香港大学玛丽医院进行了 12 个月的临床与科研培训，平均每年完成骨软和脊柱肿瘤手术 600 余例。目前共主持骨肉瘤相关国家自然科学基金 6 项，省部级基金课题 7 项，总研究经费达 800 万元。入选广东省高等学校"千百十人才培养工程"人才第七批省级培养对象。发表论文共 78 篇，其中主要研究成果以第一或通讯作者身份发表在国际知名肿瘤学杂志上：*J Natl Cancer Inst.* 2012（IF＝14.3）；*J Clin Invest.* 2015（IF＝13.2）；*Int J Cancer.*2018（IF＝7.4）；*Cancer Lett.* 2014/2012（IF＝5.6）；*Cancer.* 2014（IF＝5.1）；*Ann Surg Oncol.* 2012/2011（IF＝4.1）。曾获得教育部高等学校科学研究优秀成果奖自然科学奖一等奖以及 COA-CORS 中国骨科基础研究大会优秀论文一等奖。连续 10 年在国际骨与软组织肿瘤保肢会议（ISOLS）发言，并获柏林第 14 届 ISOLS 会议最佳发言交流奖。

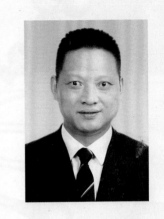

　　严望军，主任医师，教授，博士研究生导师。复旦大学附属肿瘤医院骨与软组织外科主任，脊柱肿瘤诊治中心主任，骨与软组织肿瘤多学科协作诊治团队（MDT）首席专家。兼任上海市社会医疗机构协会骨科分会脊柱专业委员会副主任委员，上海市医师协会骨科医师分会骨肿瘤学组副组长，上海市中西医结合学会颈椎学组副组长，上海市中西医结合学会脊柱骨肿瘤骨病学组副组长，中国骨科菁英会委员，上海市医学会骨科分会骨肿瘤学组委员，上海市抗癌协会肉瘤专业委员会委员等 20 余个学术任职，*SPINE* 杂志特约审稿人，《脊柱外科杂志》常务编委，国家自然科学基金同行评议人。

　　从事医学教学和科研工作 25 年，获国家发明专利 3 项；主持国家自然科学基金 4 项，省部级基金 4 项；获国家科技进步二等奖 1 项，省部级二等奖以上奖项 10 项。副主编编写专著 15 部，发表 SCI 论文 50 余篇，其中以第一作者或通讯作者发表 SCI 20 余篇。

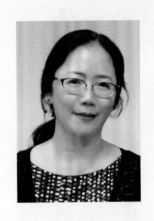

　　刘敏，中山大学附属第一医院医学检验科主任，中山大学医学检验学系主任。兼任中国医师协会检验分会委员，中国检验医师学会贫血性疾病专业委员会副主任委员，中国女医师协会检验分会常委；广东省女医师协会检验分会主任委员，广东省检验学会免疫学组组长；广东省精准医学应用学会精准检测分会、生物工程学会临床实验室分会、预防医学微生物及免疫分会、医疗行业协会检验分会、健康管理学会检验分会副主任委员。

　　从事临床医学检验、教学、科研及临床实验室管理等方面的工作 35 年，承担或参与国家自然科学基金项目、863 子课题项目、广东省科技厅项目及广州市协同创新重大专项基金等多项课题，发表 SCI 及中文核心期刊等论文数十篇。

副主编简介

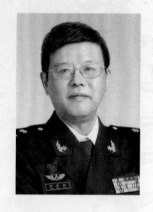

阎晓初，陆军军医大学第一附属医院（重庆西南医院）全军病理学研究所教授、主任医师。

从事临床病理诊断与教学工作至今 34 年，临床经验丰富，擅长软组织肿瘤病理诊断；第一作者或通讯作者发表论文 60 余篇，其中 SCI 收录文章 15 篇。现任中华医学会病理学分会委员，中华医学会病理学分会骨与软组织疾病学组副组长，中国医疗器械行业协会病理学专委会常务副主任委员，中国医疗保健国际交流促进会病理学分会副主任委员，中国抗癌协会肿瘤病理专委会常委，重庆市医学会病理学专委会主任委员，重庆抗癌协会理事。《中华病理学杂志》《中华消化外科杂志》《中华乳腺病杂志》编委，《临床与实验病理学杂志》《诊断病理学杂志》常务编委。

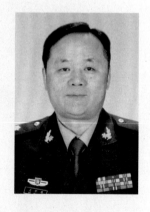

石怀银，现任中国人民解放军总医院第一医学中心病理科主任，主任医师，教授，医学博士，博士研究生导师。学术任职：中国医师协会病理医师分会常委兼总干事，中华医学会病理学分会常委，北京市医学会病理学分会副主任委员，全军科委会病理专业委员会副主任委员，中国研究型医院协会病理专业委员会副主任委员，北京市病理质量控制中心副组长，《中华病理学杂志》编委，《诊断病理学杂志》主编，中央保健委员会会诊专家。

从事病理学研究和诊断 30 余年，积累了丰富的诊断经验，擅长软组织肿瘤和头颈部肿瘤的病理诊断，发表相关学术论文 50 余篇，其中第一或通讯作者 20 篇。为解放军总医院首批"百位名医"培养对象。

前　言

本书是《区域临床检验与病理规范教程　软组织与骨疾病》分册,侧重于临床检验与病理检查的规范性。

此书不同于以往针对一个学科的医学教材,而是着重体现临床、检验、病理的融合教材,是新的尝试。检验与病理既有共性也有个性。同时,软组织与骨疾病在临床检查中有其自身特点。为体现多学科的融合,每章均由分别从事临床、检验、病理和放射影像的专家共同撰写,本书的编者均为国内大型三甲医院且经验丰富的一线专家,均为高级职称。本分册共 15 章,主要包括总论和常见软组织与骨疾病,各章有概述、实验室及其他检查指标与评估、实验室检查指标的临床应用等方面内容。为加深读者理解,每章后有 1~2 个案例分析和全章小结。本书文字简练,并附有典型临床、病理组织学、免疫组化、分子病理和影像学检查等图片。

本书可作为从事相关临床、检验和病理人员的培训教材。本书在编写过程中虽经过多次交叉互审和反复修改,但难免有不妥之处。敬请广大读者和专家批评指正并提出宝贵意见。

韩安家　王　晋

2020 年 12 月

目　录

第一章　软组织与骨疾病概论 ··· 1

第一节　软组织与骨疾病概述 ·· 1
一、临床症状和体征 ··· 1
二、病因和发病机制 ··· 2
三、临床诊断和鉴别诊断 ··· 3
第二节　实验室及其他检查指标与评估 ··· 8
一、实验室及其他检查指标 ·· 8
二、检查指标的评估 ··· 17
第三节　实验室及其他检查指标的临床应用 ·· 18
一、检查指标的筛选原则 ··· 18
二、检查指标的实际应用 ··· 21

第二章　成纤维细胞和肌成纤维细胞疾病 ··· 22

第一节　概述 ·· 22
一、临床症状和体征 ··· 23
二、病因和发病机制 ··· 23
三、临床诊断和鉴别诊断 ··· 23
第二节　实验室及其他检查指标与评估 ·· 27
一、实验室及其他检查指标 ·· 27
二、检查指标的评估 ··· 34
第三节　实验室及其他检查指标的临床应用 ·· 36
一、检查指标的筛选原则 ··· 36
二、检查指标的实际应用 ··· 36

第三章　纤维组织细胞性疾病 ·· 38

第一节　概述 ·· 38
一、临床症状和体征 ··· 38
二、病因和发病机制 ··· 39
三、临床诊断和鉴别诊断 ··· 40
第二节　实验室及其他检查指标与评估 ·· 40
一、实验室及其他检查指标 ·· 40
二、检查指标的评估 ··· 44
第三节　实验室及其他检查指标的临床应用 ·· 45

一、检查指标的筛选原则 …………………………………………………………… 45
二、检查指标的实际应用 …………………………………………………………… 45

第四章　脂肪组织疾病 ………………………………………………………… 49

第一节　概述 ……………………………………………………………………………… 49
一、临床症状和体征 ………………………………………………………………… 50
二、病因和发病机制 ………………………………………………………………… 50
三、临床诊断和鉴别诊断 …………………………………………………………… 51
第二节　实验室及其他检查指标与评估 ………………………………………………… 52
一、实验室及其他检查指标 ………………………………………………………… 52
二、检查指标的评估 ………………………………………………………………… 55
第三节　实验室及其他检查指标的临床应用 …………………………………………… 56
一、检查指标的筛选原则 …………………………………………………………… 56
二、检查指标的实际应用 …………………………………………………………… 56

第五章　肌肉组织疾病 ………………………………………………………… 60

第一节　概述 ……………………………………………………………………………… 60
一、临床症状和体征 ………………………………………………………………… 60
二、病因和发病机制 ………………………………………………………………… 61
三、临床诊断和鉴别诊断 …………………………………………………………… 62
第二节　实验室及其他检查指标与评估 ………………………………………………… 64
一、实验室及其他检查指标 ………………………………………………………… 64
二、检查指标的评估 ………………………………………………………………… 71
第三节　实验室及其他检查指标的临床应用 …………………………………………… 72
一、检查指标的筛选原则 …………………………………………………………… 72
二、检查指标的实际应用 …………………………………………………………… 72

第六章　脉管疾病 ……………………………………………………………… 76

第一节　概述 ……………………………………………………………………………… 76
一、临床症状和体征 ………………………………………………………………… 77
二、病因和发病机制 ………………………………………………………………… 80
三、临床诊断和鉴别诊断 …………………………………………………………… 80
第二节　实验室及其他检查指标与评估 ………………………………………………… 82
一、实验室及其他检查指标 ………………………………………………………… 82
二、检查指标的评估 ………………………………………………………………… 91
第三节　实验室及其他检查指标的临床应用 …………………………………………… 91
一、检查指标的筛选原则 …………………………………………………………… 91
二、检查指标的实际应用 …………………………………………………………… 92

第七章 间皮组织疾病 ·· 96

第一节 概述·· 96
一、临床症状和体征··· 96
二、病因和发病机制··· 97
三、临床诊断和鉴别诊断··· 98
第二节 实验室及其他检查指标与评估··· 100
一、实验室及其他检查指标·· 100
二、检查指标的评估··· 105
第三节 实验室及其他检查指标的临床应用··· 108
一、检查指标的筛选原则··· 108
二、检查指标的实际应用··· 109

第八章 周围神经组织疾病 ·· 113

第一节 概述·· 113
一、临床症状和体征··· 113
二、病因和发病机制··· 115
三、临床诊断和鉴别诊断··· 116
第二节 实验室及其他检查指标与评估··· 117
一、实验室及其他检查指标·· 117
二、检查指标的评估··· 121
第三节 实验室及其他检查指标的临床应用··· 122
一、检查指标的筛选原则··· 122
二、检查指标的实际应用··· 122

第九章 未确定分化的软组织肿瘤 ·································· 124

第一节 概述·· 124
一、临床症状和体征··· 124
二、病因和发病机制··· 126
三、临床诊断和鉴别诊断··· 126
第二节 实验室及其他检查指标与评估··· 128
一、实验室及其他检查指标·· 128
二、检查指标的评估··· 134
第三节 实验室及其他检查指标的临床应用··· 136
一、检查指标的筛选原则··· 136
二、检查指标的实际应用··· 137

第十章 骨的退行性疾病 ·· 141

第一节 概述·· 141

　　一、临床症状和体征……………………………………………………………………141
　　二、病因和发病机制……………………………………………………………………142
　　三、临床诊断和鉴别诊断………………………………………………………………144
　第二节　实验室及其他检查指标与评估……………………………………………………148
　　一、实验室及其他检查指标……………………………………………………………148
　　二、检查指标的评估……………………………………………………………………152
　第三节　实验室及其他检查指标的临床应用………………………………………………152
　　一、检查指标的筛选原则………………………………………………………………152
　　二、检查指标的实际应用………………………………………………………………152

第十一章　骨的感染性疾病　155

　第一节　概述………………………………………………………………………………155
　　一、临床症状和体征……………………………………………………………………155
　　二、病因和发病机制……………………………………………………………………156
　　三、临床诊断和鉴别诊断………………………………………………………………157
　第二节　实验室及其他检查指标与评估……………………………………………………160
　　一、实验室及其他检查指标……………………………………………………………160
　　二、检查指标的评估……………………………………………………………………163
　第三节　实验室及其他检查的临床应用……………………………………………………163
　　一、全身检验……………………………………………………………………………163
　　二、局部穿刺……………………………………………………………………………163

第十二章　骨代谢性疾病　166

　第一节　概述………………………………………………………………………………166
　　一、病因和发病机制……………………………………………………………………166
　　二、临床症状和体征……………………………………………………………………166
　　三、临床诊断和鉴别诊断………………………………………………………………169
　第二节　实验室及其他检查指标与评估……………………………………………………174
　　一、实验室及其他检查指标……………………………………………………………174
　　二、检查指标的评估……………………………………………………………………177
　第三节　实验室及其他检查指标的临床应用………………………………………………179
　　一、检查指标的筛选原则………………………………………………………………179
　　二、检查指标的实际应用………………………………………………………………181

第十三章　骨的瘤样病变　185

　第一节　概述………………………………………………………………………………185
　　一、临床症状和体征……………………………………………………………………185
　　二、病因和发病机制……………………………………………………………………185
　　三、临床诊断和鉴别诊断………………………………………………………………186
　第二节　实验室及其他检查指标与评估……………………………………………………186

一、实验室及其他检查指标 ················· 186
二、检查指标的评估 ················· 191
第三节　实验室及其他检查指标的临床应用 ················· 191
一、检查指标的筛选原则 ················· 191
二、检查指标的实际应用 ················· 191

第十四章　骨、关节的软骨性肿瘤 ················· **194**

第一节　概述 ················· 194
一、临床症状和体征 ················· 194
二、病因和发病机制 ················· 195
三、临床诊断和鉴别诊断 ················· 196
第二节　实验室及其他检查指标与评估 ················· 198
一、实验室及其他检查指标 ················· 198
二、检查指标的评估 ················· 204
第三节　实验室及其他检查指标的临床应用 ················· 204
一、检查指标的筛选原则 ················· 204
二、检查指标的实际应用 ················· 204

第十五章　骨的成骨性肿瘤 ················· **207**

第一节　概述 ················· 207
一、临床症状和体征 ················· 207
二、病因和发病机制 ················· 207
三、临床诊断和鉴别诊断 ················· 207
第二节　实验室及其他检查指标与评估 ················· 208
一、实验室及其他检查指标 ················· 208
二、检查指标的评估 ················· 212
第三节　实验室及其他检查指标的临床应用 ················· 213
一、检查指标的筛选原则 ················· 213
二、检查指标的实际应用 ················· 213

参考文献 ················· **215**

中英文名词对照索引 ················· **217**

第一章

软组织与骨疾病概论

软组织与骨疾病分布广、类型多、结构复杂。全面了解软组织与骨疾病的类型,对于临床医生选择合适的实验室检查指标、病理检查指标和影像学检查等其他检查具有重要意义,并有助于临床医生对该类疾病的正确诊断和鉴别诊断,进而指导临床治疗和评估患者的预后。

第一节 软组织与骨疾病概述

软组织是指除皮肤和骨骼以外起支撑和营养作用的组织总称,包括实质脏器中的间叶组织。软组织疾病包括发生于软组织的感染性疾病、代谢性疾病、免疫性疾病、遗传性疾病和软组织肿瘤等。软组织肿瘤根据来源不同,包括成纤维细胞/肌成纤维细胞源性、纤维组织细胞源性、脂肪源性、脉管源性、血管周上皮样细胞源性、肌源性、神经源性、间皮源性以及分化未定类肿瘤等。此类疾病分布甚广、类型多、形态结构复杂多变,且不同类型的软组织疾病在组织形态上有相互重叠;同时,软组织假肉瘤性病变和中间类肿瘤的存在,以及软组织肉瘤较为少见,且软组织疾病的影像学和相关实验室检查对一些软组织疾病的诊断虽有一定作用,但特异性有限。因此,大多数软组织疾病的诊断主要依赖于病理诊断。

骨组织是骨骼系统的主要器官,不仅构成人体支架且赋予人体基本形态,同时还有保护、支持和运动的作用。骨疾病包括骨的退行性疾病、感染性疾病、代谢性疾病、先天性疾病等。骨肿瘤根据来源不同,包括成骨性、软骨性、纤维性、纤维组织细胞源性、Ewing肉瘤、富巨细胞肿瘤、脊索细胞肿瘤、脉管源性、肌源性、脂肪性、分化未定类肿瘤等。骨疾病中退行性疾病最为常见,骨肿瘤及瘤样病变较为少见。影像学和相关实验室检查对一些骨病变的诊断非常有用,骨肿瘤诊断过程中则更强调依靠临床-影像-病理三结合的原则进行综合诊断。

一、临床症状和体征

软组织与骨疾病的临床表现主要取决于疾病的类型和发病位置,如感染性疾病、代谢性疾病、免疫性疾病、遗传性疾病临床表现各不相同。软组织与骨肿瘤的临床症状和体征与肿瘤的类型、发生部位、生长快慢、体积大小、生物学行为及有无合并出血、坏死等继发改变有关。

(一)软组织疾病常见的临床症状和体征

软组织疾病主要包括感染性疾病、损伤性疾病、代谢性疾病、免疫性疾病和遗传性疾病等,不同类型软组织疾病的症状和体征不完全一致,多表现为局部疼痛、红肿、发热、萎缩、功能异常等。

软组织肿瘤根据生物学行为不同包括良性、中间性(局部侵袭性)、中间性(偶有转移性)和恶性肿瘤(也称为肉瘤)。软组织良性肿瘤与恶性肿瘤之比超过100:1。99%良性肿瘤位于身体的浅表部位,一般生长慢,多表现为无痛性逐渐增大的肿块。皮肤肿瘤中,如创伤性神经瘤、多发性血管脂肪瘤、平滑肌瘤和血管平滑肌瘤,常伴有疼痛和触痛;而发生于甲床的血管球瘤常有电灼痛是具有临床诊断意义的。发生于浅表的肿瘤如脂肪瘤虽然长得很大,但可无明显症状。中间性肿瘤(局部侵袭性)呈侵袭性和破坏性生长,但不具有转移的潜能。如纤维瘤病发生于纵隔、腹膜后可引起广泛浸润,包绕心脏、大血管、食管和肠管等重要器官,可引起相应的临床症状和功能障碍。中间性肿瘤(偶有转移性)除局部侵袭性生长外,偶可出现远处转移(<2%),通常转移到淋巴结和肺,引起相应部位的症状和体征。肉瘤通常生长快,体积大,可出现局部压迫、组织移位和严重的功能障碍。肿瘤常伴出血、坏死和继发感染。肿瘤易发生复发和转移。

（二）骨疾病的临床症状和体征

1. 骨的退行性疾病　骨性关节炎(osteoarthritis, OA)的发病率随着年龄的增长呈明显增加趋势。以膝关节炎为例,临床表现以髌股关节和胫股关节负重状态疼痛为主,可发生绞锁症状,髌骨推移活动受限,髌骨研磨试验阳性。同时可发生关节肿胀和功能受限。体形肥胖者多伴有膝关节内、外翻畸形和髌骨半脱位。颈椎病是另一种常见的退行性疾病,临床表现和体征与颈椎病的分型有关。

2. 骨的感染性疾病　从病原学角度可以分为特异性感染和非特异性感染,从感染的部位可以分为骨髓炎、关节感染、脊柱感染,从病程的角度可以分为急性、亚急性和慢性。不同类型骨的感染性疾病的症状和体征不同。

3. 骨的代谢性疾病　代谢性骨病是指各种原因所致的以骨代谢紊乱为主要特征的骨病,临床上以骨重建紊乱所致的骨转换率异常、骨量及骨质量改变、骨痛、骨畸形和易发生骨折为主要表现,包括骨质疏松症、佝偻病、骨质软化病、巨人症、肢端肥大症、原发性甲状旁腺功能亢进减退、中毒性骨病等。不同类型骨代谢性疾病的症状和体征不同。

4. 骨的先天性疾病　由于骨或关节发育不良,甚至来自肌肉软组织疾病导致出现一系列畸形、功能障碍的疾病,其中以先天性髋关节脱位、马蹄内翻足为代表。先天性髋关节脱位是一种较常见的髋关节畸形,包括髋关节半脱位和髋关节完全脱位。特点是在初生时,多数患儿为髋臼发育不良或部分股骨头脱出髋臼,少数则为完全脱出髋臼。病变累及髋臼、股骨头、关节囊和髋关节周围的韧带和肌肉。本病有两种类型,即典型先天性髋关节脱位和畸胎型髋关节脱位。后者极少见,为胚胎器官生长时的畸形性疾病,出生前髋关节已完全脱位。并常合并其他部位畸形如先天性多发性关节挛缩症,脊椎半椎体畸形,脊髓畸形等。典型先天性髋关节脱位可有不同程度的病理改变,轻者仅为髋关节松弛、不稳,髋臼发育不良,重者有半脱位或完全脱位。

5. 骨肿瘤

（1）良性肿瘤:大多数骨的良性肿瘤通常没有自觉症状且生长缓慢,很多病人常偶然发现,如内生软骨瘤、非骨化性纤维瘤、骨性纤维结构不良、单纯性骨囊肿等。有些良性肿瘤有轻度疼痛和肿胀,关节僵硬的临床特点,如纤维结构不良。有些良性肿瘤临床症状则具有特殊的临床诊断意义,如骨样骨瘤的夜间痛及对非甾体抗炎药治疗的良好反应。

（2）中间性肿瘤(局部侵袭性):该类肿瘤常局部复发,呈侵袭性和破坏性生长,但不具有转移的潜能。代表性病变为非典型性软骨性肿瘤/软骨肉瘤Ⅰ级。

（3）中间性肿瘤(偶有转移性):除局部侵袭性生长外,偶可出现远处转移(<2%),但并无可靠的组织学指标预测转移。通常转移到肺,代表性肿瘤为骨巨细胞瘤。

（4）恶性肿瘤:肉瘤通常生长快,体积大,可出现病理性骨折及功能丧失等局部症状,部分肿瘤常伴夜间痛、关节活动受限和血管怒张。晚期肿瘤患者常出现恶病质等。骨恶性肿瘤易发生复发和转移,转移率达20%～100%。但有一部分低级别肉瘤的转移率为2%～10%,此种肿瘤在复发时级别可能升高并且通常会出现更高的远处转移风险。

二、病因和发病机制

多数软组织与骨疾病如感染性疾病、代谢性疾病、免疫性疾病、遗传性疾病、退行性疾病的病因明确。除了退行性疾病和感染性疾病的发病机制,其他原因导致的各种软组织与骨疾病发病机制并未完全明了。

大多数良性和恶性软组织与骨肿瘤的病因未明。少数恶性软组织与骨肿瘤,与遗传和环境因素、放射线、病毒感染及免疫缺陷有一定的关系。个别病例发生在瘢痕部位、骨折处或关节置换、器官移植附近，然而绝大多数软组织与骨的恶性肿瘤似乎都没有明显的致病因素。有些恶性间叶性肿瘤患者有家族性癌症综合征的背景。

1. 化学致癌物　石棉是最重要的致瘤剂，长期吸入和接触石棉尘后，可导致肺纤维化、胸膜和腹膜间皮瘤和肺癌。暴露于含有苯氧乙酸的除草剂、氯苯及其污染物（二噁英）的农业或森林工作环境中，或经常使用除莠剂可诱发软组织肉瘤；肝血管肉瘤与接触氯乙烯、无机砷等有明显相关性。

2. 放射线　有资料显示，放射后肉瘤的发病率可从千分之几达百分之一。数据大多来自接受放射治疗的乳腺癌患者，发生肉瘤的风险随放射线剂量增加而增高。一般患者接受 50Gy 或 50Gy 以上的照射，从受照射至诊断软组织肉瘤的中位时间约 10 年。该肉瘤必须在照射范围内且经组织学证实，肿瘤发生区域在放射前是正常的。发生的肉瘤最常见为未分化多形性肉瘤（>50%）。在皮肤，血管肉瘤较常见。视网膜母细胞瘤基因（RB1）胚系突变的患者发生放疗后肉瘤的风险明显增加，且一般为骨肉瘤。此外，有 TP53 基因胚系突变、NF1 基因突变的患者也有较高的发生放疗后肉瘤的风险。

3. 病毒感染和免疫缺陷　有证据表明，人类疱疹病毒 8（human herpes virus-8，HHV8）在 Kaposi 肉瘤的发病中起关键作用，临床经过和患者免疫状态有关。许多文献证实 Epstein-Barr（EB）病毒感染在免疫缺陷（AIDS）或在器官移植患者免疫抑制治疗后的平滑肌肉瘤发生中起作用。有些学者认为 Stewart-Treves 综合征，即慢性淋巴水肿患者（尤其是乳腺癌根治切除术后），可能是发生血管肉瘤或淋巴管肉瘤的原因。

4. 遗传易感性　有些良性软组织肿瘤有家族史或遗传背景。但此类报道非常罕见，只占肿瘤的很少一部分。病例数最多的可能是遗传性多发性脂肪瘤（或血管脂肪瘤）。硬纤维瘤可发生于家族性腺瘤性息肉病的 Gardner 变异型患者。神经纤维瘤病（Ⅰ型和Ⅱ型）与多发性良性神经鞘肿瘤有相关性，有时也和非神经性肿瘤有关。5%～10% 的Ⅰ型神经纤维瘤病患者在良性神经鞘肿瘤的基础上发生恶性外周神经鞘瘤，另有 5%～7% 的Ⅰ型神经纤维瘤病患者可发生胃肠道间质瘤（gastrointestinal stromal tumor，GIST）。Li-Fraumeni 综合征是一种罕见的常染色体显性遗传性疾病，病因是 TP53 肿瘤抑制基因发生胚系突变，该基因突变在肉瘤发生过程中具有重要的作用，半数患者在 30 岁以内已经发生恶性肿瘤，主要为骨或软组织肉瘤。遗传性或双侧型视网膜母细胞瘤有 RB1 基因的胚系突变，这可能与软组织肉瘤（骨肉瘤、软骨纤维肉瘤、软骨肉瘤、Ewing 肉瘤等）的发生也有一定的关系。

5. 前驱病变　虽然大部分骨的恶性肿瘤为原发病变，但有部分骨的恶性肿瘤与患者之前存在的一些疾病相关，如骨的 Paget 病、慢性骨髓炎、骨梗死都可以发生恶变。另外，有些良性骨肿瘤也可以发生恶变，例如多发内生软骨瘤恶变为软骨肉瘤，骨软骨瘤恶变为软骨肉瘤，多发纤维结构不良恶变为骨肉瘤，骨巨细胞瘤恶变为未分化多形性肉瘤等。

三、临床诊断和鉴别诊断

（一）诊断标准

1. 标本类型　软组织与骨疾病的正确诊断对其治疗和预后的判断有重要意义。在可能的情况下，活检是一种必要且合适的手段，可用以确定良、恶性病变，评价肿瘤的组织学分级、确定肿瘤组织学类型。对临床制订相应治疗方案和判断预后有重要意义。但是需要注意软组织与骨病变是否进行病理学检查，需要临床医师分析患者病史、影像学资料和其他检查结果后再决定。不是所有的软组织与骨疾病都需要做病理检查。诊断一些骨关节的退行性疾病、代谢性疾病、自身免疫性或感染性疾病时有时并不需要进行病理学检查。

软组织与骨疾病的病理标本类型主要区分为活检小标本和大体切除（截肢）标本。

（1）病理活检的方式分为"开放式"活检（open biopsy）和"闭合式"活检（closed biopsy）。不同的活检术式各有利弊。活检前临床医生与病理科应进行充分详细的沟通，因为这些活检的标本还可能进一步作免疫组化染色、流式细胞学、微生物学检查、电子显微镜分析或分子遗传学方面等检测。临

床 - 放射 - 病理三结合原则在穿刺活检标本诊断中必须严格遵守,任何一方如果有异议,都需要进行多学科讨论,慎重采取下一步诊疗措施。"开放式"活检包括冰冻活检(frozen biopsy)、切开活检、切除或刮除活检(incisional biopsy、excisional biopsy or curettage)。这种直视下准确取材方式通常可以满足病理科对标本的要求。切开活检方法损伤及污染范围均较大,容易破坏自然屏障,有时还会出现血肿和骨折等并发症。切除活检通常适用于临床及影像学检查均提示为良性肿瘤的病例,表浅或体积小可以完整切除的肿物。"闭合式"活检包括细针穿刺活检(fine needle aspiration,FNA)及粗针或空芯针穿刺活检(core needle biopsy,CNB)。很少有医院独立使用细针穿刺对软组织与骨病变进行诊断,它更常用于已经有既往病理证据的情况下确定是否复发或转移以及筛查感染性病变。粗针穿刺(即空芯针活检)是目前最常用的软组织与骨病变活检术式,不仅标本中细胞数量较细针穿刺多,在观察病变细胞形态的同时,还能更好的保留病变组织结构,利于病理医师诊断,是损伤小和操作简便的快速获取病理诊断的方法。

(2)截肢标本:需确定截肢类型,截指(趾)、膝下、膝上、肘下、肘上、髋(肩)关节离断标本,半骨盆切除,肩胛胸间离断标本。

(3)脱钙是骨组织标本处理过程中必要的关键步骤,脱钙效果直接影响骨标本制片质量。脱钙效果与患者的年龄、骨骼类型、标本大小和溶液选择及脱钙温度等因素都有密切关系。骨组织脱钙方法分为酸类脱钙法、螯合剂脱钙法、离子交换树脂脱钙法等。由于酸脱钙过程会导致核酸降解,需要做分子检查的骨标本,应尽量剔出少量质软的新鲜组织后再行脱钙。EDTA 螯合剂脱钙过程温和,可以一定程度上保护核酸不被降解,但耗时过长,也不推荐用于临床。近几年有医疗机构开始使用商品化快速脱钙液的报道,优点是脱钙速度快且不影响分子检测。

2. 肉眼观　通常良性软组织与骨肿瘤较恶性肿瘤(肉瘤)体积小,边界清、有或无包膜,少数边界不清呈侵袭性生长,质地、颜色、结构与正常相应组织相似,出血、坏死、囊性变少见。恶性肿瘤体积常较大,无包膜(少数例外),浸润性生长,常伴出血、坏死、囊性变(图1-1)。

(1)包膜:良性肿瘤大多数边界清,有包膜如脂肪瘤、神经鞘瘤、副节瘤、局限性间皮瘤等,少数边界不清呈侵袭性生长,如肌内脂肪瘤、血管瘤、淋巴管瘤、黏液瘤等。骨内良性肿瘤边界清晰,很少突破骨皮质,在髓腔内呈推挤式生长。软组织恶性肿瘤大部分呈浸润性生长,少数病例有或部分有包膜,如腺泡状软组织肉瘤、恶性副节瘤、局限性恶性间皮瘤等。骨的恶性肿瘤常突破骨皮质,形成软组织包块,出现骨膜反应。

(2)质地:肿瘤的硬度与肿瘤的性质和间质的多少有关。如脂肪瘤、血管瘤、淋巴管瘤质软;纤维瘤、神经鞘瘤、平滑肌瘤质中;含有较多成骨的骨肿瘤质硬,如骨母细胞瘤、骨肉瘤、纤维结构不良;含有软骨的骨肿瘤质脆,如内生软骨瘤、透明细胞软骨肉瘤;囊性变的肿瘤有波动感。

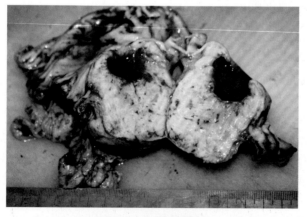

图1-1　胃肠间质瘤

肿瘤表面被覆胃黏膜,肿瘤可见溃疡形成。

（3）颜色：大多肿瘤为灰白色。但含血量较多或发生变性以及含特殊色素或物质时，颜色可有不同：血管瘤多为暗红色；脂肪瘤、黄色瘤因含脂肪、脂蛋白较多呈黄色；黏液成分较多时可为灰白色、半透明、胶冻样，如黏液瘤等；黑色素性神经鞘瘤可呈灰褐至黑色；纤维成分丰富时，肿瘤可呈灰白色或灰褐色。肿瘤的颜色对诊断有一定参考价值。

（4）切面结构：与肿瘤的良恶性及组织形态有关。如纤维瘤、平滑肌瘤呈编织状或漩涡状的结构；血管、淋巴管源性肿瘤，囊肿性病变呈腔隙结构等。

3. 镜检　苏木素 - 伊红（haematoxylineosin, HE）染色切片是病理诊断最基本最重要的环节。一般应遵循"多处取材、仔细观察""从低、中到高倍镜"。病理组织学检查中应重视观察瘤细胞形态，特别是核的形态特征，瘤细胞分化方向、分化程度，瘤细胞排列方式和结构，同时要注意肿瘤的间质反应等。

（1）软组织肿瘤的镜检特点：良性软组织肿瘤的组织形态大多与起源组织相似，主要在细胞数量或结构排列上有差异，如脂肪瘤、纤维瘤、平滑肌瘤、血管、淋巴管瘤等。有的则与胚胎发育过程细胞形态相似，如横纹肌瘤、脂肪母细胞瘤等。间皮瘤、腱鞘巨细胞瘤则分别接近于增生的间皮和滑膜组织。一般来说，良性肿瘤的细胞及胞核的形状、大小和染色质都比较一致，核分裂象少。但一些假肉瘤样病变则有显著不同，极易误诊为肉瘤或癌肉瘤，如结节性筋膜炎，术后梭形细胞结节，骨化性肌炎和骨化性筋膜炎等。

恶性软组织肿瘤的共同特征是富于细胞，弥漫分布，瘤细胞具有异型性，核分裂易见，可见病理性核分裂，常有出血、坏死、囊性变。其组织形态与成熟组织相差较大，且分化愈低，差别愈大。分化好者，常能在肿瘤内找到分化较为成熟的与正常组织细胞和结构相似的肿瘤细胞，如横纹肌肉瘤内见横纹肌母细胞和瘤细胞质内横纹、平滑肌肉瘤细胞内有肌原纤维、脂肪肉瘤组织内含有脂肪细胞和脂肪母细胞；淋巴管和血管肉瘤常具有管腔结构。分化差或未分化者，肿瘤细胞形态和结构较相应正常组织差异大，仅从常规 HE 切片，难以确定其分化方向（图 1-2）。且肿瘤细胞多呈小圆形或梭形，也可出现多形或奇异性巨细胞。如结缔组织增生性小圆细胞肿瘤、低分化滑膜肉瘤、低分化血管肉瘤等。

瘤细胞分化程度与其形态特点有一定联系，细胞分化主要表现在胞质上，单从细胞核很难辨认细胞分化方向。通常分化低的瘤组织形态上有以下特点：分化愈低，细胞形态（大小、形状等）愈单一，缺乏胞质分化特点。如横纹肌肉瘤，分化好则胞质嗜酸，可找到横纹；如分化低者胞质嗜酸性减弱，难以找到横纹。分化愈低，恶性程度愈高，瘤细胞丰富，核分裂多见，坏死明显。

（2）骨肿瘤的镜检特点：骨肿瘤共分 13 大类，除了肿瘤综合征，12 个骨肿瘤类别分别是成骨性肿瘤，软骨性肿瘤，纤维性肿瘤，纤维组织细胞性肿瘤，Ewing 肉瘤，造血系统肿瘤，富巨细胞性肿瘤，脊索肿瘤，血管性肿瘤，肌源性 / 脂肪性 / 上皮样肿瘤，未定义肿瘤性质的肿瘤 / 杂类肿瘤，未分化高级别多形性肉瘤。不同类别的骨肿瘤在良恶性的判读上有自己独特的特点。

骨肿瘤形态多样，有一些肿瘤还会有组织形态学类似和重叠的特点，很难用明确的诊断标准将所有肿瘤全部囊括。例如新生软骨可以出现在软骨类肿瘤和成骨类肿瘤、骨巨细胞瘤、纤维结构不良及一些反应性病变中；新生成骨可以出现在成骨类肿瘤、软骨类肿瘤、纤维结构不良、骨巨细胞瘤、非骨化性纤维瘤、骨囊肿性病变、转移癌及一些反应性病变中；富含巨细胞的骨肿瘤或骨病变主要包括骨巨细胞瘤（图 1-3）、软骨母细胞瘤、异物巨细胞反应性肉芽肿（包括置换关节后病变）、动脉瘤样骨囊肿、非骨化性纤维瘤 / 良性纤维组织细胞瘤、小骨巨细胞病变（巨细胞修复性肉芽肿）、纤维囊性骨炎（棕色瘤）、富含巨细胞的骨肉瘤、毛细血管扩张型骨肉瘤、未分化多形性肉瘤（富巨细胞型）等。Ewing 肉瘤多数情况下由较一致小圆细胞构成，少数情况下 Ewing 肉瘤细胞可以呈梭形细胞样、上皮样细胞样及大细胞样特点；一些淋巴造血系统肿瘤如间变大细胞性淋巴瘤、滤泡树突状细胞瘤等完全可以呈现梭形细胞肉瘤样特点。如果死记硬背书本上的组织学诊断标准，在临床诊断过程中则可能会出现误诊和漏诊。

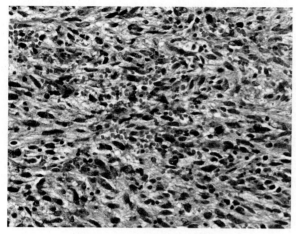

图 1-2　未分化肉瘤, 非特殊型
瘤细胞核分裂活跃伴出血, HE×200。

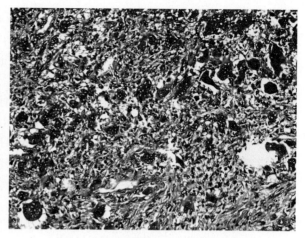

图 1-3　骨巨细胞瘤中富含多核巨细胞
HE×200。

（二）诊断流程

软组织与骨疾病分布广, 类型多, 结构复杂, 给病理诊断带来相当大的困难。在病理诊断时, 应全面掌握临床资料, 对病理标本认真细致的检查、充分取材, 合理选择相关实验室检查、病理辅助检查和影像学检查并结合病理医师丰富的实践经验对疾病作出准确的病理诊断和鉴别诊断具有重要的作用。

1. 必须全面掌握临床资料　如患者年龄、性别、病史长短、肿瘤部位、深浅、大小、数量、边界情况、生长速度、有无疼痛等, 还需注意 X 线、CT、磁共振成像（magnetic resonance imaging, MRI）及生化检查的结果。

（1）肉眼标本的检查: 送检标本必须认真检查、仔细观察, 注意病变大小、有无包膜、颜色、质地、出血、坏死、黏液变等改变。一般良性肿瘤与肉瘤相比体积较小, 有完整或不完整的包膜, 无浸润性生长, 出血或坏死少见。而肉瘤往往体积较大（直径多 >5cm）, 无包膜或有假包膜, 浸润性生长, 切面质软, 鱼肉样, 常见出血、坏死等。

（2）组织学检查: HE 切片是病理诊断最基本最重要的环节, 一般应遵循"多处取材、仔细观察""从低、中到高倍镜"观察的原则, 多处取材才能显示各部分的不同形态, 以免遗漏重要病变; 仔细观察才能发现具有诊断意义的形态学特征。在观察 HE 切片时应重视肿瘤组织结构特征和仔细观察瘤细胞形态, 特别是细胞核的形态特征, 瘤细胞分化方向、分化程度, 同时要注意肿瘤的间质反应, 在全面掌握临床资料和仔细观察肿瘤形态学特征的基础上, 再进行分析、比较、判断, 提出诊断意见。对于病理医师, 特别需注意"典型病变中找不典型"和"不典型病变中找典型的特征"。在诊断中提倡"逐步提问分析"的方法进行诊断思考, 即"是肿瘤还是非肿瘤, 是良性还是恶性, 是肉瘤还是癌, 是肉瘤又是何种类型的肉瘤"的原则。如果肿瘤组织学诊断难以明确, 则应采取辅助诊断的技术, 如组织化学染色、免疫组化、电镜、分子病理等检测。

2. 软组织与骨疾病的病理诊断, 需遵循下列诊断流程（图 1-4）

（1）详细了解临床信息、症状、体征和必要的影像学检查等。

（2）仔细观察病变的大体特征, 边界、大小、颜色、质地以及与周围组织结构关系等。

（3）根据组织学特征, 首先确定病变是肿瘤性还是反应性、增生性。

（4）若病变为非肿瘤性, 需根据临床相关实验室检查等明确是感染性、代谢性、遗传性、免疫性等。

（5）若确定病变为肿瘤后, 需明确是良性、中间性、恶性。

（6）进一步对肿瘤进行分类, 一般良性或中间性肿瘤多采取单纯的手术切除。而不同的软组织和骨恶性肿瘤, 因临床治疗方案不同, 且与患者的预后等有关, 需要对软组织和骨恶性肿瘤进行明确组织学分类, 以便指导临床治疗和预后评估等。

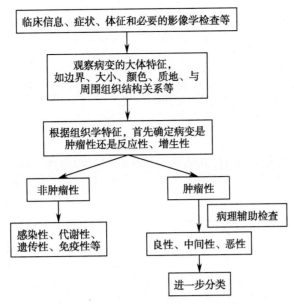

图 1-4　软组织与骨疾病的病理诊断流程

（三）鉴别诊断

在作出软组织及骨疾病的正确诊断前,需与组织形态学类似的疾病进行鉴别诊断。病理医师需全面了解疾病的临床表现、软组织与骨疾病的分类与类型、各种类型的病理组织形态学特征、常见的免疫组化指标选择和分子遗传学特征等。这些需要在日常临床病理工作中不断总结和积累经验,并关注该方面新进展,以便对疾病作出正确的病理诊断和鉴别诊断。软组织和骨肿瘤的鉴别诊断较为困难,主要体现在下列方面:

1. 同一组织起源的良恶性肿瘤缺乏明确的鉴别点

（1）如纤维瘤病与纤维肉瘤;平滑肌瘤与平滑肌肉瘤等;骨的促结缔组织增生性肿瘤和骨的纤维肉瘤;内生软骨瘤和非典型性软骨性肿瘤/软骨肉瘤Ⅰ级。

（2）某些良性肿瘤,因瘤细胞密集、生长活跃,易见核分裂,如富细胞性血管纤维瘤,富细胞性平滑肌瘤,富细胞性神经鞘瘤,软骨母细胞瘤;有些病变以细胞幼稚不成熟为特征,如婴幼儿肌纤维瘤/病,婴儿纤维性错构瘤,脂肪母细胞瘤,胎儿型横纹肌瘤,骨样骨瘤等;一些瘤细胞发生退变,出现不典型核、核融合或多核,如多形性平滑肌瘤、多形性纤维瘤、多形性脂肪瘤、Nora病、退变性骨母细胞瘤等。上述良性病变极易误诊为肉瘤。

（3）一些恶性肿瘤,因瘤细胞分化较好、异型性不明显、核分裂象少见、坏死不明显,易误为良性。如脂肪瘤样脂肪肉瘤,高分化纤维肉瘤,高分化平滑肌肉瘤和低级别恶性外周神经鞘瘤,非典型性软骨性肿瘤/软骨肉瘤Ⅰ级,骨内低级别纤维肉瘤等。

（4）一些假肉瘤性病变,因组织增生活跃,易见核分裂象,具有肉瘤样结构,易误为肉瘤。如结节性筋膜炎、骨化性肌炎、增生性肌炎、术后梭形细胞结节、缺血性筋膜炎、钙化性纤维性假瘤等。

2. 不同组织起源,但形态和组织结构相似,诊断困难多　如:①小圆细胞肿瘤:Ewing肉瘤、小细胞骨肉瘤、神经母细胞瘤、横纹肌肉瘤、低分化滑膜肉瘤、淋巴瘤等;②多形性肿瘤:多形性横纹肌肉瘤、多形性未分化肉瘤、多形性脂肪肉瘤、多形性恶性外周神经鞘瘤、恶性蝾螈瘤等。

3. 一些肿瘤区分良恶性无明确的组织学标准,如血管球瘤、颗粒细胞瘤、副神经节瘤、孤立性纤维性肿瘤、骨化性纤维黏液样肿瘤、胃肠间质瘤、血管周上皮样细胞肿瘤（perivascular epitheliod cell tumor, PEComa）等。

4. 同一器官可见形态相似但不同类型的肿瘤,如肾透明细胞肉瘤、肾透明细胞癌。

5. 不同部位可有不同的诊断标准　如平滑肌瘤与平滑肌肉瘤，非典型脂肪瘤性肿瘤 / 分化良好型脂肪肉瘤，内生软骨瘤与非典型性软骨性肿瘤 / 软骨肉瘤 I 级。

第二节　实验室及其他检查指标与评估

一、实验室及其他检查指标

实验室检查指标包括临床检验指标和临床病理检测指标两部分。临床检验指标主要有临床常规检验和生化检测等；但这些指标在软组织疾病诊断中缺乏特异性，大多数患者在临床检验指标中可能只有轻度改变或无明显改变。临床病理检测指标主要有病理形态学、免疫组化和分子病理检测，这些是软组织疾病确诊的主要指标。其他检查指标包括影像学等检查在病变的定位、大小及其病变与周围脏器的关系方面可提供重要的信息，并有助于软组织与骨疾病的诊断。

（一）临床检验指标

1. 软组织和骨损伤的实验室检查指标　人体对软组织和骨损伤的反应，特别是伤情较重者常伴有整体反应，即损伤的病理和病理生理过程，可直接或间接影响着血液成分、体液成分、分泌物、排泄物等发生变化，但由于这些变化常是非特异性的反应，所以在临床诊断软组织伤病时，只能作为参考。通常检查的项目如下：

（1）血液细胞变化：①损伤引起的大出血，长期的慢性渗血及溶血等，可使血红细胞和血红蛋白减少；②白细胞对损伤的反应是增加，而以中性粒细胞的增加为最明显；③血小板常常变化不明显或略有减少。

（2）血浆成分改变：损伤常使血管壁的通透性增强，致使白蛋白、球蛋白、纤维蛋白原渗出使血浆蛋白下降。软组织细胞的破坏崩解有时会有血钾升高。有人测得血中羟脯氨酸与疼痛程度成正相关。有时血钙降低。

（3）血液流变学改变：各种软组织损伤发生出血、瘀血、血管通透性改变，水分渗出增加，可使全血黏度、血浆黏度、血沉、红细胞比容等均有不同程度的增高。

（4）组织学改变：炎症组织中出现中性粒细胞、嗜酸性细胞、嗜碱性细胞、淋巴细胞、大单核细胞、浆细胞、血小板、成纤维细胞等，还有细胞间质中水分增加。只要其中有一种或几种变化对诊断有参考价值。

（5）尿液改变：损伤组织细胞破裂，蛋白分解，尿中可有非蛋白氮的增加。加之内分泌改变，尿中有时会有其损伤组织代谢的中间产物，如肌原蛋白和肌球蛋白等。

2. 软组织和骨肿瘤的实验室检查指标　实验室检查是软组织和骨肿瘤的辅助诊断方法，主要包括血象检查、血生化检查、血清酶学检查和肿瘤特异性标记物的检查。

（1）血常规检查：良性肿瘤的血常规和血沉一般均在正常范围。恶性肿瘤的血常规早期一般也无异常表现。Ewing 肉瘤时白细胞总数可增高；转移瘤和骨髓瘤常伴有血红蛋白降低，晚期可出现贫血。血沉可以作为恶性肿瘤发展过程中的动态监测指标，但不具备特异性，在肿瘤生长加速、复发和转移时可明显升高。

（2）尿常规检查：多发性骨髓瘤患者尿常规中可见尿蛋白，且尿本周蛋白常呈阳性。磷酸盐尿性间叶瘤患者的尿磷值明显增加。

（3）滑液常规：病变受累关节如伴发滑膜炎可出现滑液量增多。典型者清晰、黏稠、白细胞计数常在 $1.0 \times 10^9/L$ 以内，多为单核细胞。可见软骨或骨碎片颗粒，软骨碎片中可见软骨细胞。若由于感染因素引起，感染早期滑液呈浆液性，随着感染的加重，滑液呈脓液性质，镜下可见大量白细胞和脓细胞。可进行细菌培养加以确诊。

（4）血生化检查：①骨矿物质指标，包括血钙、磷、镁和尿钙、尿磷。骨肿瘤发生时，正常代谢受到干扰，血清钙、磷、总蛋白、碱性磷酸酶等生化指标会发生变化，从而可协助诊断。血钙升高常见于多发性、浸润性、恶性肿瘤和转移性癌中，提示骨质迅速破坏并持续进行。溶骨性转移首先出现尿钙显著升高，可多达 25mmol/L。多发性骨髓瘤时，大量破坏骨质释出钙磷，故血钙磷增高。②骨代谢相关调节激素，包括甲状旁腺素、维生素 D、降钙素及成纤维生长因子 23。磷酸盐尿性间叶性肿瘤因瘤细胞产生 FGF23，可导致患者血清该因子升高，血磷酸盐浓度降低。③微量元素，包括锌、铜、氟、锰、铁等。骨肉瘤患者可出现血清锌含量下降，伴有肺转移者血清锌含量更低，血清铜含量增高代表成骨肉瘤在体内的活动程度。血清的锌、铜及铜、锌比有助于骨肉瘤的诊断、疗效观察和预后估计。④骨形成标志物，包括血清骨钙素（osteocalcin, OS）、血清碱性磷酸酶（alkaline phosphatase, ALP）、血清骨碱性磷酸酶（bone alkaline phosphatase, BALP）、血清 I 型前胶原 N- 端前肽（procollagen type I N propeptide, PINP）、血清 I 型前胶原 C- 端前肽（procollagen type I C propeptide, PICP）。⑤骨吸收标志物，包括羟脯氨酸、抗酒石酸酸性磷酸酶 5b（tartrate-resistant acid phosphatase 5b, TRACP-5b）、尿吡啶啉（pyridinoline, PYD）和脱氧吡啶啉（deoxypyridinoline, DPD）、血清 / 尿 I 型胶原交联 C- 末端肽（C-terminal crosslinking telopeptide of type I collagen, CTX）、血清 / 尿 I 型胶原交联 N- 末端肽（N-terminal crosslinking telopeptide of type I collagen, NTX）。⑥血清蛋白正常值为 6～8g/d，白蛋白和球蛋白比值为 1.5：1～2.5：1。血清蛋白升高主要见于恶性淋巴瘤、浆细胞骨髓瘤，导致白蛋白 / 球蛋白比例失调。血清蛋白降低常见于恶性肿瘤晚期恶病质患者。⑦病原体检查，对疑似结核的病人，可行结核抗体、结核菌涂片、培养和结核菌干扰素释放试验（interferon-γ release assay, IGRAs）；疑似骨梅毒，需进行梅毒螺旋体颗粒凝集试验（treponema pallidum particle agglutination test, TPPA）和甲苯胺红不加热血清（toluidine red unheated serum test, TRUST）检查。

（5）血清酶学检查：碱性磷酸酶是一种细胞表面糖蛋白，目前已知的主要有四种同工酶，分别是胚胎型、肠型、肝骨 - 肾型和生殖细胞型，分别为不同的基因编码。骨型同工酶被认为是正常骨质矿化必不可少的。骨骼系统的病理性升高主要见于甲状旁腺功能亢进、佝偻病、骨软化症、Paget 病、成骨性肿瘤和成骨性骨转移。在良性肿瘤和恶性肿瘤的早期，尤其是生长较慢的病灶中，碱性磷酸酶含量可正常。当有新生骨形成时，如成骨肉瘤和成骨性转移中，碱性磷酸酶升高。当手术切除肿瘤之后，2 周内血清碱性磷酸酶可降至正常水平。若不能降至正常，表明仍有病灶残余或已有转移。若已经降至正常而又升高，应当考虑复发或转移可能，但术后碱性磷酸酶不升高，并不能完全排除转移的可能。治疗前的血清碱性磷酸酶水平对患者的预后有重要意义，美国 Sloan-Kettering 癌症中心和意大利 Rizzoli 骨科研究所的研究显示，血清 ALP 高于 400U 的骨肉瘤患者，术后复发及死亡的概率是 ALP 正常患者的两倍以上。

酸性磷酸酶来源于血小板、红细胞、前列腺和骨骼。血清酸性磷酸酶升高常见于前列腺癌骨转移和其他恶性肿瘤骨转移，尤其多见于乳腺癌等。

乳酸脱氢酶是一种主要的细胞代谢酶，可从正常细胞分泌出来或从破碎细胞中释放到血液中，乳酸脱氢酶升高除心脏、肝脏、血液病外，也常见于恶性肿瘤。研究表明，在 Ewing 肉瘤中，治疗前血清乳酸脱氢酶的水平是一个独立的预后因子，治疗前血清乳酸脱氢酶水平升高患者与乳酸脱氢酶正常患者比较，复发和转移率高、总体生存率和无病生存期明显缩短。

（6）肿瘤标记物：肿瘤标记物（tumor marker）是由肿瘤组织代谢和分泌的具有肿瘤特异性的分子产物，对肿瘤的分期和分级有指导意义，并能监测肿瘤对治疗的反应和预测复发转移，包括激素、抗原、氨基酸、核酸、酶、多聚氨和特异性细胞表面蛋白和脂类。有的学者根据肿瘤标记物的来源和分布，将其分为五组：①原位肿瘤相关标记物；②异位性肿瘤相关标记物；③胎盘和胎儿性肿瘤标记物；④病毒性肿瘤相关标记物；⑤癌基因、抑癌基因及其产物。从现代基因研究的角度，可以将其分为两类：肿瘤基因表型标记物和肿瘤基因标记物。前四组是肿瘤基因表型标记物，目前临床上使用的肿瘤标记物如 AFP、CEA、CA125 和 PSA 等多为这一类，可以作为临床诊断和鉴别诊断、判断疗效和监测复发的指标，有些有助于肿瘤的早期诊断。第五组是肿瘤的基因标记物，能反映细胞癌前启动阶段的变化，有助于临床监视的早期诊断。而这些肿瘤的诊断除了病理检查，肿瘤标记物有时可有独特的、甚至先于病理的诊断作用，即在病理检查前，肿瘤标记物可先作出诊断。软组织肿瘤的肿瘤基因表型标记物尚不多见，临床上其他肿瘤标记物的检测有助于查找骨转移瘤的原位病灶。有研究表明 Ewing 肉瘤中 *EWS-FLI* 融合基因转录本表达者总体生存率高于其他转录本表达者。

实验室检查指标的血常规及生化试验，为常规检查，简便易行，且属于无创性检测，是首选的辅助监测方法。但是该类指标，除骨髓细胞形态学及尿本周蛋白定性或免疫固定电泳有助于骨髓瘤的诊断；滑液的性状、细胞计数、细菌培养等检查有助于鉴别感染性和非感染性骨疾病；炎症性指标有助于感染性疾病的病情监测外，其余检验指标对骨疾病的诊断帮助不大。

（二）病理学检查指标

软组织与骨疾病临床病理诊断比较困难。随着科学技术的发展，病理诊断辅助性检查呈多元化，包括组织化学染色、免疫组化、电镜和分子生物学等方法，对提高病理诊断的准确性起着重要作用。

1. 组织化学指标 软组织与骨肿瘤的不同组织和细胞含有各种特殊化学物质，如网状纤维、胶原纤维、弹力纤维、神经纤维、黏液、糖原、脂滴和分泌颗粒等，用特殊染色的方法可以显示出这些物质，观察其数量和分布有助于病理诊断与鉴别诊断。在外科病理诊断中常用的组织化学染色如下：

（1）网织纤维染色（嗜银纤维染色）：鉴别上皮来源的癌和间叶来源的肉瘤；另外，对于血管肉瘤和血管周细胞肿瘤也有一定价值。血管肉瘤的瘤细胞位于血管基膜内面；而血管周细胞肿瘤的瘤细胞位于血管基膜外，且瘤细胞间见丰富的网状纤维围绕瘤细胞，呈辐射状。

（2）过碘酸希夫（periodic acid-Schiff，PAS）染色：除显示中性黏多糖外，也可显示糖原（用淀粉酶消化后呈阴性）。阳性反应物呈紫红色。Ewing 肉瘤，淀粉酶消化前 PAS 染色，瘤细胞细胞质内有阳性颗粒，而淀粉酶消化后 PAS 染色呈阴性，证明 Ewing 肉瘤细胞质内含有丰富糖原有助于诊断。腺泡状软组织肉瘤经 PAS 染色，瘤细胞细胞质内可见抗淀粉酶消化的呈菱形或杆状的结晶体。

（3）脂肪染色：可用苏丹Ⅲ和油红方法，脂肪染成红色，对低分化脂肪肉瘤的诊断有意义。但必须注意，少量脂滴可出现于多形性未分化肉瘤、横纹肌肉瘤的瘤细胞内，这是由于肿瘤细胞吞噬脂质或瘤细胞发生退行性变，故脂肪染色可出现阳性反应。因此，在脂肪染色中，除非有较多数量的瘤细胞呈明确的阳性反应，否则勿轻易诊断为脂肪肉瘤。

（4）苦味酸酸性复红法（Van Gieson，VG）染色：肌纤维呈黄色，纤维组织呈红色，对纤维组织和肌组织鉴别有一定意义。

（5）Masson 三色染色：肌纤维是红色，纤维组织呈蓝色，用于区别肌组织和纤维组织。

（6）磷钨酸苏木素（PTAH）染色：在分化差的肌源性肉瘤中，用于区别横纹肌和平滑肌，因横纹肌细胞在 PTAH 染色中能显示横纹。

（7）黏液染色：在爱先蓝（alcian blue-AB）染色中，黏液呈蓝色。甲苯胺蓝（toluidine blue）染色，黏液呈红色。用于区别细胞内的空泡是黏液或类脂。

（8）淀粉染色：可用刚果红法或甲基紫变色反应，用于鉴别肿瘤间质中的玻璃样物质和淀粉样物质。淀粉样物质，刚果红染色呈砖红色，甲基紫变色反应中呈紫红色。

（9）其他：黑色素染色，用于诊断软组织透明细胞肉瘤和色素性隆突性皮肤纤维肉瘤，区别软组织转移性黑色素瘤。

2. 免疫组织化学指标 软组织与骨肿瘤病理诊断中，免疫组化技术已成为重要甚至是不可缺少的一种辅助诊断手段。对于肿瘤组织分化的确定、预后判断和预测肿瘤对治疗效果的反应均具有重要的作用。

做好免疫组化染色的关键在于重视质量控制和标准化。以 HE 形态为基础，注意抗体的质量，了解抗体的相关反应谱。首选敏感和特异的抗体及其合理配伍，结果判断要正确、客观。现将软组织与骨疾病以及肿瘤常用的标记物列举如下：

（1）内皮细胞标记物：CD31、CD34、FLI-1、ERG、FⅧ因子、荆豆凝集素（UEA-1）和 BNH9、血管内皮生长因子受体 3（VEGR-3）、CD105、D2-40（可标记淋巴管内皮）。

（2）肌细胞标记物：结蛋白（desmin）、肌调节蛋白（MyoD1），生肌蛋白（myogenin）、肌动蛋白（MSA）、α- 平滑肌肌动蛋白（α-SMA）、高分子量钙结合蛋白（h-caldesmon）、钙调节蛋白（calponin）、肌节肌动蛋白，其次肌红蛋白、肌球蛋白、肌联蛋白等。在确定平滑肌肿瘤来源时，ER 阳性有助于其支持女性生殖系统来源。*P16*、*P53* 和 Ki-67 表达水平高低有助于判断女性生殖系统平滑肌肿瘤的良恶性。

（3）肌成纤维细胞标记物：主要有三种免疫表型：vimentin 和 desmin（VD 型）；vimentin 和 α-SMA（VA 型）；vimentin、α-SMA 和 desmin（VAD 型）。以 VA 型最常见，其次 VD 型和 VAD 型。

（4）上皮性标记物：主要用于上皮性肿瘤和非上皮性肿瘤鉴别。上皮膜抗原（EMA）、细胞角蛋白（CK）、低分子量角蛋白（CK8、CK18、CK19）、高分子量角蛋白（CK3、CK5、CK10、CK14）。

（5）脂肪组织、周围神经和神经内分泌标记物：S-100 蛋白、MDM2、CDK4、CD57（Leu-7）、髓磷脂碱性蛋白（MBP）、蛋白基因产物 9.5（PGP9.5）、神经元特异性烯醇化酶（NSE）、神经纤维细丝蛋白（NF）、神经胶质纤维酸性蛋白（GFAP）、钙（视）网膜蛋白（calretinin）、嗜铬蛋白 A（CgA）、突触素（Syn）。其他如紧密连接相关蛋白（claudin-1）可表达于神经束膜瘤。α-internexin 又称 NF66 可作神经内分泌肿瘤（如副节瘤和嗜铬细胞瘤）标记，但部分神经母细胞瘤中也有表达。

（6）黑色素细胞和血管周上皮样细胞标记物：HMB-45（melanosome- 黑素体）、黑素 A（Melan-A）、S-100 蛋白、小眼相关转录因子（MiTF）、PNL2、组织蛋白酶 K（Cathepsin K）、TFE3（MiTF 家族成员之一）。

（7）组织细胞和树突状细胞标记物：组织细胞标记主要有 CD68、CD163、Lysozyme、AAT、AACT、ⅩⅢa 因子。S-100 蛋白标记朗格汉斯细胞组织细胞增生症和指状突树突细胞肉瘤，CD21、CD35、CD23 和 KiM4 标记滤泡树突状细胞肉瘤。

（8）成骨细胞标记物：SATB2、MDM2、CDK4、RUNX2、Osterix，其中 MDM2 和 CDK4 在部分低级别中心性骨肉瘤和皮质旁骨肉瘤中阳性表达。SATB2 不能作为诊断骨肉瘤的证据，但能提示具有成骨细胞分化趋势。

（9）软骨细胞标记物：S-100、IDH1、Ⅱ collagen、X collagen、H3F3B、SOX9。

（10）其他标记物：CD117、DOG-1（图 1-5）、CD99、CD34、Bcl-2、ER、PR、骨钙蛋白（osteocalcin）和骨连接蛋白（osteonectin）、laminin（层黏蛋白）、fibronectin（纤维连接蛋白）、Ⅳ型胶原、CD10、INI1、β-catenin、TLE1、TFE3、SDHB、SOX10、MUC4、STAT6、brachyury 及 WT1 等。

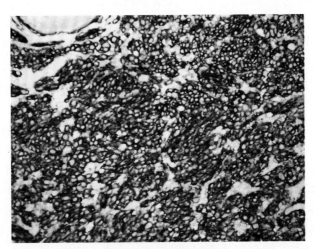

图 1-5　胃肠间质瘤
免疫组化瘤细胞 DOG1 弥漫阳性表达，IHC×200。

3. 超微结构　电镜在判断分化差的软组织与骨肿瘤的分化方向也是很有用的。特别对梭形细胞和圆形细胞恶性肿瘤，如平滑肌、骨骼肌、施万细胞、内皮细胞、球瘤细胞、颗粒细胞等肿瘤和 Ewing 肉瘤、腺泡状软组织肉瘤、软组织透明细胞肉瘤、恶性间皮瘤，都具有各自不同超微结构特点，并能提供明确的诊断依据。细针穿刺也可进行超微结构检查。虽然其组织识别度高，但费时费力，在常规病理诊断中已很少使用。常见软组织肿瘤电镜诊断依据：

（1）横纹肌肉瘤：胞质内见肌节样结构或粗（肌凝蛋白）细（肌动蛋白）两种肌微丝，平行排列或呈涡轮状，其横切面呈六角点阵排列。

（2）平滑肌肉瘤：胞质内含肌微丝（肌动蛋白），形成密体，细胞有基膜。

（3）恶性外周神经鞘瘤：瘤细胞有丰富的突起，其周围有基膜包绕，间质中可见 Luse 小体。

（4）血管肉瘤：瘤细胞形成微腔，可含红细胞，胞质内可见 Weibel-Palade 小体。

（5）腺泡状软组织肉瘤：细胞质内可见大小不等中电子密度结晶，结晶体内可见深浅交替的平行条纹。

（6）软组织透明细胞肉瘤：胞质内含有发育不同阶段的黑色素小体。

（7）滑膜肉瘤：瘤细胞具有上皮及间叶双向分化的超微结构特征，如上皮细胞的桥粒连接及间叶细胞的中间丝。

（8）恶性间皮瘤：具有向上皮和间叶双向分化的特点，细胞表面具有长发样细的微绒毛。

（9）神经母细胞瘤：胞突内含有神经内分泌颗粒，并可见神经微丝微管。

（10）Ewing 肉瘤：细胞间有原始桥粒样连接，特征是胞质中有丰富糖原，呈池状聚集，有的可见神经内分泌颗粒。

（11）血管球瘤：具有平滑肌细胞的超微结构。

（12）纤维肉瘤：具有成纤维细胞特征，胞质内粗面内质网突出或分支状扩展。

（13）朗格汉斯细胞组织细胞增生症：可见细胞质内的"Birbeck"颗粒。

4. 分子遗传学指标　随着分子生物学技术的发展，肿瘤细胞分子遗传学检测的应用得到迅速发展。研究表明，在大多数软组织肿瘤中，存在克隆性或非随机性的细胞和分子遗传学异常，表现为染色体的数目和结构的异常（68%～93%），相应基因出现突变或扩增，染色体的易位及产生融合性基因等。这些遗传学的异常，主要包括两大类：①具有特征性基因改变的肉瘤，可进一步分为染色体易位导致的癌基因性融合产物如 Ewing 肉瘤中 *EWSR1-FLI-1*，间叶性软骨肉瘤会出现 *HEY1-NCOA2* 融合基因、上皮样血管内皮瘤出现 *WWTR1-CAMTA1* 融合基因和 *YAP1-TFE3* 融合基因以及特征性癌基因突变如胃肠道间质瘤的 *KIT* 和 *PDGFRA* 突变；骨巨细胞瘤出现 *H3F3A G34W* 突变；软骨母细胞瘤的病例会出现 *H3F3B K36M* 的突变；部分软骨来源肿瘤出现 *IDH1/IDH2* 突变。②具有复杂、多样的核型异常，无特征性。如平滑肌肉瘤和多形性脂肪肉瘤，骨肉瘤等。表 1-1、表 1-2 分别列举了主要的软组织和骨肿瘤的分子遗传学异常。该分子检测技术不仅对软组织肿瘤诊断与鉴别诊断有重要价值，而且能为肿瘤生物学行为及组织形态学不同之间病因学联系的阐明提供有用的信息。

目前，用于检测基因异常的常用方法主要有：①细胞遗传学分析（cytogenetic analysis）将肿瘤细胞培养至分裂中期，制片后染色使染色体显带，然后分析染色体的数目变化和结构改变（如相互易位、缺失、等臂染色体、环状染色体等）；②分子细胞遗传学技术（molecular cytogenetic assays）主要分为荧光原位杂交（fluorescent in situ hybridization，FISH）和比较基因组杂交（comparative genomic hybridization，CGH），前者（FISH）应用较多，主要用于检测细胞的 DNA，尤其是用于检测基因在染色体的定位，了解基因扩增、缺失或变性、易位等；③分子生物学技术（molecular biology）常用方法有 Southern 印迹法，PCR、RT-PCR（检测基因的突变、缺失、表达水平改变、甲基化以及融合基因），DNA 测序和 DNA 单链构象多态性技术，主要用于检测已知和未知基因的突变、缺失、插入。

随着分子病理学技术的广泛开展和应用，相信该技术将为软组织与骨肿瘤的诊断、鉴别诊断、分子分型和判断预后等提供非常重要的指标。

表 1-1 软组织肿瘤的遗传学异常

肿瘤类型	细胞遗传学异常	分子遗传学异常
腺泡状横纹肌肉瘤	t(2;13)(q35;q14)	PAX3-FOXO1
	t(1;13)(p36;q14)	PAX7-FOXO1
	t(2;2)(q35;q23)	PAX7-NCOA1
腺泡状软组织肉瘤	t(X;17)(p11.2;q25)	ASPL-TFE3
血管瘤样纤维组织细胞瘤	t(12;16)(q13;p11)	FUS-ATF1
	t(12;22)(q13;q12)	EWSR1-ATF1
	t(2;22)(q33;q12)	EWSR1-CREB1
软组织透明细胞肉瘤	t(12;22)(q13;q12)	EWSR1-ATF1
	t(2;22)(q33;q12)	EWSR1-CREB1
隆突性皮肤纤维肉瘤 / 巨细胞成纤维细胞瘤	t(17;22)(q22;q13)	COL1A1-PDGFB
结缔组织增生性小圆细胞肿瘤	t(11;22)(p13;q12)	EWSR1-WT1
上皮样血管内皮瘤	t(1;3)(p36;q23-25)	WWTR1-CAMTA1
Ewing 肉瘤	t(11;22)(q24;q12)	EWSR1-FLI1
	t(21;22)(q22;q12)	EWSR1-ERG
	t(7;22)(p22;q12)	EWSR1-ETV1
	t(2;22)(q35;q12)	EWSR1-FEV
	t(20;22)(q13;q12)	EWSR1-NFATC2
	t(16;21)(p11;q22)	FUS-ERG
	t(2;16)(q35;p11)	FUS-FEV
婴儿型纤维肉瘤	t(12;15)(p13;q25)	ETV6-NTRK3
炎性肌成纤维细胞瘤	t(2;19)(p23;q13)	TPM4-ALK
	t(1;2)(q25;p23)	TPM3-ALK
	t(2;17)(p23;q23)	CLTC-ALK
	t(2;2)(p23;q13)	RANBP2-ALK
低级别纤维黏液样肉瘤	t(7;16)(q33;p11)	FUS-CREB3L2
	t(11;16)(p11;p11)	FUS-CREB3L1
软组织肌上皮瘤	t(19;22)(q13;q12)	EWSR1-ZNF444
	t(1;22)(q23;q12)	EWSR1-PBX1
	t(6;22)(p21;q12)	EWSR1-POU5F1
骨外黏液样软骨肉瘤	t(9;22)(q22;q12)	EWSR1-NR4A3
	t(9;17)(q22;q11)	TAF2N-NR4A3
	t(9;15)(q22;q21)	TCF12-NR4A3
黏液样 / 圆形细胞脂肪肉瘤	t(12;16)(q13;p11)	FUS-DDIT3（CHOP）
	t(12;22)(q13;q12)	EWSR1-DDIT3（CHOP）
黏液炎性成纤维细胞肉瘤	t(1;10)(p22-31;q24-25)	TGFBR3-MGEA5
滑膜肉瘤	t(X;18)(p11;q11)	SS18-SSX1, SS18-SSX2
	t(X;18)(p11;q13)	SS18-SSX4
	t(X;20)(p11;q13)	SS18L1-SSX1 TLE1
腱鞘巨细胞瘤	t(1;2)(p11;q35-36)	CSF1-COL6A3
胃肠道间质瘤	occult 4q12	KIT or PDGFRA
肾外恶性横纹肌样瘤	del 22q11.2	SMARCB1
非典型脂肪瘤性肿瘤 / 分化良好型脂肪肉瘤	supernumerary ring and giant marker chromosomes	MDM2
纤维瘤病	trisomies 8 and 20 deletion of 5q	APC inactivation

表 1-2　骨肿瘤的遗传学异常

组织学类型	细胞遗传学异常	分子遗传学异常
软骨肉瘤	复杂改变	IDH1 和 IDH2 突变
Ewing 肉瘤	请参考软组织部分	请参考软组织部分
Ewing 样肉瘤	t(6;22)(p21;q12)	EWS R1-POU5F1
	t(4;22)(q31;q12)	EWS R1-SMARCA5
	t(2;22)(q31;q12)	EWS R1-SP3
	lnv(22)t(1;22)(p36;q12)	EWS R1-PATZ
	t(4;19)(q35;q13)	CIC-DUX4
		BCOR-CCNB3
低级别中心性骨肉瘤	环形染色体 12q13-15 扩增	MDM2, CDK4 扩增
骨旁骨肉瘤	环形染色体 12q13-15 扩增	MDM2, CDK4 扩增
高级别骨肉瘤	复杂改变	
纤维结构不良	20q13 GNAS	GNAS: R201H
		R201C, Q227L,
		R201S, R201G, R201L
动脉瘤样骨囊肿	t(16;17)(q22;p13)	CDH11-USP6
	t(1;17)(p34.3;p13)	ThRAP3-USP6
	t(3;17)(q21;p13)	CNBP-USP6
	t(9;17)(q22;p13)	OMD-USP6
	t(17;17)(q21;p13)	COL1A1-USP6
Nora's 病	t(1;17)(q32-43;q21-23)	RDC1
脊索瘤	复杂改变	CDKN2A, CDKN2B 丢失
	7q33	Brachyury 获得
	7p12	EGFR 获得
间叶性软骨肉瘤	t(8;8)(q21;q13)	HEY1-NCOA2
骨的上皮样内皮样血管内皮瘤	t(1;3)(p36;q25)	WWTR1-CAMTA1
		YAP1-TFE3
甲下外生骨疣	t(X;6)(q22;q13-14)	COL12A1-COL4A5

（三）影像学检查指标

影像学检查是诊断软组织与骨关节疾病很重要的手段,可准确显示病变的位置、大小、形态和范围。影像科医生基于对软组织与骨疾病相关临床、病理和影像学理论基础的充分认识和理解,以及深厚的临床实践经验积累,通过识别、解读影像学表现,能够对部分软组织疾病和大多数骨关节疾病作出正确诊断和鉴别诊断,甚至可正确推断出部分骨肿瘤的组织类型。

软组织与骨疾病的影像学检查方法很多,包括超声、X 线、CT、MRI、放射性核素显像、PET-CT、PET-MRI 以及数字减影血管造影（digital subtraction angiography,DSA）等,不同的检查方法各有其优缺点。临床医师在申请影像学检查时,需要充分考虑各种成像技术的适用范围和局限性,应在掌握相关临床资料和既往检查结果的基础上根据患者实际情况合理选择经济有效的检查方法。

1. 软组织疾病影像学

（1）超声检查因价格便宜和操作简单、无禁忌证和成像快的优点,对于临床可触及明显肿块或位置表浅的局限性软组织肿瘤或病变的诊断,尤其位于四肢远端者,超声检查可作为软组织病变的首选方法。特别是高分辨率的灰阶实时超声显像与彩色多普勒血流成像技术的结合以及超声造影剂的发展,使得超声在软组织肿瘤诊断中的应用范围日渐增大。超声不仅可以协助临床证实可疑性病变,确定软组织肿瘤的大小、范围，更为重要的是超声引导下肿瘤定位穿刺，活检可以明确其病理学诊断。另外，临床还可采用高强度聚焦超声技术对软组织肿瘤进行微创治疗。但该检查对多数软组织肿瘤缺乏特异性，而且良恶性软组织肿瘤的超声表现多相互重叠交叉。因此，对于多数软组织肿瘤而言，超声成像难以鉴别良恶性肿瘤及明确肿瘤的组织学性质。一般来说，良性软组织肿瘤的声像图多表现为回声均匀，轮廓规整，边缘清楚以及邻近组织结构的推压、移位等。恶性软组织肿瘤的声像图多表现为回声不均匀，形态不规则，边缘不清，邻近组织结构浸润、变形以及肿瘤内出现不规则扭曲血管等。

（2）放射影像学常用于排除骨的病变累及软组织、检测有无钙化、侵犯骨或引起骨折的风险评估等。X 线片是平面二维成像，存在结构重叠。另外，X 线片对肌肉、血管和神经等软组织间缺乏密度对比而不能区分，对软组织病变诊断意义不大。相对于 X 线片，CT 的优势在于密度分辨率的提高和横向容积数据扫描，多层螺旋 CT 所获得的原始容积扫描数据通过后处理软件可获得任意方位的重建图像，而且扫描时间大大缩短。CT 可以借助窗宽和窗位调节技术以及 CT 值的测量可对病变内的脂肪、液体、软组织、钙化和骨化成分进行分析，协调病变定性，同时通过三维重建技术和增强扫描，清楚显示病变范围、血供和邻近组织结构的情况。另外，临床常借助 CT 作为精确穿刺病理活检的导向工具。

（3）对于软组织肿瘤和瘤样病变，尽管 CT 软组织密度分辨率高于 X 线片，可以发现 X 线片不能显示的软组织病变，观察软组织病变中钙化、骨化及其相邻的骨质改变，但 CT 仍属于 X 线范畴，其软组织分辨率远远低于 MRI。一般来说，软组织肿瘤在 CT 上表现为软组织内肿块，边界可清楚或模糊，密度中等，可因出血、坏死、囊变、钙化而密度不均匀，绝大多数软组织肿瘤增强扫描会有强化。

（4）MRI 优于 CT 在于 MRI 具有较高的软组织对比度，被认为是目前软组织检查的最佳影像学方法，可准确定位、定量并协助定性诊断。MRI 可多方位准确显示肿瘤大小，与相邻肌肉、筋膜和骨及神经血管的关系。同时，也提供有无出血、坏死、水肿、囊性变和黏液样变、纤维化等信息。MRI 对软组织肿瘤良恶性的判断标准大致与 X 线片和 CT 相似：良性肿瘤大多边界清楚，T_2 加权像信号较均一，坏死不明显；肉瘤表现边界模糊，T_1 加权像呈低信号，T_2 加权像呈高且不均匀信号。

（5）放射性核素显像是一种利用放射性核素的示踪技术，通过口服或静脉注射等方法将放射性核素及其标记化合物引入体内，依赖其自身药理特性而在预检脏器组织和病变组织中选择性聚集，采用放射性核素显像仪在体外探测核素发出的 γ 光子或 β 粒子等核射线而获得放射性核素在体内的放射性分布图像，借以显示脏器组织和病变的位置、形态、大小及其功能代谢变化。PET-CT 是将反映器官组织的生理、代谢和功能信息的 PET 断层图像和反映形态解剖结构信息的 CT 图像进行融合而获得兼有形态和功能信息的融合图像。PET-CT 可协助寻找肿瘤原发灶，鉴别良恶性肿瘤或病变，协助临床肿瘤分期，制定生物治疗靶区，评估肿瘤治疗效果，区分肿瘤治疗后坏死、纤维化或残留、复发。

（6）DSA 是电子计算机与常规 X 线心血管造影相结合的一种新的血管造影检查方法。对于软组织肿瘤或疾病，DSA 一般只用于良恶性肿瘤的鉴别、肿瘤的介入治疗和疗效判断。DSA 能清楚显示肿瘤血管、肿瘤血管浸润和软组织侵犯等情况，有利于良恶性病变的判定。

2. 骨疾病影像学

（1）X 线片：骨关节 X 线片是临床工作中最常见的检查手段，无论在过去和现在都起着不可替代的作用。现在一些年轻医师忽视了骨关节 X 线片阅读这项放射基本技能的培训，而部分医院又将 CT、MRI 作为单独的科室设立，造成他们在日常医疗工作中对骨关节平片的基本判读能力差，影像观察不全面，甚至出现错误，考虑问题思路狭窄，对 CT 和 MRI 上出现的疾病影像缺乏立体的概念，影响了疾病的正确诊断，使其专业水平的提高受到极大限制。

X 线片是骨关节疾病的首选和基础检查方法。骨与周围软组织的密度差别很大，在 X 线片上两者间具有天然对比，能够清晰显示骨质结构。X 线片检查简单易行、价格低廉，而且临床经验累积多、应用范围广。目前国内越来越多的医疗单位使用 CR、DR 等数字化 X 线成像技术，使得 X 线片的图像质量大大提高,受到摄片技术员人为影响的因素越来越小。

X 线片在以下骨关节临床应用方面具有一定优势:①借助 X 线片上的骨骼形态和 / 或密度的局限性或普遍性异常表现,可全貌地直观评估骨软骨发育障碍、先天畸形、正常变异以及全身性骨病;②能够清晰显示四肢骨骨折、四肢关节脱位情况以及四肢骨关节创伤治疗后的随访和疗效评估;③骨肿瘤、肿瘤样病变的定性诊断:通过显示出骨肿瘤和肿瘤样病变的某些特征性表现而帮助确立是否是肿瘤,是良性还是恶性肿瘤乃至判断肿瘤的组织学类型(图 1-6);④协助病理科对以下组织病理易混淆的骨关节病变作出鉴别诊断:软骨母细胞型骨肉瘤与软骨肉瘤,成纤维细胞型骨肉瘤与骨纤维结构不良、纤维肉瘤,高分化骨肉瘤与松质性骨瘤,血管扩张型骨肉瘤与原发性动脉瘤样骨囊肿、继发性动脉瘤样骨囊肿,骨旁骨肉瘤与骨化性肌炎,骨软骨瘤与外生软骨瘤,骨样骨瘤与骨母细胞瘤,等等;⑤ X 线片可在站立位或承重状态下进行四肢关节拍摄,以进行治疗前后关节负重下生物力学的研究,更好地评价承重状态下关节间隙的大小和生物力轴的变化;⑥ X 线片可在脊柱过伸过屈位或侧屈位的拍摄,以进行脊柱术前和 / 或术后的稳定性情况;⑦金属植入物术后的随访观察:金属植入物在 CT 和 MR 上伪影比较严重,影响金属植入术区解剖结构的观察,X 线片则是评价金属植入物脱位、松动、断裂的有效方法。

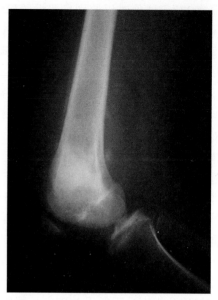

图 1-6　女,17 岁,股骨下端成骨性骨肉瘤
股骨侧位 X 线片显示股骨远侧干骺端溶骨和成骨混合性骨质破坏、前方的骨膜新生骨、后方的 Codman 三角和软组织肿块。

X 线片在骨关节应用中的不足在于:① X 线片密度分辨率较低,仅在骨质破坏达 30%～40% 以上才可能显示,不能显示骨髓异常和早期骨质破坏;② X 线检查是平面投影,所成的影像是在投照野内所有结构的重叠像。X 线检查对解剖结构复杂部位的病变以及细小骨折显示欠佳,某些骨关节病变的 X 线表现比病理和临床表现出现晚,因此易在 X 线片上出现假阴性。

(2) CT:CT 成像属于 X 线断层成像技术,克服了 X 线检查影像重叠的不足,尤其适用于颅底、骨盆、胸壁、脊柱、肩胛骨等解剖结构复杂部位骨关节病变的诊断。CT 图像的密度分辨率及组织间对比度优于 X 线片,可显示细小骨质变化及微细的钙化和骨化,有利于临床早期诊断病变。多层螺旋 CT 广泛应用于临床,随着 CT 计算机技术的发展,各种功能强大的图像后处理软件也随之发展起来,使骨关节疾病 CT 诊断的深度和广度又迈进一大步。扫描速度极快,对病人配合度的要求相对减弱,可以有效避免运动伪影,提高图像质量。CT 扫描后经过后处理技术可获得多平面图像及三维图像,有利于显示病变及其与周围结构的关系。能谱 CT 成像、静脉注射碘对比剂后 CT 增强检查包括动态增强成像和灌注成像,对骨关节病变的诊断和鉴别诊断也很有帮助。另外,CT 导引下骨关节病变穿刺活检更精确,有助于提高病理诊断的准确性。因此,CT 是骨关节 X 线片的重要检查补充手段。

CT 在以下骨关节临床应用方面具有一定优势:①对配合不佳的外伤和疼痛患者,不需要多次搬动伤者摆位,在极短时间完成检查并可获得高质量的图像;②发现 X 线片不能诊断的微小骨折和复杂部位的骨折,明确 X 线片结果不确定的骨折;③显示复杂的先天性骨关节异常;④显示细小骨质变化、钙化和骨化,协助骨坏死、软骨类肿瘤和成骨类肿瘤的定性诊断;⑤三维后处理技术直观显示骨关节三维空间的解剖形态全貌,协助骨关节外科手术方案的制定。

CT 在骨关节应用中的不足在于:① CT 不能清楚显示骨髓异常,对骨髓病变的评价有很大局限性;② CT 辐射剂量远高于 X 线片,不能作为骨关节疾病诊断的常规检查;③ CT 增强检查存在碘对比剂过敏及其他不良反应,有一定的增强检查禁忌证。

(3) MRI:是继 CT 之后又一个临床诊断领域中的重大突破,MRI 的成像原理不同于 X 线片和 CT,

不是借助 X 线穿透人体成像，无电离辐射危害。具有多参数、多序列和直接任意多方位扫描成像的特点，能更好地确定病变的范围以及与周围结构的关系，协助制订治疗方案。软组织分辨率高，能清楚区分病变组织和正常组织，可敏感地显示早期髓内病变。直接显示关节内各种结构，无骨伪影干扰。基于流空现象而无须增强对比剂就可以直接显示血管的结构。静脉注射钆对比剂后 MRI 增强检查包括动态增强成像和灌注成像对骨关节病变的诊断和鉴别诊断也很有帮助。平扫或增强 MR 血管成像（MRA）可清楚显示病变内及其周围的血供情况。磁共振波谱（MRS）和弥散加权成像（DWI）有助于良恶性骨肿瘤的鉴别诊断和治疗后疗效评估。因此，MRI 也是骨关节 X 线片的重要检查补充手段。

MRI 在以下骨关节临床应用方面具有一定优势：①可发现 X 线片和 CT 不能显示的骨挫伤，区别陈旧性骨折和新鲜性骨折；②早期诊断 X 线片或 CT 表现不明显的骨髓感染，清楚显示感染的范围和小脓肿；③早期诊断骨坏死，明确诊断并可准确分期；④早期发现骨肿瘤，清楚显示骨肿瘤的范围和周围结构受累情况，协助分期；⑤直接显示并诊断关节内软骨、半月板和韧带的退变或损伤；⑥直接显示脊柱椎间盘的早期退变、椎间盘疝、神经根受压、椎管狭窄以及脊髓受累的情况。

MRI 在骨关节应用中的不足在于：①显示钙化和骨化不敏感，对骨肿瘤诊断特异性征象不多，定性诊断价值有限；②成像参数多，检查时间较长，图像质量易受到患者运动影响，患者的配合度要求高；③存在一定绝对和相对检查禁忌证；④检查费用较高。

综上所述，X 线片、CT 和 MRI 作为骨关节疾病影像诊断三大常用的手段，各具有优势和不足，应该互相补充、彼此印证、扬长避短。同时必须强调，X 线片是骨关节疾病的诊断基础，临床作为常规选择的第一地位仍然不可动摇，但应根据骨关节患者的具体实际情况，遵从经济、有效、无创的诊断原则正确选择影像学检查补充手段，更好地发挥 MRI、CT、同位素显像和超声的独特优势，防止千篇一律的不当检查。

二、检查指标的评估

（一）实验室检查指标对软组织与骨疾病的诊断缺乏明显的特异性。但在临床工作中特别是鉴别诊断中，如排除一些其他疾病如肺癌、恶性黑色素瘤等转移到软组织部位以及原发于软组织的淋巴造血系统肿瘤等有一定的参考价值。

（二）病理学检查指标包括组织化学染色、免疫组化染色、电镜和分子病理检测指标等对于软组织与骨疾病特别是肿瘤的组织学分类、良恶性判断和鉴别诊断中起着非常重要的作用。

（三）影像学检查的目的除了协助临床判定有无软组织与骨病变和定性诊断外，还在于了解软组织与骨病变的部位、大小、范围及其与邻近组织和血管神经束的关系，同时可以进行治疗后疗效评估。软组织病变具有诊断特征性的影像表现不多，仅有少数种类的软组织肿瘤和肿瘤样病变包括脂肪瘤、分化良好型脂肪肉瘤、脉管畸形、脉管瘤、神经源性肿瘤和骨化性肌炎，因其病变 CT 密度和 MRI 信号、生长方式、发生部位等具有相对特征性表现而能够进行影像学定性诊断，绝大多数软组织肿瘤，特别是恶性软组织肿瘤需要依据病理学来确定诊断。骨病变的影像学检查相比软组织疾病，更为重要，它几乎对所有骨病变及肿瘤都能提供大量的诊断辅助信息，再结合病理学证据，绝大多数可以得到正确的诊断。

软组织与骨疾病的明确诊断需要病理组织学活检和辅助检查包括免疫组化染色，必要时还需要进行分子病理检测。影像学检查对于明确病变范围、边界以及临床分期较为重要。对于大多数软组织和骨的良性病变或肿瘤，多采取手术彻底切除的治疗方式。而对恶性肿瘤往往需要综合治疗包括手术、放疗和 / 或化疗、靶向治疗等。常规的病理组织活检可对绝大部分的软组织与骨疾病作出明确的病理诊断。但对于异质性较大的肿瘤，少见的中间型肿瘤和多数软组织和骨的恶性肿瘤，有必要进行免疫组化染色甚至分子病理检测以明确肿瘤的分类和指导临床治疗，这些检测对于临床综合治疗及其靶向治疗、评估患者预后和监测肿瘤复发、转移等具有重要的临床价值和意义。

第三节　实验室及其他检查指标的临床应用

一、检查指标的筛选原则

检查指标的筛选应该秉承快速、准确、实用和可行的原则。依据自身单位的实验条件和患者经济状况，选择最合适的检测套餐。对软组织肿瘤或疾病的检测项目的选择，应该分首要检测项目、第二步检测项目和次要检测项目。

（一）首要/必须检测项目

包括活检及病理组织学分析。

（二）第二步检测项目

根据病理组织学和免疫组化结果，如果能够明确诊断，则不需要进一步检测。选择免疫组化检测指标时应注意以下几个问题（表 1-3～表 1-5）：

1. 熟悉常用抗体的反应谱和适用条件，首选敏感和特异性较高的抗体类型，特别是公认的抗体型号，并合理配伍，力争采用尽可能少的抗体取得最好的检测结果。

表 1-3　常用的软组织和骨肿瘤免疫组化标记物

标记细胞或肿瘤类型	推荐采用的标记物
上皮性标记	AE1/AE3、CAM5.2、EMA
肌细胞标记	
平滑肌	SMA、MSA、h-caldesmon、desmin、calponin
横纹肌	desmin、myogenin、MyoD1、MSA
肌成纤维细胞标记	SMA、MSA、desmin、calponin、ALK1
内皮细胞标记	
血管内皮	CD31、CD34、FLI-1、ERG
淋巴管内皮	CD34、D2-40、VEGFR-3
血管周细胞标记	CD34、SMA、MSA、Ⅳ型胶原
周围神经标记	
施万细胞	S-100 蛋白、SOX10
神经束膜细胞	EMA、claudin-1、GLUT-1
神经轴突	NF
神经外胚层标记	CD99、CgA、Syn、NSE
内分泌分化标记	CgA、Syn、NSE、CD56
间皮细胞标记	
阳性组	calretinin、CK5/6、D2-40、WT1、HBME-1
阴性组	CEA、BerEP4、MOC-31、PAX8
黑色素细胞标记	S-100 蛋白、HMB-45、PNL2、Melan-A、MiTF
PEComa 标记	HMB-45、PNL2、Melan-A、MiTF、SMA、TFE3、Cathepsin
组织细胞标记	CD68（KP-1 和 PGM1）、CD163
朗格汉斯细胞	CD1a、S-100 蛋白、langerin
树突细胞	CD21、CD23、CD35
脊索细胞标记	brachyury、S-100、Ckpan、Vim、EMA
细胞增殖标记	Ki-67
成骨细胞标记	SATB2、MDM2、CDK4、RUNX2、Osterix
软骨细胞标记	S-100、IDH1、Ⅱ collagen、X collagen、H3F3B、SOX9

2. 免疫组化检测过程需注重质量控制，尽可能做到标准化，使得染色切片背景清晰，标记定位准确。

3. 推荐设置阳性对照，尤其是一些与靶向治疗密切相关的标记物，如 CD117 等，以确保免疫组化标记的结果可信。

4. 对标记结果要注意辩证分析，因有相当一部分抗体在一些不同类型的肿瘤之间存在交叉反应或有异常表达，如 S-100 蛋白在滑膜肉瘤中也可有高达 38% 的阳性率，不能仅根据 S-100 蛋白标记阳性简单地将梭形细胞肉瘤诊断为恶性外周神经鞘瘤。CD31 不仅表达于血管肉瘤，也可表达于组织细胞肿瘤。HMB-45 是恶性黑色素瘤、软组织透明细胞肉瘤和 PEComa 的标记物，但最近有报道部分子宫平滑肌肉瘤和子宫内膜间质肉瘤也可表达 HMB-45；SATB2 可以在成骨性肿瘤以外的其他肿瘤如骨巨细胞瘤、纤维结构不良等中阳性。MDM2 可以在低级别和高级别骨肉瘤中阳性，在一些癌，造血系统肿瘤中也可表达阳性。

5. 软组织和骨肿瘤中存在一些异常表达的情况，如标记上皮细胞的角蛋白，也可在假肉瘤样肌成纤维细胞性增生、胚胎性或腺泡状横纹肌肉瘤和 Ewing 肉瘤等一些不具上皮样分化的软组织肿瘤中表达。约 30% 平滑肌肉瘤表达细胞角蛋白，细胞角蛋白也可在多形性未分化肉瘤、软骨肉瘤、骨肉瘤和恶性外周神经鞘瘤有不同程度的表达。横纹肌肉瘤有时会对 keratin、neurofilament、S-100 蛋白、CD56、NSE 和 B 细胞抗原（如 CD20 和免疫球蛋白）产生局灶性的阳性反应。

表 1-4　部分软组织肿瘤和骨肿瘤的推荐标记物

肿瘤类型	推荐标记物
结节性筋膜炎	SMA、MSA、calponin、desmin（阴性）、h-caldesmon（阴性）、CD68
乳腺型肌成纤维细胞瘤	desmin、CD34、SMA
血管肌成纤维细胞瘤	desmin、MSA、SMA、ER、PR
孤立性纤维性肿瘤	CD34、Bcl-2、CD99、STAT6、β-catenin（～40%）
掌/跖纤维瘤病	MSA、SMA、β-catenin（～50% 细胞核着色）
侵袭性纤维瘤病	MSA、SMA、β-catenin（细胞核着色）、desmin、ER、PR
炎性肌成纤维细胞肿瘤	SMA、MSA、desmin、ALK（50%～60%）、AE1/AE3（少数病例）
低度恶性肌成纤维细胞肉瘤	SMA、MSA、desmin、h-caldesmon（阴性）、myogenin（阴性）
低级别纤维黏液样肉瘤/硬化性上皮样纤维肉瘤	MUC4、EMA（局灶）
梭形细胞脂肪瘤/多形性脂肪瘤	S-100 蛋白、CD34
分化良好型脂肪肉瘤/去分化脂肪肉瘤	MDM2、CDK4
梭形细胞脂肪肉瘤	S-100 蛋白、CD34、MDM2（阴性）、CDK4（阴性）
多形性脂肪肉瘤	S-100 蛋白、MDM2（阴性）、CDK4（阴性）
腱鞘巨细胞瘤	clusterin、CD68、CD163、CD45、desmin
丛状纤维组织细胞瘤	CD68、SMA
神经鞘黏液瘤	CD68、CD10、MiTF、CD63（NKI-C3）
平滑肌瘤/平滑肌肉瘤	SMA、MSA、desmin、h-caldesmon
血管球瘤/肌周细胞瘤	SMA、MSA、h-caldesmon、Ⅳ型胶原、CD34
横纹肌肉瘤	desmin、MSA、myogenin、MyoD1
幼年性血管瘤	GLUT1、CD31、CD34
Kaposi 肉瘤	CD34、D2-40、HHV8（LNA-1）
中间性血管内皮瘤/血管肉瘤	CD31、CD34、ERG、FLI-1
胃肠道间质瘤	CD117、DOG-1、CD34、Ki-67、SDHB（SDH 突变型）
富于细胞性/胃肠道神经鞘瘤	S-100 蛋白、GFAP、CD57、PGP9.5

肿瘤类型	推荐标记物
神经纤维瘤	S-100 蛋白、NF、SOX10、CD34
副神经节瘤	Syn、CgA、NSE、S-100 蛋白、CD34（显示血窦网）、SDHB 表达缺失
神经束膜瘤	EMA、claudin-1、GLUT-1、CD34（～60%）
颗粒细胞瘤	S-100 蛋白、NSE、KP1、MiTF、TFE3、calretinin、inhibin-α
血管瘤样纤维组织细胞瘤	EMA、desmin、CD99、CD68
骨化性纤维黏液样肿瘤	S-100 蛋白、desmin
软组织肌上皮瘤 / 混合瘤	AE1/AE3、S-100 蛋白、calponin、GFAP、SMA、P63、INI1（肌上皮癌缺失）
腺泡状软组织肉瘤	TFE3、MyoD1（胞质着色）、CD34（显示血窦网）
滑膜肉瘤	EMA、AE1/AE3、Bcl-2、CD99、calponin、TLE1
上皮样肉瘤	AE1/AE3、EMA、CD34（～70%）、vimentin、INI1（缺失）
肾外恶性横纹肌样瘤	AE1/AE3、EMA、vimentin、INI1（缺失）
结缔组织增生性小圆细胞肿瘤	AE1/AE3、desmin、vimentin、Syn、WT1、SMA（间质肌成纤维细胞）
Ewing 肉瘤	CD99、FLI-1、Syn、CgA、NKX2.2、ERG
软组织透明细胞肉瘤	HMB-45、PNL2、S-100 蛋白、Melan-A、MiTF
骨外黏液样软骨肉瘤	S-100 蛋白（～20%）、CD117（～30%）、Syn、NSE、INI1（具横纹肌样形态者表达缺失）
脊索瘤	AE1/AE3、CAM5.2、EMA、S-100 蛋白、brachyury
PEComa	HMB-45、PNL2、Melan-A、MiTF、SMA、TFE3、Cathepsin K
釉质瘤	CKpan、Vim、EMA、P63、CK19、CK5/6
嗜酸性肉芽肿	S-100、CD207、CD68、CD1a

表 1-5　新近报道的软组织和骨肿瘤标记物

标记物名称	适用范围
SMARCB1（INI1）	表达缺失主要见于肾外恶性横纹肌样瘤、上皮样肉瘤、上皮样恶性外周神经鞘瘤（50%）、骨外黏液样软骨肉瘤、部分肌上皮癌、肾髓质癌
MUC4	低级别纤维黏液样肉瘤、硬化性上皮样纤维肉瘤、双相型滑膜肉瘤（腺样成分）
PNL2	软组织透明细胞肉瘤、PEComa
FLI-1	血管内皮细胞肿瘤、骨外 Ewing 肉瘤、结缔组织增生性小圆细胞肿瘤、少数滑膜肉瘤、淋巴瘤
ERG	血管内皮细胞肿瘤
TFE3	腺泡状软组织肉瘤、PEComa、颗粒细胞瘤、少数上皮样血管内皮瘤
TLE1	滑膜肉瘤、神经纤维瘤、神经鞘瘤、恶性外周神经鞘瘤、恶性黑色素瘤
β-catenin	侵袭性纤维瘤病、孤立性纤维性肿瘤（～40%）、低度恶性肌成纤维细胞肉瘤（～30%）
MDM2/CDK4	分化良好型脂肪肉瘤、去分化脂肪肉瘤、部分高级别肉瘤、低级别中央型骨肉瘤和骨旁骨肉瘤
claudin-1	神经束膜瘤
STAT6	孤立性纤维性肿瘤
SOX10	神经鞘肿瘤、恶性外周神经鞘瘤（30%～50%）、软组织透明细胞肉瘤、肌上皮肿瘤
SDHB	SDH 突变型胃肠道间质瘤、副神经节瘤（～30%）
SATB2	骨肉瘤、含有骨肉瘤成分的恶性肿瘤（如去分化脂肪肉瘤）
brachyury	良性脊索细胞肿瘤、脊索瘤
NKX2.2	Ewing 肉瘤
H3F3A	骨巨细胞瘤
H3F3B	软骨母细胞瘤
CAMTA1	上皮样血管内皮瘤

6. 一些软组织肿瘤存在多向性分化如血管瘤样纤维组织细胞瘤和结缔组织增生性小圆细胞肿瘤等；双向性分化如 PEComa、滑膜肉瘤和恶性间皮瘤等。

7. 部分免疫组化抗体在细胞内不同的着色定位其意义完全不同，如 CD99 弥漫性胞膜阳性对 Ewing 肉瘤、desmin 核旁"逗点状"阳性着色对结缔组织增生性小圆细胞肿瘤、AE1/AE3 核旁球团状染色对肾外恶性横纹肌样瘤、ALK 核膜染色对上皮样炎性肌成纤维细胞肉瘤以及 β-catenin 细胞核阳性对侵袭性纤维瘤病等具有重要的诊断价值。另 MyoD1 在横纹肌肉瘤中为核染色，但在腺泡状软组织肉瘤中为胞质颗粒状染色。

8. 随着免疫组织化学的广泛开展，发现一些原认为特异性比较高的抗体并不特异，但这并不意味这些抗体失去了应用价值，在结合临床和组织学形态的情况下，仍然具有重要的诊断价值，例如 CD34 可在多种软组织肿瘤中表达。

9. 及时了解免疫组化的新进展，知晓一些新近报道的软组织肿瘤标记物，根据其适用范围和实际情况加以选择性使用，如 SMARCB1（INI1）、MUC4、PNL2、FLI-1、ERG、TFE3、TLE1、β-catenin、MDM2、CDK4、claudin-1、STAT6、SOX10、SDHB、SATB2 和 brachyury 等，弃用或淘汰一些特异性不高的抗体，如 myosin 和 myoglobin 等，或适用价值并不高的抗体，如 AAT 和 AACT 等。

10. 免疫组化标记结果需要结合其他辅助性检查，特别是近年来开展越来越多的分子病理学检测。如果组织学观察和免疫组化结果仍不能明确诊断，则需要进一步做分子病理检测等项目。

（三）次要检测项目

包括临床实验室检查、超声、CT、MRI 和 PET-CT 等检查，可根据患者具体情况和病变严重程度进行选择。

二、检查指标的实际应用

软组织与骨疾病的诊断特别依赖实验室检查，尤其病理组织学及免疫组化检查，是明确诊断必需的检测项目。软组织与骨疾病治疗方案的制定与疾病是否为肿瘤及肿瘤良恶性及其病理类型密切相关，因此组织学、免疫组化检测和分子病理检测对于明确病变的病理组织学类型和指导临床治疗至关重要。而血常规和血清学检测对软组织与骨疾病特别是软组织与骨肿瘤的诊断价值有限。CT、MRI、超声、PET/CT 可以明确肿瘤的侵犯范围和临床分期，有利于临床方案的制订和患者预后的准确评估。定期的影像学检查，是软组织和骨的恶性肿瘤患者随访过程中监测病变进展情况的主要方法。超声和 MRI 可作为软组织病变局部定期复诊的常规检查方法，X 线片作为骨关节病变局部定期复诊的首选检查方法，CT 主要用于软组织和骨恶性肿瘤的肺转移的筛查，放射性核素骨扫描主要用于软组织和骨恶性肿瘤的骨转移的筛查，特殊情况下可选用 PET/CT 评估全身情况。活检组织学观察，则在病变可疑复发、转移和进展的情况下才使用。

小 结

1. 软组织与骨疾病的诊断要依靠临床 - 影像 - 病理及实验室检查综合判断。特别是在软组织和骨肿瘤的诊断中，病理学和影像学检查至关重要。影像学可以提供定位、定量、定性诊断和鉴别诊断，只有肿块活检病理才能提供最终明确诊断。

2. 对活检组织的病理诊断，需要结合临床病史、病理组织学形态、免疫组化染色结果，必要时需要分子病理检测以明确软组织肿瘤的良恶性及其分类。实验室检查对一些软组织与骨疾病的诊断有一定参考价值。

3. 掌握软组织与骨疾病的常见临床表现、病理类型及组织学特征，并根据需要开展相应的辅助检查以进行正确的诊断和鉴别诊断。

（韩安家 丁 宜 施 琼 孙艳虹 高振华）

第二章

成纤维细胞和肌成纤维细胞疾病

成纤维细胞和肌成纤维细胞病变是一类来源于成纤维和肌成纤维细胞的肿瘤和瘤样病变，包括良性、中间性、恶性以及瘤样病变。此类病变种类较多、分布部位不同，不仅可以发生于软组织，也可以发生于实质脏器。病理组织形态学及免疫组化染色特征有很多相似之处。除少数肿瘤具有某些特殊临床表现、影像学和相关实验室改变外，大多数成纤维细胞和肌成纤维细胞肿瘤诊断仍然主要依赖于病理诊断，诊断时应结合临床表现、年龄、发病部位、与周围组织的关系、形态学特点、免疫组化染色结果及基因检测结果等综合考虑。

第一节　概　　述

成纤维细胞和肌成纤维细胞肿瘤是一组较常见的间叶源性肿瘤，根据其生物学行为可分为瘤样病变、良性肿瘤、中间性（局部浸润和偶有转移）肿瘤、恶性肿瘤四类。因种类繁多，各种类型中又分为不同的肿瘤（表2-1）。

表2-1　成纤维细胞和肌成纤维细胞性肿瘤

良性肿瘤和瘤样病变	中间性肿瘤	恶性肿瘤
嗜酸性筋膜炎	局部浸润	成人型纤维肉瘤
坏死性筋膜炎	掌/跖纤维瘤病	黏液纤维肉瘤
结节性筋膜炎	韧带样纤维瘤病	低级别纤维黏液样肉瘤
增生性筋膜炎	腹壁纤维瘤病	硬化性上皮样纤维肉瘤
增生性肌炎	脂肪纤维瘤病	
骨化性肌炎	巨细胞成纤维细胞瘤	
指趾纤维骨性假瘤	偶有转移性	
缺血性筋膜炎	隆突性皮肤纤维肉瘤	
弹力纤维瘤	纤维肉瘤型隆突性皮肤纤维肉瘤	
婴儿纤维性错构瘤	色素性隆突性皮肤纤维肉瘤	
颈纤维瘤病	孤立性纤维性肿瘤	
幼年性玻璃样变纤维瘤病	恶性孤立性纤维性肿瘤	
包涵体性纤维瘤病	炎性肌成纤维细胞瘤	
腱鞘纤维瘤	黏液炎性成纤维细胞肉瘤	
促纤维组织增生性成纤维细胞瘤	非典型黏液炎性成纤维细胞肿瘤	
乳腺型肌成纤维细胞瘤	婴儿型纤维肉瘤	
钙化性腱膜纤维瘤		
血管肌成纤维细胞瘤		
细胞性血管纤维瘤		
项型纤维瘤		
Gardner 纤维瘤		
钙化性纤维性肿瘤		

一、临床症状和体征

成纤维细胞/肌成纤维细胞性肿瘤与瘤样病变种类繁多,好发年龄以及发生部位各不相同,其临床症状和体征也存在很大差异。根据其肿瘤性质不同概括有以下临床表现:

(一)瘤样病变

总体发病率低,代表病变包括嗜酸性筋膜炎、坏死性筋膜炎等,属少见疾病,病变多数表现为局部占位,无侵袭性和转移能力,手术切除可治愈。结节性筋膜炎、增生性筋膜炎、增生性肌炎过去认为系瘤样病变,现已发现有特征性基因改变,已归入良性肿瘤范畴。

(二)良性肿瘤

多表现为局部境界清楚的肿瘤,由于该类肿瘤细胞稀疏而胶原间质丰富,肿瘤常常质地较硬韧,切面灰白色。良性成纤维细胞/肌成纤维细胞肿瘤往往无明显临床表现,影像学检查可以表现为局部境界清楚的肿块。

(三)中间性肿瘤

具有局部侵袭性或偶发转移的特征,局部侵袭型成纤维细胞性肿瘤常常境界不清楚,如纤维瘤病,多数于软组织内向周围浸润性生长,这类肿瘤虽然不是恶性肿瘤,但往往会发生术后复发,有的复发时间较短,有的复发时间则较长。这些肿瘤呈侵袭性和破坏性生长,但通常不发生转移。另一类偶发转移的中间型肿瘤境界可以较清楚,有的则不清楚,细胞密度相对良性肿瘤更丰富,有一定异型性,这类肿瘤侵袭性较低,但少数可以发生转移。

(四)恶性肿瘤

主要包括纤维肉瘤、黏液纤维肉瘤、低级别纤维黏液样肉瘤等,境界不清,切面黏液样或鱼肉样,均具有显著的侵袭性生长和转移能力。

二、病因和发病机制

成纤维细胞/肌成纤维细胞性肿瘤与瘤样病变多数具体病因不十分清楚,其发病机制也尚未完全阐明,此类肿瘤主要由基因改变引起,不同类型肿瘤基因改变不同有的可能与单一基因改变相关,有的可能涉及多基因改变。比如,隆突性皮肤纤维肉瘤常常有 *COL1A1-PDGFB* 基因的融合,低级别纤维黏液样肉瘤常常伴有 *FUS-CREB3L2*、*FUS-CREB3L1* 基因融合。

三、临床诊断和鉴别诊断

(一)诊断标准

成纤维细胞和肌成纤维细胞肿瘤是指来源于成纤维细胞和肌成纤维细胞的一大类不同性质的肿瘤以及瘤样病变。此类病变以成纤维细胞和/或肌成纤维细胞增生为特点,光镜和电镜会显示成纤维细胞和/或肌成纤维细胞的形态学及超微结构特点。免疫组化此类病变主要呈 vimentin 弥漫阳性,大部分病例出现程度不一的 SMA 阳性。部分病例会出现细胞遗传学及基因的改变(如结节性筋膜炎、乳腺型肌成纤维细胞瘤、韧带样纤维瘤病、隆突性皮肤纤维肉瘤及硬化性上皮样纤维肉瘤等)。纤维和肌成纤维细胞肿瘤及瘤样病变的诊断主要依赖病理学诊断,需密切结合临床表现和影像学改变,部分疾病和肿瘤也需要参考相关的实验室检查。以下对比较常见肿瘤诊断标准简要介绍。

1. 瘤样病变　以成纤维细胞或肌成纤维细胞的增生伴较多量炎症细胞浸润为特点,临床多起病较急。嗜酸性筋膜炎是一种以弥漫性筋膜炎、高丙种球蛋白血症和嗜酸性粒细胞增多为主要特征的自身免疫性疾病。病变常对称性累及四肢,躯干也可受累,也可四肢和躯干同时发生,表现为筋膜增厚。坏死性筋膜炎由细菌入侵引起的以皮下组织和筋膜广泛迅速坏死及小动脉闭塞(图 2-1),而肌肉受累较轻为特征的急性坏死性软组织感染。发病迅速,常伴有全身中毒性休克,是一种罕见的危及生命的病变。多发生于四肢、躯干及会阴,头颈部较少见。

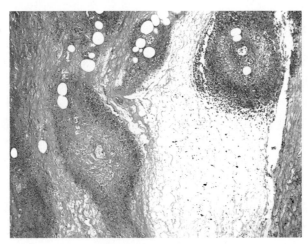

图 2-1　坏死性筋膜炎

浅筋膜广泛变性坏死，HE×40。

2．**良性肿瘤**　此类肿瘤表现为良性的生物学特点，一般切除干净后不会发生复发和转移，但其临床表现、症状体征和组织形态学各不相同。结节性筋膜炎，又称假肉瘤性筋膜炎，是一种多发生于皮下的纤维性肿瘤。成年人多见，上肢和躯干较多见，由增生的胖梭形成纤维细胞／肌成纤维细胞组成。表现为单个结节，境界清楚，位于深部者病变可延伸至周围组织。结节多为 2～3cm，一般不超过 5cm。按生长部位可分为皮下型、筋膜型和肌内型。增生性筋膜炎／增生性肌炎是发生于皮下的一种成纤维细胞／肌成纤维细胞增生性病变，好发生于中老年人的上肢前臂，也可发生于下肢和躯干。为界限不清的皮下肿块，最大径多 <5cm，增生性筋膜炎主要累及皮下浅筋膜，增生性肌炎病变在肌肉组织内浸润性生长。部分可见灶状骨化生。骨化性肌炎青年男性较多见，可发生于身体各部位，以易受外伤的部位如肘部、大腿、臀部和肩部较常见。呈境界清楚的肿块，中心部质软，可伴有出血，外周灰黄色，质硬，有沙砾感。婴儿纤维性错构瘤多发生于 2 岁以内的婴幼儿，为先天性，男婴多见，表现为腋窝、背部、上臂、股部及腹股沟孤立性病变，为真皮和皮下组织的肿块，界限不清。腱鞘纤维瘤成人常见，好发于手指，少数发生于手掌、腕、前臂、背部、躯干及下肢等部位，呈界限清楚的分叶状肿物。血管肌成纤维细胞瘤多见于 35～60 岁间的成年人，主要发生于女性，少数发生于男性，肿瘤主要位于外阴，部分病例位于阴道和会阴，男性患者主要位于阴囊或睾丸旁等部位，肿瘤界清。Gardner 纤维瘤是好发于儿童和青少年脊柱旁或背部的良性胶原纤维性病变，多数病例与家族性腺瘤性息肉病／Gardner 综合征有关。多为 10 岁以内的儿童，少数发生于青少年和青年，肿瘤多位于脊柱旁和背部，也可发生于头颈部、胸壁、腹部和四肢的浅表和深部软组织肿块。

3．**中间性肿瘤**　此类肿瘤组织形态学上较良性病变更富于细胞，细胞常常有一定的异型性，虽然不是所有的病变均为恶性生物学行为，但手术后随访发现它们易局部复发，偶尔出现转移，其生物学行为介于良恶性之间。韧带样纤维瘤病，又叫侵袭性纤维瘤病，为一种具有呈局部侵袭性生长，切除不净易发生局部复发的纤维性肿瘤，包括腹壁外、腹壁及腹内纤维瘤病。腹壁和腹壁外纤维瘤病多位于肌肉、腱膜或筋膜，一般为境界不清、质地较硬的肿块。腹腔内肿物边界相对较清，可侵袭性生长于周围软组织和脂肪组织内。隆突性皮肤纤维肉瘤是发生于皮肤和皮下组织的局部侵袭性成纤维细胞性肿瘤，主要发生于躯干和四肢近端皮肤，也可见于头颈部，生殖区和手足较少见。表现为单或多结节状肿块，部分呈分叶状肿块。孤立性纤维性肿瘤可发生于躯体多个部位，以胸膜最常见，肿瘤多为单个结节，偶有多发病例。呈圆形或椭圆形，境界清楚，部分有包膜，可有蒂。炎性肌成纤维细胞瘤是一种好发于儿童和青少年多位于肠系膜和腹膜后边界清楚的结节状或分叶状肿物。婴儿型纤维肉瘤是多发生于 1 岁以内新生儿和婴儿的成纤维细胞性肉瘤，常在局部呈浸润性生长，但极少发生转移，肿瘤界限不清，分叶状，大小变异较大，小的 1～2cm，大者可达 30cm，呈灰白色、淡红色或灰红色，鱼肉状，可伴有出血、坏死、黏液样变或囊性变。

4. 恶性肿瘤　临床表现、病理学改变均为明确的恶性肿瘤，常常表现为侵袭性生长，肿瘤常常可以见到坏死。成人型纤维肉瘤多发生于 30～50 岁成人，多见于肢体、躯干和头颈部深部软组织，呈椭圆形结节状或分叶状肿物，可伴有出血、坏死并浸润周围组织。黏液纤维肉瘤老年人常见，多发生于肢体，临床表现为缓慢生长的无痛性肿块，位于皮下表浅组织内者，呈多结节状，并常与表皮平行；位于深部肌肉内者，呈单结节状，体积较大，常向周围组织浸润性生长。硬化性上皮样纤维肉瘤好发于中老年人，多发生于下肢的深部软组织内，也可发生于躯干、上肢和头颈部等。肿瘤境界较清楚，呈多结节状或分叶状，可浸润至周边软组织。

（二）诊断流程

软组织成纤维细胞/肌成纤维细胞肿瘤类型多，WHO 分类中分为良性、中间型和恶性肿瘤。其中良性肿瘤约 20 种，中间型肿瘤约 10 种，恶性肿瘤约 4 种。尽管各类肿瘤均有自己独特的形态学特点，多数情况下，依据临床表现、影像学改变、病理形态可以作出较正确的诊断，但由于这些肿瘤在形态和免疫表型以及分子改变间也存在交叉重叠，致使鉴别诊断困难。因此应密切结合肿瘤的临床表现，肿瘤好发部位和年龄，影像学和实验室相关检查制定相对实用的诊断流程，作出准确的病理诊断与鉴别诊断。

1. 临床表现与体征　对此类肿瘤诊断临床相关情况价值较大，包括患者年龄、病史长短、肿瘤部位等。成纤维细胞/肌成纤维细胞肿瘤中有些肿瘤好发于儿童，如颈纤维瘤病、包涵体性纤维瘤病、幼年性玻璃样变纤维瘤病；有些肿瘤好发于老年人，如纤维肉瘤、黏液纤维肉瘤等。另外，成纤维细胞/肌成纤维细胞肿瘤常常有好发部位，如颈纤维瘤病好发于胸锁乳突肌，包涵体纤维瘤病好发于指趾，弹力纤维瘤好发于肩胛骨下端；恶性肿瘤如纤维肉瘤好发于四肢。临床情况如肿瘤存在时间、生长速度对判断肿瘤性质也非常重要。良性肿瘤常常存在较长时间而且生长非常缓慢，常常有几年甚至十几年的存在时间；而恶性成纤维细胞性肿瘤生长速度较快，肿瘤体积较大，常常在短期内有迅速增长的病史。另外，还要了解肿瘤有无复发或治疗病史，有些种类的成纤维细胞肿瘤在治疗后常常会发生形态学上的改变，以至于会出现病理诊断良恶性发生误诊的情况。

2. 影像学（X 线、CT、MRI）和实验室检查　成纤维细胞/肌成纤维细胞肿瘤诊断中，影像学检查也有重要的参考价值，至少在明确肿瘤性质方面有帮助。比如，影像学检查可以判断肿瘤中的骨化或钙化成分，如钙化性纤维性肿瘤中会出现钙化，而骨化性肌炎中常常有骨化。另外，对于恶性程度较高的肿瘤，PET-CT 检查可以根据其 SUV 值判定其性质，还可以根据肿瘤边界是否浸润来大概判定肿瘤的生物学行为。

3. 病理学检查　对于依靠临床表现和影像学检查不能明确性质的软组织肿瘤，病理学检查是确定其性质的金标准。对于病变较大或不宜切除的肿瘤，可以建议临床穿刺进行病理学诊断，而那些表浅或较小的肿瘤，可以直接进行切除。

（1）穿刺活检样本：尽管穿刺组织有局限性，但如果细胞丰富有代表性，结合临床和影像学检查，大部分能做出明确的病理诊断；但如果取材组织太小且坏死较多，有时候难以明确病理诊断，这时候需要再次穿刺进一步明确。因此，穿刺时尽量避开坏死出血区域，在肿瘤不同区域穿刺 2～3 条组织为宜。穿刺组织有时候难以明确肿瘤具体类型，但多数能根据肿瘤细胞异型性确定肿瘤的大概性质，如良性、恶性或中间型。

（2）手术切除肿瘤：需注意详细观察肿瘤形态大小、肿瘤内继发性改变，瘤周有无包膜以及有无浸润性生长，尽量做到细致观察病变，多处取材制片，以免遗漏重要病变。病理诊断除明确性质，包括良性、中间型和恶性肿瘤以及具体类型外，还应诊断肿瘤浸润性生长模式、瘤周侵袭情况和切缘有无肿瘤，必要时还需观测肿瘤浸润与切缘间距等。

（3）组织学观察：组织学观察对于明确肿瘤的类型和生物学行为非常重要，首先要观察肿瘤细胞的排列方式，这些结构对诊断肿瘤类型非常有帮助。如束状、鱼骨样排列是经典纤维肉瘤的特点；而旋涡状结构是隆突性皮肤纤维肉瘤的特征。孤立性纤维性肿瘤常常有血管外皮瘤样排列。另外，需要仔细观察细胞形态，包括细胞核、细胞质和核仁。细胞核可以表现为梭形、圆形或不规则形；细胞质可以表现丰富或稀少，可以为嗜酸性也可以为透明；而细胞核核仁可以明显或不明显。另外，要仔细观察细胞间质的情况，良性成纤维细胞/肌成纤维细胞肿瘤常常有丰富的胶原和稀少的细胞成分；而中间型或恶性肿瘤细胞较丰富，胶原间质组织较少。细胞异型性是判断肿瘤良恶性的重要指标，细胞异型性明显、分裂象多见以及坏死是肿瘤恶性的重要特征。

（4）辅助检查技术：对于成纤维细胞/肌成纤维细胞肿瘤的诊断，辅助检查主要是病理诊断中的免疫组化和分子生物学检测。某些免疫组化抗体对某些肿瘤的诊断有较大的特异性，如CD34和STAT6对于孤立性纤维性肿瘤的诊断，MUC4对于低级别纤维黏液样肉瘤的诊断等等。另外，分子病理检测技术对某些疑难病例的诊断也非常有帮助，如COL1A1-PDGFB融合基因常常见于隆突性皮肤纤维肉瘤。

（三）鉴别诊断

1. 瘤样病变　嗜酸性筋膜炎组织形态学上应与硬皮病、皮肌炎及增生性筋膜炎相鉴别。嗜酸性筋膜炎表皮正常，炎症反应在皮下组织下部和深筋膜；而硬皮病不论系统性或局限性均有表皮的异常，常表现为表皮萎缩，真皮层有显著的水肿和硬化，而深筋膜变化很小或正常。皮肌炎是侵犯肌肉为主的疾病，主要为肌束周围的肌纤维变性、坏死和吞噬反应，肌束内和肌束间见慢性炎细胞浸润，筋膜受累少见，无筋膜增厚及嗜酸性粒细胞增生。增生性筋膜炎是发生于皮下的反应性、自限性、结节状的肌成纤维细胞增生，与筋膜无关联；病灶内出现特异的、神经节细胞样的巨细胞，此种细胞具有丰富的嗜碱性胞质和大的空泡状核；无筋膜的增厚和嗜酸性粒细胞的增生，以与嗜酸性筋膜炎鉴别。坏死性筋膜炎由细菌入侵引起的以皮下组织和筋膜广泛迅速坏死及小动脉闭塞，而肌肉受累较轻为特征的急性坏死性软组织感染。诊断时应注意与蜂窝织炎及坏疽性脓皮病相鉴别。坏死性筋膜炎早期与蜂窝织炎不易鉴别，后者主要是疏松结缔组织的化脓性炎症，以大量中性粒细胞浸润为主，并可见脓细胞，结合临床病史可鉴别。坏疽性脓皮病多发生于四肢，常伴有系统性疾病（如炎症性肠病），早期多表现为急性坏死性脓疱或疖，继而发展为大而深的坏死性溃疡。镜下表现为出血性坏死伴脓肿形成，晚期可见淋巴、浆细胞浸润，表皮可增生。

2. 良性肿瘤　多表现为良性的梭形细胞肿瘤，细胞异型性不明显，无明显核分裂象及坏死，除良性的成纤维细胞和肌成纤维细胞肿瘤各自之间要鉴别，还要与其他组织来源的肿瘤相鉴别。如钙化性腱膜纤维瘤因其肿瘤成分不仅有纤维和肌成纤维细胞，还有软骨及钙化成分，因此诊断时除了要与婴儿型纤维瘤病、掌/跖纤维瘤病鉴别外，还要与软组织软骨瘤及不明来源的梭形细胞滑膜肉瘤进行鉴别。

3. 中间性肿瘤　此类肿瘤有局部侵袭性，切除后易复发，偶尔会出现转移，镜下肿瘤细胞具轻-中度异型性，病理性核分裂象及坏死较少见。病理诊断时除了与良性梭形细胞肿瘤鉴别，还要与恶性梭形细胞肿瘤进行鉴别。如韧带样纤维瘤病要与反应性成纤维细胞和肌成纤维细胞增生性病变、腹膜后纤维化进行鉴别，还要注意与纤维肉瘤、低级别纤维黏液样肉瘤等恶性肿瘤鉴别。

4. 恶性肿瘤　此类肿瘤恶性度较高，常发生局部复发和转移，其形态学表现也常与某些中间型肿瘤或其他组织来源的肿瘤存在相似之处，易引起误诊，进而影响患者的治疗与预后。成人型纤维肉瘤除与孤立性纤维性肿瘤、纤维肉瘤型隆突性皮肤纤维肉瘤鉴别之外，还要与恶性外周神经鞘瘤、梭形细胞滑膜肉瘤、恶性黑色素细胞瘤及梭形细胞横纹肌肉瘤等恶性肿瘤进行鉴别。黏液纤维肉瘤要与有黏液背景和黏液分化的肿瘤相鉴别，如低级别纤维黏液样肉瘤、黏液样脂肪肉瘤、黏液炎性成纤维细胞性肉瘤、黏液样隆突性皮肤纤维肉瘤及伴有黏液样变性的多形性未分化肉瘤等进行鉴别，低级别黏液纤维肉瘤还要注意与良性黏液瘤、黏液性神经纤维瘤等进行鉴别。低级别纤维黏液样肉瘤要注意与富细胞性黏液瘤、侵袭性纤维瘤病、低级别黏液纤维肉瘤、硬化性上皮样肉瘤进行鉴别，低级别纤维黏液样肉瘤常具有特征性的巨菊形团结构。硬化性上皮样纤维肉瘤由穿插于硬化的胶原性基质中呈条索状或巢状排列的上皮样瘤细胞组成，诊断时首先要与转移性癌鉴别，其次与梭形细胞肿瘤如硬化性横纹肌肉瘤、低级别纤维黏液样肉瘤和软组织透明细胞肉瘤等进行鉴别。鉴别诊断时除了结合临床病史、部位、肿瘤的大体和镜下形态，还要借助特殊染色、免疫组化及分子检测综合判断。

第二节　实验室及其他检查指标与评估

一、实验室及其他检查指标

成纤维细胞 / 肌成纤维细胞性软组织肿瘤主要依据临床表现，包括患者年龄、肿瘤部位和必要的影像学和实验室检查，再结合活检或切除组织进行病理形态学观察进行初步诊断，并辅助适当的特殊染色、超微结构观察以及分子遗传学检查等进行诊断。其中病理学检查是确诊的关键。

(一) 临床与实验室检查指标

临床病史与相应症状体征是此类肿瘤诊断的前提，大部分良性成纤维细胞 / 肌成纤维细胞性肿瘤没有特殊的临床症状，表现为缓慢长大的包块；中间型肿瘤和恶性肿瘤生长速度较快，当肿瘤累及或压迫周围的重要脏器或神经血管时，会出现相应的临床症状。临床医师需要根据患者相应的临床特点，包括肿瘤发生年龄、性别、部位、症状和体征等，进行相应肿瘤的初步诊断。成纤维细胞 / 肌成纤维细胞性肿瘤通常没有特异性的实验室检查指标，可以出现非特异性的实验室指标变化，如炎症性肌成纤维细胞瘤可以伴有贫血、血小板增高、血沉加快等改变。

(二) 病理检查指标

病理检查指标包括病理组织学观察、免疫组化染色及分子遗传学检测等，为成纤维细胞 / 肌成纤维细胞肿瘤确诊的必不可少的指标。

1. 瘤样病变

(1) 嗜酸性筋膜炎：表现为筋膜增厚，是正常筋膜厚度的 2～15 倍，切面灰白或灰红色，也可呈灰黄色，边界清楚，附着于骨骼肌。对病变部位手术取材时，应深达肌肉与筋膜。组织学表现为肌肉筋膜胶原纤维增生、变厚伴玻璃样变性，伴不同程度的淋巴、浆细胞浸润，嗜酸性粒细胞的增多和浸润被认为是本病的一个特征性表现，但不是必需条件。

(2) 坏死性筋膜炎：组织学改变见皮下浅筋膜组织广泛坏死，伴有血管栓塞和大量急慢性炎性细胞浸润，可累及肌肉。

2. 良性肿瘤

(1) 结节性筋膜炎 (nodular fasciitis, NF)：由增生的胖梭形成纤维和肌成纤维细胞组成，呈短条束状或交织状排列，常见裂隙或微囊结构，似破羽毛或破渔网状，间质内常见红细胞外渗，并可见散在的淋巴细胞、单核细胞及嗜酸性粒细胞浸润。梭形细胞大小、形态较一致，异型性不明显，可见核分裂象，但无病理性核分裂。部分病例可见到多少不等、散在分布的破骨样多核巨细胞，组织细胞聚集，并可见局灶性坏死、钙化和骨化。病变边缘常见增生的薄壁毛细血管，发生在皮下者常蔓延至周围脂肪组织或肌肉内。结节性筋膜炎的组织学改变与病程长短有关，早期病变或病程短者呈黏液样，病程长者胶原增多，呈瘢痕疙瘩样。梭形细胞弥漫阳性表达 vimentin、SMA 和 MSA，不表达 desmin、β-catenin、h-caldesmon、CD34、S-100 蛋白和 CK，散在的组织细胞和破骨样巨细胞表达 CD68。

(2) 增生性筋膜炎 (proliferative fasciitis)：增生性筋膜炎主要累及皮下浅筋膜，可在脂肪组织内穿插生长，由与结节性筋膜炎相似的成纤维细胞 / 肌成纤维细胞性梭形细胞、神经节细胞样的巨细胞组成。神经节细胞样巨细胞体积较大，多边形或不规则形，胞质嗜碱性，细胞核大，圆形或卵圆形，核仁明显，1 个或 2～3 个，是变异的成纤维细胞。梭形细胞或神经节细胞样细胞均可见核分裂象，但不见病理性核分裂。间质黏液样或富含胶原。梭形细胞 SMA 和 MSA 呈阳性,神经节细胞样细胞 SMA 灶性或弥漫阳性。

（3）增生性肌炎（proliferative myositis）：病变在肌肉组织内浸润性生长,切面呈灰白色,瘢痕样硬结。镜下病变呈特征性的"棋盘"样结构,与增生性筋膜炎相似,由大量增生的纤维 / 肌成纤维细胞、神经节细胞样细胞组成,核分裂象易见,但不见病理性核分裂象,部分病例可见灶状骨化生。

（4）骨化性肌炎（myositis ossificans）：组织学具有特征性的分带现象,并随病程不断变化。早期区带结构不明显,主要由增生的短梭形或胖短梭形成纤维细胞组成,细胞丰富,核分裂象易见。区带结构在外伤第四周最明显,从中心到周边由增生的纤维组织逐渐过渡到成熟骨小梁。中间带为增生活跃的纤维组织,可疏松、富于黏液,外周带为致密成熟的纤维组织、编织骨及成熟的板层骨,形成骨壳。邻近的肌肉组织常有萎缩伴炎症反应。梭形细胞呈 actin、SMA 阳性,部分病例表达 desmin。

（5）指趾纤维骨性假瘤（fibro-osseous pseudo tumour of digits）：发生于指（趾）的骨膜反应性纤维骨性假瘤性病变。组织学见肿瘤由杂乱增生的成纤维细胞和成熟程度不等的骨样组织构成,与骨化性肌炎相似,但病变内无特征性的区带结构。

（6）缺血性筋膜炎（ischaemic fasciitis）：病变多位于深部皮下组织内,与周围组织分界不清,呈多结节状。显示特征性的区带现象,中央区是纤维素样坏死或液化性坏死区,坏死周围为增生的毛细血管和成纤维细胞 / 肌成纤维细胞增生,血管内皮细胞增生,偶呈不典型性。一些增生的成纤维细胞有一定的异型性,核分裂象活跃,但不见病理性核分裂象。另可见类似于增生性筋膜炎或增生性肌炎中的神经节细胞样细胞。间质可见玻璃样变性或黏液样变性,部分血管病变周围可有玻璃样变或纤维素性沉着。梭形细胞可表达 SMA、CD68 和 desmin,还可表达 P16、HIF1、cyclinD1、MDM2 和 CDK4。

（7）弹力纤维瘤（elastoma）：由致密的胶原纤维和成熟的脂肪组织组成,在胶原性纤维组织内成纤维细胞之间可见较多分布不均的深嗜伊红色弹力纤维,可呈腊肠样、串珠样、大小不等的球状或圈绒状等形状,间质常伴有局部水肿或黏液样变性。梭形成纤维细胞主要表达 vimentin,并可表达 CD34、MEF-2、CD133 和 FⅩⅢa。弹力纤维可表达 elastin 和 tropoelastin。弹力纤维染色呈阳性反应（呈深紫色）。

（8）婴儿纤维性错构瘤（fibrous hamartoma of infancy）：以纤维、脂肪和不成熟的间叶组织三种成分组成特征性的器官样结构为特点。表现为真皮和皮下组织界限不清的肿块,由三种成分组成特征性的器官样生长结构：①交错排列的成纤维细胞和肌成纤维细胞条束；②原始间叶组成的小巢状结构,此类细胞呈圆形、卵圆形,间质黏液样变性,可含有少量炎症细胞浸润；③多少不一的成熟脂肪组织,核分裂象罕见或缺如。部分病例伴有间质胶原玻璃样变性,个别病例有"肉瘤"样形态。梭形细胞表达 SMA,部分病例表达 CD34,不表达 desmin；原始间叶成分主要表达 vimentin；脂肪组织表达 S-100 蛋白。

（9）颈纤维瘤病（fibromatosis colli）：又称先天性肌性斜颈,病变位于肌肉间,切面灰白色,质硬,有光泽,界限不清。组织学形态依赖于病变所处的时段。早期通常为形态一致的肌成纤维细胞分布于黏液和胶原基质中,肌成纤维细胞形态温和、无异型性及核分裂象,可混杂变性、萎缩的多核横纹肌细胞。后期肌成纤维细胞少而胶原丰富,类似于纤维瘤病或瘢痕的组织学表现,梭形细胞可包绕周围的横纹肌组织。肌成纤维细胞表达 vimentin 和 SMA。

（10）幼年性玻璃样变纤维瘤病（juvenile hyaline fibromatosis）：以皮肤、躯体软组织和骨骼肌的细胞外"玻璃样物质"沉积并形成瘤样肿块为特征。玻璃样物质由成纤维细胞产生。肿瘤位于真皮或皮下,由增生的圆形至胖梭形成纤维细胞和大量嗜伊红色的玻璃样物质组成。成纤维细胞呈条束状排列,无明显异型性,细胞外玻璃样物质呈 PAS 染色阳性,并耐淀粉酶。在年轻患者或"新发"病变中,成纤维细胞成分较丰富,在年长患者或"陈旧"病变中,成纤维细胞较少而玻璃样物质明显。梭形细胞表达 vimentin,不表达 MSA 和 S-100 蛋白。

（11）包涵体性纤维瘤病（inclusion body fibromatosis）：一种发生于婴幼儿指/趾的成纤维细胞和肌成纤维细胞增生性病。镜下见肿瘤位于真皮内，由条束状、交织状或片状增生的成纤维细胞和肌成纤维细胞组成，细胞形态一致，无明显异型性，细胞胞质内可见嗜伊红色包涵体为本病的特征性改变，多位于核旁，Masson 三色染色呈深红色。梭形细胞表达 SMA、desmin 和 calponin，部分病例 myosin、h-caldesmon 表达，β-catenin 核阳性。

（12）腱鞘纤维瘤（fibroma of tendon sheath）：常与肌腱和腱鞘相连，肿瘤由束状增生的成纤维细胞和肌成纤维细胞组成，间质可呈胶原样或纤维黏液样不等，黏液样区域内瘤细胞可呈星状。肿瘤中心部位的瘤细胞密度多较低，周边密度较高，密集区可类似结节性筋膜炎。肿瘤周边常可见特征性的裂隙样血管腔隙。少数病例可伴有软骨或骨化生。肿瘤细胞偶可显示多形性奇异细胞，也称多形性腱鞘纤维瘤。瘤细胞可灶性表达 SMA，不表达 desmin 和 S-100 蛋白。

（13）促纤维组织增生性成纤维细胞瘤（desmoplastic fibroblastoma）：肿瘤细胞稀疏，主要由排列杂乱、无规则的梭形至星状的成纤维和肌成纤维细胞散在分布于大量的胶原纤维性或纤维黏液样背景中，细胞形态温和，核分裂象罕见。瘤细胞主要表达 vimentin，可灶性表达 SMA、CK。新近报道显示，瘤细胞核表达 FOSL1。

（14）乳腺型肌成纤维细胞瘤（mammary-type myofibroblastoma）：以梭形肌成纤维细胞增生形成的良性肿瘤，与梭形细胞脂肪瘤和富于细胞性血管纤维瘤构成一谱系。肿瘤边界清楚，可呈分叶状或结节状，组织学上与乳腺的肌成纤维细胞瘤相似，由增生的胖梭形肌成纤维细胞组成，以间质内数量不等的脂肪组织和较多量肥大细胞浸润为特征。梭形细胞排列成条束状，细胞之间为粗大的胶原纤维束，胞质嗜酸或双染性，可有核沟肌小核仁，核分裂象 0~6 个/10HPF。部分病例瘤细胞可呈上皮样，也称上皮样肌成纤维细胞瘤。梭形细胞表达 desmin 和 CD34，少部分病例不表达 CD34，约 1/3 的病例表达 SMA。多数病例失表达 Rb。

（15）钙化性腱膜纤维瘤（calcifying aponeurotic fibroma）：一种罕见的侵袭性成纤维细胞性肿瘤，易局部复发。肿瘤一般很小，界限不清，常浸润到周围软组织，常与肌腱和腱膜相连。肿瘤由两种成分组成，一种为多结节性钙化灶，周围见栅栏状排列的圆形、软骨母细胞样细胞平行排列（图 2-2）；另一种是在钙化结节间分布着疏密不等的梭形成纤维细胞成分，呈平行束状或旋涡状排列，并与周围软组织混杂。软骨及钙化灶周围可见破骨细胞样巨细胞。钙化区域瘤细胞可退行性变，但不出现核分裂象和坏死。婴幼儿患者的成纤维细胞较丰富，钙化灶较少而小；年长者或病程较长的患者，钙化灶明显且胶原纤维丰富。瘤细胞呈 vimentin 阳性表达，大多数 FN1 高表达，不同程度表达 EMA、SMA、MSA，软骨灶表达 S-100 蛋白，不表达 desmin、CD34 和 β-catenin。

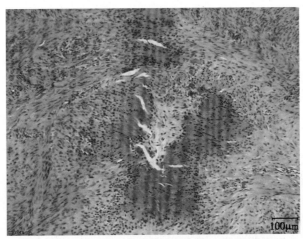

图 2-2　钙化性腱膜纤维瘤，肿瘤具有双相特征
纤维瘤病样成分和上皮样细胞栅栏状排列在钙化结节周围，HE×100。

（16）血管肌成纤维细胞瘤（angiomyofibroblastoma）：为女性外阴富于血管的良性肌成纤维细胞性肿瘤，肿瘤界清，细胞成分少，而血管丰富。血管多为扩张的小至中等大薄壁血管。瘤细胞排列呈束状，并围绕血管生长，细胞胖梭形或卵圆形，细胞质嗜酸性，无明显异型性，偶可有双核或多核细胞，核分裂象少见或不见，极少数病例中可见较多的核分裂象。在一些病例中瘤细胞呈浆细胞样或上皮样，并可显示细胞核的非典型性。约 10% 的病例中包含分化成熟的脂肪成分。绝经后妇女间质水肿不明显，而纤维化、玻璃样变性较明显。罕见病例形态与深部侵袭性血管黏液瘤有重叠。瘤细胞表达 desmin 和 vimentin、ER 和 PR，部分表达 SMA，偶尔 CD34 阳性，不表达 S-100 蛋白和 CK。

（17）细胞性血管纤维瘤（cellular angiofibroma）：发生外阴的浅表软组织肿瘤，与梭形细胞脂肪瘤和乳腺型肌成纤维细胞瘤之间有着密切的关系。肿瘤呈圆形、卵圆形或分叶状，界限清楚。肿瘤由形态一致的短梭形细胞组成，梭形细胞呈条束状、旋涡状或不规则状排列，细胞无明显异型性，胞质淡嗜伊红色，核卵圆形至梭形，核仁不明显，核分裂象偶见，但无病理性核分裂象和坏死，梭形细胞之间为纤细的胶原纤维。肿瘤富含均匀分布的小至中等大血管，在部分病例中，血管壁可伴有玻璃样变性。约 50% 的病例内含有脂肪组织。间质内可见肥大细胞以及多少不等的炎症细胞浸润。少数病例具有非典型性或出现肉瘤样转化。梭形细胞表达 vimentin、CD34，部分病例 SMA 和 desmin 呈阳性表达，ER 和 PR 可表达于女性患者，在肉瘤转化区可出现 P16 的散在表达，不表达 S-100 蛋白和 CK。

（18）项型纤维瘤（nuchal-type fibroma）：由大量胶原纤维增生形成的良性病变。肿瘤位于真皮和皮下，由排列杂乱的粗大胶原纤维组成，或略呈模糊的小叶状，胶原纤维间夹杂少量的梭形成纤维细胞，并可见纤细的弹力纤维网。胶原纤维可包绕成熟脂肪组织、小神经束支和皮肤附属器。梭形成纤维细胞可表达 vimentin、CD34 和 CD99，但不表达 SMA、desmin。

（19）Gardner 纤维瘤（Gardner fibroma）：由杂乱排列的粗大的胶原纤维、少量散在的成纤维细胞和小血管组成，胶原纤维束之间可见裂隙，病变周边可见包绕的脂肪、肌肉、小血管及小神经束。瘤细胞表达 vimentin、CD34，并可灶性 β-catenin 核阳性，不表达 SMA 和 desmin。

（20）钙化性纤维性肿瘤（calcifying fibrous tumor）：良性的成纤维细胞性肿瘤，以玻璃样变的纤维组织和散在分布的沙砾体或营养不良性钙化为特征。具有以玻璃样变的纤维组织、散在分布的营养不良性沙砾体样钙化和多少不等的淋巴、浆细胞浸润为特点。成纤维或肌成纤维细胞形态温和，无明显异型性，无核分裂象。淋巴细胞偶可形成生发中心。成纤维或肌成纤维细胞可表达 CD34，偶可表达 SMA 和 desmin。

3. 中间性肿瘤

（1）掌 / 跖纤维瘤病（palm/plantar fibromatosis）：手掌和足底的成纤维细胞增生性疾病，该病切除不净可局部复发，但不出现转移。组织学改变可分为三个不同时期：增殖期、退化期和残留期。肿瘤位于腱膜内，低倍镜下略呈多结节性，细胞密度明显高于邻近的腱膜组织。由条束状排列的成纤维细胞和肌成纤维细胞组成，细胞之间可有多少不等的胶原纤维，瘤细胞核常呈波浪状。增殖期细胞较丰富，晚期病变则胶原纤维较丰富。偶见多核巨细胞，或伴有骨或软骨化生。肿瘤细胞 vimentin 弥漫阳性，并可不同程度表达 SMA 和 MSA，肿瘤细胞核可灶性表达 β-catenin。

（2）韧带样纤维瘤病（desmoid fibromatosis）：肿物边界相对较清，侵袭性生长，浸润至邻近的横纹肌和脂肪组织，可见萎缩的多核肌巨细胞（图 2-3）。瘤细胞由形态一致的梭形成纤维细胞和肌成纤维细胞组成，呈长条束状排列，部分区域呈波浪状，梭形细胞之间可有多少不等的胶原纤维，细胞异型性不明显，无病理性核分裂象。部分病例黏液样变明显，瘤细胞呈星形。肠系膜纤维瘤病多累及肠壁，镜下形态与腹壁和腹壁外纤维瘤病基本相同，瘤细胞由梭形或星状细胞构成，除呈条束状排列外，还常呈交织状排列，间质疏松水肿或黏液样，部分区域可见灶状瘢痕样胶原纤维。肿瘤内含有小至中等大血管，周边可见淋巴细胞聚集。梭形细胞表达 vimentin、SMA、MSA、calponin，β-catenin 呈核阳性，可灶性表达 desmin。

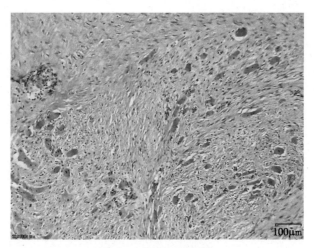

图 2-3 腹壁纤维瘤病
梭形肿瘤细胞浸润横纹肌组织，HE×40。

（3）脂肪纤维瘤病（lipofibromatosis）：一种婴幼儿的纤维脂肪性肿瘤，具有局部侵袭性，切除不净易复发。肿瘤由梭形成纤维细胞和成熟脂肪交错构成。脂肪细胞分化成熟，缺乏异型性。梭形成纤维细胞分隔脂肪组织，脂肪结构未受破坏，纤维结缔组织内可见胶原纤维，细胞无异型性，核分裂象少见，部分病例在肌成纤维细胞与脂肪组织交界处可见灶性的小空泡状细胞聚集。少数病例可见散在分布的黑色素细胞，称为色素性脂肪纤维瘤病。梭形细胞可表达 vimentin、SMA 和 CD34，可局灶表达 bcl-2、MSA、S-100 蛋白和 EMA，一般不表达 CK、desmin 和 β-catenin。

（4）巨细胞成纤维细胞瘤（giant cell fibroblastoma）：肿瘤位于真皮或皮下，常围绕皮肤附属器，可向皮下脂肪组织内生长。梭形细胞分布疏密不等，成纤维细胞样细胞轻 - 中度异型，间质胶原化或黏液样变性，可见部分车幅状结构，似隆突性皮肤纤维肉瘤，肿瘤内见特征性的假血窦样腔隙，内衬单核及多核的深染巨细胞，部分呈分叶或花环状，核分裂象罕见。瘤细胞表达 vimentin、CD34 和 CD68，不表达 CD31、S-100 和 ERG。

（5）隆突性皮肤纤维肉瘤（dermatofibrosarcoma protuberans，DFSP）：一种皮肤和皮下组织局部侵袭性成纤维细胞性肿瘤，以短梭形细胞呈车辐状排列为特点，切除不净易复发。经典型：肿瘤位于真皮和皮下，常向皮下脂肪组织浸润性生长。瘤细胞由形态一致的梭形细胞组成，并形成特征性的车辐状结构，细胞轻度异型性，核分裂象多 <5 个 /10HPF。车辐状结构中央可含有小血管，部分病例中血管内皮细胞增生、血管壁肌内膜增生，血管腔不明显时可形成嗜伊红色结节。另外还有一些组织学亚型：色素性、纤维肉瘤型、黏液样型、硬化性、萎缩性或斑块型，少数病例含有巨细胞成纤维细胞瘤样区域。梭形细胞呈 CD34 弥漫阳性，载脂蛋白 D（apolipoprotein D）大部分阳性，一般不表达 S-100 蛋白、SMA 和 desmin，伴有肌样分化者可表达 SMA。分子遗传学上具有 COL1A1-PDGFB 融合基因。

（6）孤立性纤维性肿瘤（solitary fibrous tumor，SFT）：成纤维细胞性肿瘤，肿瘤内细胞稀疏区和密集区交替分布，瘤细胞呈梭形和卵圆形，排列杂乱而无特异性，或呈束状、交织状、席纹状和人字形等排列，常见血管外皮瘤样改变，管腔呈分枝状或鹿角状，血管壁常见玻璃样变性，瘤细胞间有粗细不等的胶原纤维形成的胶原化区为本病的特点（图 2-4），可有黏液样变性。瘤细胞界限不清，核染色质均匀，异型性不明显，核分裂象无或少见，无肿瘤性坏死，部分病例瘤细胞可呈上皮样。瘤细胞间常见散在淋巴细胞、肥大细胞浸润。少数病例见骨、软骨化生及钙化灶。10%～30% 的病例为恶性孤立性纤维性肿瘤，恶性 SFT 表现为瘤细胞密集增加，细胞核显示中 - 重度异型性，多形性明显，核分裂象≥4 个 /10HPF，可见病理性核分裂象及肿瘤性坏死，肿瘤边缘呈浸润性生长，与经典的孤立性纤维性肿瘤可有过渡。瘤细胞 CD34、STAT6、bcl-2 和 CD99 呈阳性，也可表达 GRIA2，Rb 表达无缺失。

部分病例 SMA 阳性，上皮样形态区域可表达 EMA 和 CK，少数病例表达 β-catenin。CD34 在恶性孤立性纤维性肿瘤中表达减弱或缺失。

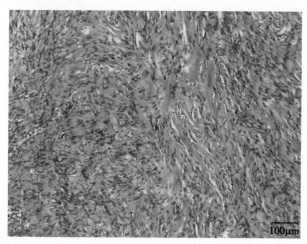

图 2-4   孤立性纤维性肿瘤，胶原纤维与肿瘤细胞交替分布
HE×100。

（7）炎性肌成纤维细胞肿瘤（inflammatory myofibroblastic tumor，IMT）：肿瘤由梭形或胖梭形成纤维细胞、肌成纤维细胞及炎症细胞组成。瘤细胞排列紧密成束状或疏松，细胞异型性不明显，细胞核淡染、空泡状，常见小核仁，核分裂象少见。部分病例还可见到组织细胞样或神经节细胞样细胞。间质常水肿、黏液样变性及玻璃样变性，少数伴有钙化和骨化。炎症细胞主要是淋巴细胞和浆细胞，部分可有嗜酸性粒细胞。炎症性肌成纤维细胞性肿瘤可出现恶性转化，肿瘤具有炎性肌成纤维细胞肿瘤的一般特征，但是瘤细胞呈上皮样和多边形，异型性显著，核仁明显，可见核分裂象，并可见病理性核分裂象。间质常可见中性粒细胞浸润。肿瘤呈浸润性生长，可侵犯血管及周围组织。瘤细胞不同程度表达 SMA、MSA 和 desmin，1/3 病例表达 AE1/AE3，50% 表达 ALK。半数病例可有 *ALK*（2p23）基因重排。

（8）黏液炎性成纤维细胞肉瘤（myxoinflammatory fibroblastic sarcoma，MIFS）：局部侵袭性成纤维细胞性肿瘤，肿瘤含有纤维性、炎症性和黏液样区域，其内可见散在分布的梭形、上皮样或多边形大细胞，含有包涵体样大核仁，形态上类似病毒细胞样细胞、神经节细胞样细胞或 R-S 样细胞，部分细胞核可有退变，核深染而畸形。核分裂象较少见（≤2/50HPF）。炎症细胞包括淋巴细胞、浆细胞、嗜酸性粒细胞和中性粒细胞，淋巴、浆细胞浸润可致密成片或形成滤泡。黏液样区域内可有黏液湖形成，可见漂浮的假脂母细胞，黏液样区域内常伴有明显的中性粒细胞浸润。此外，部分区域可见巨噬细胞聚集及含铁血黄素沉积。少数病例可含有类似含铁血黄素沉着性纤维脂肪瘤性肿瘤和软组织多形性玻璃样变性的血管扩张性肿瘤区域，也可称为混杂性或杂合性肿瘤，此三类肿瘤在形态学上有一定的重叠，细胞遗传学上也有一定的相似性。vimentin 弥漫阳性，不同程度的表达 CD34 和 CD68，不表达 SMA、desmin、LCA、CD15、CD30 和 CD45。

（9）婴儿型纤维肉瘤（infantile fibrosarcoma）：新生儿和婴儿的成纤维细胞性肉瘤，肿瘤常呈浸润性生长，可浸润周围的脂肪、横纹肌和神经组织。瘤细胞由梭形细胞至分化较为原始的卵圆形细胞组成，局部可显示血管外皮瘤样结构。梭形细胞形态相对较为一致，无明显的多形性，可见核分裂象。幼稚的卵圆形至圆形细胞，有轻度异型性，核肥胖，有小核仁，可见核分裂象。瘤组织内由较多量淋巴细胞浸润是本病的特点，以与成人型纤维肉瘤鉴别。其他形态包括间质胶原化、黏液样变性、局灶性坏死、钙化、髓外造血和血管外皮瘤样区域等。瘤细胞主要表达 vimentin，不同程度表达 CD34、SMA 和 MSA，少数病例 CK、desmin、S-100 蛋白等阳性表达。细胞遗传学上具有特征性的染色体易位 t（12；15）（p13；q25），并伴有 *ETV-NTRK3* 融合基因。

4. 恶性肿瘤

（1）成人型纤维肉瘤（adult fibrosarcoma）：肿瘤由形态相对一致的梭形成纤维细胞组成，细胞异型性明显，胞质较少，核深染，病理性核分裂象常见。瘤细胞呈长条束状排列，常呈鱼骨样、人字形排列，偶呈交织状或席纹状排列，瘤细胞间可见多少不等的胶原纤维，可为纤细的胶原纤维丝，也可为粗大胶原纤维，类似瘢痕疙瘩，部分病例可伴有明显的玻璃样变性、黏液样变性，并可见软骨化生。瘤细胞主要表达 vimentin，可灶性表达 SMA、MSA，不表达 EMA、CK、CD34、STAT6、desmin、MyoD1、S-100 蛋白和 SOX10 等。

（2）黏液纤维肉瘤（myxofibrosarcoma）：是间质伴有程度不等黏液样变性的成纤维细胞性恶性肿瘤，根据肿瘤组织内瘤细胞的丰富程度、瘤细胞异型性和核分裂象、黏液性区域的比例，分为低度恶性、中度恶性和高度恶性。低度恶性：肿瘤呈多结节状生长，结节之间为纤维组织间隔，结节内含大量透明质酸的黏液样基质。瘤细胞稀少，呈梭形、圆形或星状，有轻度异型，核分裂象少见，常见假脂肪母细胞，胞质内含黏液，AB 染色阳性。部分病例见多核性瘤细胞或畸形瘤细胞。间质见细长曲线状或弧线状血管及丛状或分支状血管网（图 2-5）。中度恶性：瘤细胞密度比低度恶性者增高，有明显的多形性和异型性，并可见病理性核分裂象，间质黏液样，无实质性区域及坏死。高度恶性：肿瘤大部分区域呈实质性，由梭形细胞和多形性细胞组成，瘤细胞密度明显增大，排列致密，细胞异型性明显，核分裂象易见，可见出血、坏死，组织学上与经典的纤维肉瘤或多形性未分化肉瘤类似，但肿瘤内可见低度或中度恶性的黏液纤维肉瘤区域，间质可见弧线状血管。上皮样黏液纤维肉瘤：除经典的黏液纤维肉瘤区域外，肿瘤内可见上皮样瘤细胞和圆形瘤细胞呈小团状分布于黏液基质中，胞质嗜伊红色，核呈圆形，染色质空泡状，核仁明显，可见病理性核分裂象。一些复发病例可完全由上皮样瘤细胞组成，黏液样区域可以不明显，需结合病史以明确诊断。瘤细胞表达 vimentin、SMA、MSA 和 CD34 灶性表达，65% 的病例表达 claudin 6（CLDN 6），而良性黏液性肿瘤不表达以利于鉴别。

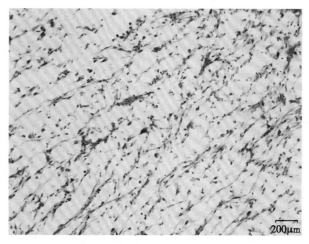

图 2-5 黏液纤维肉瘤，肿瘤由梭形及星状细胞组成，背景黏液样变性，间质见丰富的薄壁血管
HE×100。

（3）低级别纤维黏液样肉瘤（low-grade fibromyxoid sarcoma，LGFMS）：肿瘤由交替性或相间性分布的梭形细胞区和黏液样区域组成，两种区域的比例因病例而异，少数病例可完全呈纤维性或黏液样。瘤细胞呈短梭形或卵圆形，核深染，异型性不明显或显示轻度的异型性，核分裂象罕见。约40% 的病例中可见巨菊形团结构，中央为玻璃样变、嗜酸性的胶原纤维，周围见呈同心圆样排列的圆形或卵圆形细胞。纤维性区域内可见纤细的胶原纤维，黏液样区域内常可见不规则的血管结构。间质偶可伴有钙化、囊性变、骨和软骨化生及慢性炎症细胞浸润。瘤细胞 vimentin 弥漫阳性，可表达MUC4，部分病例可表达 DOG1、SMA、MSA，一般不表达 CD34。细胞遗传学显示特征性的染色体易

位 t（7;16）（q34;p11）或 t（11;16）（p11;p11），形成 *FUS-CREB3L2* 或 *FUS-CREB3L1* 融合性基因。

（4）硬化性上皮样纤维肉瘤（sclerosing epithelioid fibrosarcoma, SEF）：肿瘤以间质内含有大量致密的玻璃样变胶原纤维为特征，一些病例瘤细胞稀少而富于硬化性间质。其内可见条索状、列兵样、巢状、簇状或假腔隙样排列的上皮样瘤细胞，胞质淡嗜伊红色，核呈卵圆形或不规则形，有棱角，瘤细胞异型性不明显，核分裂象罕见，偶尔核分裂活跃。少数病例间质可见钙化、骨化或坏死。部分病例可见纤维肉瘤样区域，或含有低级别纤维黏液样肉瘤样区域（混杂性 SEF/LGFMS）。瘤细胞表达 vimentin、MUC4，部分病例可灶性或弱表达 EMA，不表达 CK、CD34、LCA、CD68、S-100 蛋白、SMA 和 desmin 等。细胞遗传学上可显示 *EWSR1-CREB3L1* 融合性基因，部分病例为混杂性 SEF/LGFMS，与 LGFMS 构成纤维硬化性瘤谱。

（三）影像学检查指标

1. 超声、X 线　主要针对发生于体表的成纤维细胞 / 肌成纤维细胞病变检查，有助于对其准确定位诊断。

2. CT、MRI　可用于发生于肢体、躯干深部软组织以及胸腹腔成纤维细胞和肌成纤维细胞肿瘤诊断，除定位诊断外，也可作为肿瘤生长发生与侵袭程度的辅助诊断，对临床治疗方案选择具有重要参考价值。

二、检查指标的评估

对于成纤维细胞 / 肌成纤维细胞肿瘤诊断主要依赖病理检查，影像学检查包括 CT/MRI 对于明确病变范围、边界以及临床分期较为重要，实验室检查除常规术前相关检验外，明确尚无肿瘤诊断特异性指标。病理检查包括常规组织学检查，辅助免疫组化染色和分子病理（FISH 检测和 RT-PCR）检测。以下简要评估相关检测指标。

（一）病理检查指标

1. 形态学指标　成纤维细胞和肌成纤维细胞病变均有其相对特征的组织形态学改变，病理医师可根据其形态学特点，包括肿瘤的组成成分、细胞的排列方式、细胞形态学特点及肿瘤间质的特点等进行诊断与鉴别诊断。

2. 组织化学染色　软组织肿瘤的组织和细胞中常含有各种化学物质，如网状纤维、弹力纤维、糖原、胶原等，通过组织化学染色方法可显示这些物质，从而有助于病理诊断。网状纤维染色在软组织肉瘤与上皮性肿瘤染色模式不同，可用于硬化性上皮样纤维肉瘤等上皮样软组织肿瘤与上皮源性肿瘤如癌的鉴别。弹力纤维染色可以显示弹力纤维的分布和变化，阳性反应呈深蓝色或黑蓝色，弹力纤维瘤时用弹力纤维染色可清楚地显示瘤体内的弹力纤维球。Masson 三色染色显示肌纤维是红色，纤维组织呈蓝色，因此可以用来区分肌组织和纤维组织。包涵体性纤维瘤病瘤细胞胞质内可见嗜伊红色包涵体为本病的特征性改变，多位于核旁，Masson 三色染色呈深红色。过碘酸希夫（PAS）染色可显示中性黏多糖和糖原，阳性反应呈紫红色，幼年性玻璃样变纤维瘤病时细胞外玻璃样物质呈 PAS 染色阳性，有助于其诊断和鉴别诊断。

3. 免疫组织化学染色　成纤维细胞和肌成纤维细胞肿瘤及瘤样病变是来源于成纤维细胞和 / 或肌成纤维细胞的病变，免疫组化有相对特异性的指标，多数病变呈 vimentin 及肌源性标记如 SMA 阳性。梭形细胞病变包括肿瘤类型较多、形态结构复杂多变，且不同组织来源的梭形细胞肿瘤之间组织形态学上有相互重叠，其诊断与鉴别诊断时不仅涉及成纤维细胞和肌成纤维细胞病变内部的鉴别，还要与不同组织起源的梭形细胞病变相鉴别，因此涉及众多免疫组化辅助指标。包括上皮性标记物 CK、EMA 等，肌源性标记物 actin、SMA、MSA、desmin、h-caldesmon、calponin 等。神经源性标记物 S-100 蛋白、NF 等。血管内皮标记物 CD31、CD34、ERG、FLI-1、D2-40 等。黑色素细胞和血管周上皮样细胞标记物 HMB-45、Melan-A、PNL2、Cathepsin K、TFE3 等。组织细胞标志物 CD68、Lysozyme、CD1a 和 CD21、CD23、CD35 等。激素受体标记物 ER、PR。其他有诊断意义的标记物如 vimentin、

MUC4、CD99、Bcl-2、ALK、GRIA2、claudin 6、β-catenin、载脂蛋白 D、STAT6、SOX10、DOG1、CD117 及 FN1 等。

4. 超微结构　本组病变电镜显示成纤维细胞和 / 或肌成纤维细胞的特点。成纤维细胞胞质内可见丰富的粗面内质网、游离核糖体和发达的高尔基复合体。肌成纤维细胞的胞质内出现应力纤维、纤纵隔合膜，细胞间有中间连接和缝隙连接。包涵体性纤维瘤病电镜显示瘤细胞由成纤维细胞和肌成纤维细胞构成，核旁包涵体为无界膜包绕的、由细丝和颗粒物质组成的斑块。钙化性腱膜纤维瘤电镜显示瘤组织由成纤维细胞、肌成纤维细胞和软骨细胞构成。隆突性皮肤纤维肉瘤电镜显示成纤维细胞、肌成纤维细胞、神经周细胞、树突样细胞和原始间叶细胞的特点。

5. 分子遗传学　本组良性、中间性和恶性成纤维细胞和肌成纤维细胞肿瘤主要表现为染色体的数目和结构的异常，进而引起相应的基因突变或融合，染色体的易位以及产生融合性基因等改变（表 2-2）。目前主要采用荧光原位杂交（FISH）和 RT-PCR 方法检测相应基因的突变、缺失以及融合基因等进行诊断与鉴别诊断。

表 2-2　成纤维细胞 / 肌成纤维细胞肿瘤常见遗传学异常

肿瘤类型	细胞遗传学异常	分子遗传学异常
结节性筋膜炎	17p13 基因重排	*MYH9-USP6* 融合
增生性肌炎	t(6;14)(q23;q32)（个例）	
弹力纤维瘤	Xq12-22 获得，1p、13q、19p 和 22q 丢失，1p 和 7q 重排	
幼年性玻璃样变纤维瘤病		*ANTXR2* 突变
腱鞘纤维瘤	t(2;11)（个例）	
促纤维组织增生性成纤维细胞瘤	t(2;11)(q31;q12)，11q12 重排	
乳腺型肌成纤维细胞瘤	13q14 缺失	*RB1* 和 *FOXO1* 基因缺失
钙化性腱膜纤维瘤		*FN1-EGF* 融合
细胞性血管纤维瘤	13q14 缺失	
掌 / 跖纤维瘤病	t(2;7)(p13;p13)（个例）	
韧带样纤维瘤病		*CTNNB1* 和 *APC* 突变
脂肪纤维瘤病	t(4;9;6)(q21;q22;q24)（个例）	
巨细胞成纤维细胞瘤	t(17;22)(q21.3;q13)	*COL1A1-PDGFB* 融合
隆突性皮肤纤维肉瘤	t(17;22)(q22;q13.1) t(5;8)	*COL1A1-PDGFB* 融合
孤立性纤维性肿瘤		*NAB2-STAT6* 融合
炎性肌成纤维细胞肿瘤		*ALK*、*ROS1*、*PDGFRβ* 突变 *ETV6-NTRK3* 融合
黏液炎性成纤维细胞肉瘤	t(1;10)(p22;q24)	*TGFBR3*（1p22）、*MGEA5*（10q24）重排
婴儿型纤维肉瘤	t(12;15)(p13;q25)	*ETV-NTRK3* 融合
低级别纤维黏液样肉瘤	t(7;16)(q34;p11) t(11;16)(p11;p11)	*FUS-CREB3L2*、*FUS-CREB3L1* 融合
硬化性上皮样纤维肉瘤		*EWSR1-CREB3L1*、*FUS-CREB3L2* 融合

（二）影像学检查

本组软组织疾病的影像学检查方法主要包括超声、X 线、CT、MRI、放射性核素显像等。成纤维细胞 / 肌成纤维细胞肿瘤影像学上表现为软组织占位，良性肿瘤境界清楚，而中间型、恶性肿瘤境界不清。放射性核素显像检查恶性肿瘤常常表现较高的 SUV 值。

（三）实验室检查

成纤维细胞 / 肌成纤维细胞性肿瘤通常没有特异性的实验室检查指标，但可以出现非特异性的实验室指标变化，如炎症性肌成纤维细胞瘤可以伴有贫血、血小板增高、血沉加快等改变。

第三节　实验室及其他检查指标的临床应用

一、检查指标的筛选原则

由于本组软组织肿瘤在人群中总体发病率较低，种类也颇多，基层医院诊断治疗也常受限，对其诊断所选指标应需结合实际情况，尽可能满足治疗需求。

1. 活检组织的病理组织学检查是诊断的前提。

2. 病理组织学初步诊断基础上辅以适当的免疫组化指标。根据初步诊断类型选择相应免疫组化检测指标（表 2-3）。

表 2-3　成纤维细胞和肌成纤维细胞肿瘤免疫组化标志物

肿瘤类型	推荐选择标记物
结节性筋膜炎	vimentin、SMA、MSA、desmin（−）、β-catenin（−）、h-caldesmon（−）、CD34（−）、S-100（−）、CK（−）
乳腺型肌成纤维细胞瘤	CD34、desmin、SMA
血管肌成纤维细胞瘤	vimentin、desmin、SMA、ER、PR
掌 / 跖纤维瘤病	vimentin、SMA、MSA、β-catenin（灶性核 +）
韧带样纤维瘤病	vimentin、SMA、MSA、calponin、β-catenin（核 +）、desmin
孤立性纤维性肿瘤	CD34、STAT6、bcl-2、CD99、GRIA2、SMA、EMA、CK、β-catenin
炎性肌成纤维细胞瘤	SMA、MSA、desmin、AE1/AE3（30%+）、ALK（50%+）
隆突性皮肤纤维肉瘤	CD34、载脂蛋白 D、SMA、S-100（−）、desmin（−）
黏液纤维肉瘤	vimentin、SMA、MSA、CD34、claudin 6
低级别纤维黏液样肉瘤	vimentin、MUC4、DOG1、SMA、MSA、CD34（−）
硬化性上皮样纤维肉瘤	vimentin、MUC4、EMA、CK（−）、CD34（−）、SMA（−）、desmin（−）

3. 依据疾病特点进行实验室相关检查，对小活检样本最好进行 CT、MRI 和 PET-CT 等检测，以便掌握肿瘤整体情况并辅助病理诊断。

二、检查指标的实际应用

本组软组织肿瘤诊断离不开病理检查，病理诊断为其"金标准"诊断。虽然影像学检查，超声、CT、MRI 和 PET/CT 对此类软组织肿瘤诊断与随访观察具有比较重要的价值，但就其病变性质，尤其良恶性判断仍存在局限，也不能明确肿瘤的具体类型，血清学相关指标检测对软组织疾病特别是软组织肿瘤的诊断价值有限。与此相比，对于此类软组织肿瘤所开展的组织形态学、免疫组化和分子病理检测准确性相对最高，可更好地指导临床治疗。随着肿瘤分子生物学研究不断深入，新一代 NGS 可通过血液样本对此类肿瘤进行多基因检测，将为实验室诊断和临床治疗提供新的检测手段。

案例 2-1

【病史摘要】　男性，2 岁，腮腺区占位 3 个月，临床考虑腮腺肿瘤。行手术治疗，大体检查肿瘤呈灰白色，大小 3cm×3cm×2.4cm，累及腮腺组织。

【实验室检查】　抗体选择：CK，S-100，MyoD1，myogenin，desmin，CD3，CD20，P63。免疫组化染色结果：MyoD1 和 myogenin 阳性，其余抗体均阴性。

【病理检查】　显微镜下肿瘤细胞散在排列，无明确腺腔形成，无巢状结构，细胞染色质较深，细胞质少，部分细胞细胞质红染。

【病理诊断】　硬化性横纹肌肉瘤。

【案例分析】　本例肿瘤发生于腮腺区，临床检查及影像学检查提示恶性肿瘤，但具体类型难以明确，血液相关检查也未见明显异常。因此临床医师采取手术方式摘除肿瘤并送病理科检查明确。本例患者年龄较小，发生于这个年龄涎腺的癌很少，较多见的肿瘤包括横纹肌肉瘤、淋巴瘤等，通过免疫组化染色，肌源性标记物 MyoD1 和 myogenin 阳性，最终证实为横纹肌肉瘤。

小　　结

　　成纤维细胞和肌成纤维细胞肿瘤及瘤样病变的诊断主要依赖于病理学检查，需密切结合临床表现和影像学改变，部分疾病和肿瘤也需要参考相关的实验室检查。成纤维细胞和肌成纤维细胞肿瘤有其相对特征性的形态学改变，病理医师可借助其形态学特点进行诊断与鉴别诊断，组织形态学观察仍是目前此类肿瘤诊断的基础，充分了解和认识本组各种肿瘤的形态学特点是获得正确诊断的前提。由于此类肿瘤形态学也存在交叉重叠，充分利用免疫组化和分子病理等辅助技术手段，有助于提高此类肿瘤的诊断准确率。

（石怀银　陈　勇　施　琼　高振华）

第三章

纤维组织细胞性疾病

纤维组织细胞性疾病主要是指具有组织细胞及成纤维细胞分化方向的一类肿瘤性疾病,长期以来对此类肿瘤命名问题备受争议,主要是由于其恶性表现形式(如恶性纤维组织细胞瘤)缺乏组织细胞的形态特征,而许多良性纤维组织细胞病变确实来源于组织细胞,因此 WHO 分类仍保留此类肿瘤,并限定为仅代表一类类似正常组织细胞和成纤维细胞的肿瘤细胞组成的病变。

第一节 概　述

纤维组织细胞性肿瘤包括良性、中间性和恶性(表3-1)。良性肿瘤生物学行为温合,很少复发,极罕见发生"良性"转移(可能与手术等原因将肿瘤细胞挤入病灶周围的脉管等有关)。中间性肿瘤具有局部复发和偶有局部淋巴结或肺转移。恶性肿瘤主要为恶性腱鞘巨细胞瘤,常伴有肉瘤性区域,呈现恶性软组织肿瘤生物学特征。

表 3-1　纤维组织细胞性肿瘤主要类型

良性肿瘤	中间性肿瘤	恶性肿瘤
良性纤维组织细胞瘤	丛状纤维组织细胞瘤	恶性腱鞘巨细胞瘤
富于细胞性纤维组织细胞瘤	软组织巨细胞瘤	
深部纤维组织细胞瘤	弥漫型腱鞘滑膜巨细胞瘤	
非典型性纤维组织细胞瘤		
转移性"良性"纤维组织细胞瘤		
局限型腱鞘滑膜巨细胞瘤		

一、临床症状和体征

纤维组织细胞性肿瘤多因发现肿块而就诊,且病变一般较为浅表,易于早期发现,而且肿瘤生长较慢,病程较长,疼痛大都不明显,但体积较大时,可出现肿胀感和压痛,甚至出现局部功能障碍和压迫神经症状,如肿瘤发生于关节周围,也会出现相应的活动受限的体征。以下分述各类型纤维组织细胞性肿瘤的临床症状及体征。

（一）纤维组织细胞瘤

纤维组织细胞瘤(fibrous histiocytoma,FH)是一组具有共同形态学特点和生物学特性,但又不完全相同的局限性肿瘤,包括真皮纤维瘤、皮肤组织细胞瘤、皮下结节性纤维增生、纤维黄色瘤、硬化性血管瘤等。好发于中青年人,见于体表任何部位(包括四肢、躯干、头颈),偶见于深部软组织。临床表现为缓慢生长的无痛性孤立性结节,多位于皮肤真皮内,直径<3cm,被覆表皮呈红色或棕红色,也可色泽正常,如伴瘤体内出血或含铁血黄素沉积则可呈灰褐、灰蓝或灰黑色,临床上可类似色素性病变。体格检查可触及圆形或类圆形结节,质软或韧,境界相对清楚,当从侧面挤压时,结节中央可出现小陷窝,称为"浅凹症"。

（二）腱鞘滑膜巨细胞瘤

腱鞘滑膜巨细胞瘤（tenosynovial giant cell tumor，TSGCT）也简称腱鞘巨细胞瘤，是一种发生于关节滑膜、关节囊和腱鞘的肿瘤，有局限型和弥漫型之分，生物学行为良性，但切除不净易复发，尤其是弥漫型 TSGCT 不易切除干净，复发常见，反复复发可影响关节功能，少数病例可发生恶变。局限型 TSGCT 多见于青壮年的手部及手指部，其他发病部位包括腕、踝、足和膝部，少数病例位于肘和臀部，偶可发生于脊椎；临床表现为缓慢生长的质地坚实的无痛性结节，病程可达数年；肿瘤灰白或灰褐色，分叶状，体积较小（<3cm）；局部查体可触及无痛性肿块，可固定或活动，当伴有神经压迫时可出现相应神经压迫症状。弥漫型 TSGCT 又称色素性绒毛结节性滑膜炎，是一种局部侵袭性肿瘤，发病年龄广，但更易累及年轻患者，女性略多见；发病部位以下肢多见，可发生于关节内或累及关节旁软组织，最常见于膝关节和膝部，其次为髋关节，以及踝、肘和肩关节，少数病例可发生于颞下颌区、骶髂和脊柱；临床表现为关节疼痛、肿胀、活动受限，病程相对较长；发生于关节内者，于滑膜表面见指状突起及圆形结节，大小直径 0.5～2cm，累及关节外者，体积较大，常超过 5cm，绒毛状结构不明显，质地稍硬或呈海绵状、多结节状，切面可呈黄色或棕色。

（三）丛状纤维组织细胞瘤

丛状纤维组织细胞瘤（plexiform fibrohistiocytic tumor，PFH）是一种发生于浅表部位，呈浸润性生长的中间型纤维组织细胞性肿瘤。较为少见，好发于儿童及青少年，多累及上肢浅表部位（肘部、前臂、腕部多见），也见于下肢和躯干，头颈较少见。典型者表现为真皮浅层和皮下缓慢生长的肿物，初期较小，无特殊症状，增大后局部可有肿胀感和疼痛。肿瘤一般较浅表，体积相对较小（一般 <3cm），界限不清，质地中等，有轻压痛，瘤体位于皮下脂肪内，常延伸至真皮，但表皮完整，分叶状或多结节状。

（四）软组织巨细胞瘤

软组织巨细胞瘤（giant cell tumor of soft tissue，GCT-ST）是一种原发于软组织内的巨细胞瘤，其组织学形态及生物学行为上类似原发于骨内的巨细胞瘤，较罕见。主要发生于中年人四肢浅表组织，其次为躯干及头颈部，无性别差异，常见症状为逐渐增大的无痛性肿块，一般体表可触及，无压痛，可活动，边界较清晰。影像学检查显示肿块位于软组织内，与骨骼无关。

（五）恶性腱鞘巨细胞瘤

是一种罕见肿瘤，好发于中老年人，多发生于膝部，其次可见于足背、踝、大腿及颞颌关节等处。临床表现为局部肿胀，部分患者可出现疼痛，病程可为 7 个月至 17 年。肿瘤呈多结节样，无包膜，直径为 3～13cm，多累及滑膜，表现为大量息肉样的肿瘤组织，呈灰黄色，质地软或脆，可浸润至滑膜周围的腱鞘、肌肉及脂肪组织内。影像学检查有时在肿块边缘可见钙化区。可发生转移，表现为最初病变局部切除后多次复发，最终发生同一肢体的多灶转移。

二、病因和发病机制

（一）纤维组织细胞性肿瘤的病因

纤维组织细胞性肿瘤多数病因不明，可能与创伤、代谢异常、破骨细胞增生、感染、免疫异常、炎症和代谢紊乱等有关，如少数纤维组织细胞瘤患者具有轻度创伤病史或昆虫叮咬史，部分局限型腱鞘滑膜巨细胞瘤患者有外伤史。

（二）纤维组织细胞性肿瘤的发病机制

在发病机制上，部分纤维组织细胞瘤（FH）有已发现的克隆性异常，主要见于富于细胞性 FH 和深部的 FH，且不同亚型之间单克隆性存在差异，提示纤维组织细胞瘤可能是一组异质性疾病。腱鞘滑膜巨细胞瘤，无论局限型或弥漫型，均出现 t（1;2）(p11;q35-36) 导致 *CSF1-COL6A3* 融合基因的形成，使肿瘤细胞 CSF1 高水平表达，招募大量的单核巨噬细胞到肿瘤中来。丛状纤维组织细胞瘤和软组织巨细胞瘤由于发病率较低，相关机制的研究报道较少，有报道软组织巨细胞瘤可出现类似骨巨细胞瘤的克隆性和非克隆性染色体变异，与染色体的端粒相关。

三、临床诊断和鉴别诊断

（一）诊断标准

诊断标准因疾病不同而有所不同，总体来说，纤维组织细胞性肿瘤的诊断需以病理诊断为"金标准"。

在肿瘤良恶性评判标准上，临床诊断需参考肿瘤大小、发病部位、临床病程（有无复发或转移）等信息，同时结合病理形态学评估肿瘤细胞分化程度（如核异型性、组织结构）、肿瘤生长速度（核分裂活跃程度、有无出血坏死）、肿瘤生长方式（有无包膜、是否浸润性边界、有无血管侵犯）等，判断肿瘤生物学行为及对机体的影响和危害。例如，在腱鞘滑膜巨细胞瘤（TSGCT）的诊断中，良性的局限型 TSGCT 体积较小、境界清楚、有分叶状结构及多种组成细胞、单核样细胞核分裂较少、肿瘤性坏死罕见；中间型的弥漫型 TSGCT 体积较大、边界不清、破骨样巨细胞不常见、以单核样细胞生长为主；恶性 TSGCT 体积更大、浸润破坏周围组织、瘤细胞核大有核仁、核分裂象增多、有梭形细胞区及肿瘤性坏死。

（二）诊断流程

1. 根据患者主诉，详细采集病史资料。

2. 全面系统的体格检查，重点是病变所在位置的体征。

3. 收集各项辅助检查结果，包括血液学检测（血沉、C 反应蛋白等）、血脂检测、肿瘤标志物检测等检查。

4. 组织病理学检查　主要用于纤维组织细胞性肿瘤的检测，包括巨检观察、镜下观察，必要时辅以免疫组化检查及分子病理学检查，以明确诊断。

5. 临床诊断　根据患者病史、体格检查、血液学检查、影像学资料和病理学检查，一般可确诊。

（三）鉴别诊断

1. 皮肤纤维组织细胞瘤与其他皮肤肿瘤的鉴别　皮肤纤维组织细胞瘤与皮肤关系密切，需与常见的皮肤附件肿瘤、皮肤软组织肿瘤及皮肤转移瘤鉴别，但其生长较为缓慢，界限较为清楚，中青年人发病，转移瘤的可能性较小，但如伴瘤体内出血，肿瘤体积可增速较快，或伴有含铁血黄素沉积，肉眼呈灰褐、灰蓝或灰黑色，还需与色素痣或恶性黑色素瘤鉴别。此时需病理检查作为诊断的支持，但即使在病理检查中，皮肤纤维组织细胞瘤也需与一些良性、中间型或低度恶性的肿瘤鉴别，如富于细胞型结节性筋膜炎、隆突性皮肤纤维肉瘤、皮肤平滑肌肉瘤等，必要时还需要免疫组化甚至分子遗传学的检测方法辅助诊断。

2. 腱鞘巨细胞瘤与其他好发于腱鞘、筋膜或关节的肿瘤鉴别　主要包括腱鞘黄色瘤、腱鞘纤维瘤、骨巨细胞瘤等。腱鞘黄色瘤较为少见，是脂类代谢性疾病，由于含有脂类的细胞在组织内异常聚集而形成的瘤状损害，附着在肌腱、韧带、筋膜上，直径 0.5～2.5cm，好发于跟腱、手足背肌腱，可随肌腱而活动，伴有血清中脂蛋白增高，可导致心血管和肝胆的脂质沉积，而引起相应的系统性表现，常有家族史。腱鞘纤维瘤也多见于中青年人上肢的小关节，生长缓慢，一般小于 2cm，部分伴有轻微疼痛和活动受限，部分有外伤史；MRI 清楚显示为梭形、圆形或卵圆性的分叶状肿块，并与腱鞘或肌腱相连，两者的鉴别需借助病理检查。骨巨细胞瘤也好发于中青年人，但发生部位在骨内，以股骨下端及胫骨上端为最多，借助影像学不难与腱鞘滑膜巨细胞瘤和软组织巨细胞瘤鉴别。

第二节　实验室及其他检查指标与评估

一、实验室及其他检查指标

（一）临床检验指标

纤维组织细胞性肿瘤的诊断主要依赖临床表现与病理学检查和影像学检查相结合，而相关的实验室检验指标特异性不高，仅起一定辅助作用。纤维组织细胞瘤可见淋巴细胞与中性粒细胞升高，也可出现 C 反应蛋白（CRP）和红细胞沉降率（ESR）升高，蛋白电泳可见白蛋白降低。发生于深部脏器的恶性纤维组织细胞性肿瘤也可引起相应受累脏器的实验室检查异常。如原发于肝脏的恶性纤维组织细胞瘤可见肝功能异常，ALT、AST、ALP 等指标升高，AFP 可有升高，也可见白蛋白降低，癌胚抗原 CEA、CA-199 升高。原发于肾脏的恶性纤维组织细胞瘤可见血肌酐、尿素氮升高，尿常规以及尿沉渣检查检查可见红细胞升高或潜血阳性。原发于骨的恶性纤维组织细胞瘤血常规检查可见红细胞或血红蛋白减少，血清实验室检查可见血钙降低，血磷升高，也可见 ALP 降低。腱鞘巨细胞瘤血清学实验室检查常有脂蛋白增高。软组织巨细胞瘤可见中性粒细胞升高和 / 或 C 反应蛋白（CRP）升高。

（二）病理检查指标

病理检查包括肉眼观察、镜下观察、免疫组织化学染色、分子病理各项检查，其相应的指标和临床意义分述如下。

1. 肉眼观察　主要观察肿瘤体积大小、边界是否清晰，肿瘤切面的性状，肿瘤的层次定位及与其周围组织的关系。病理取材需在肿瘤中央及边缘处取材，尽量取切面性状不同的地方，并显示肿瘤与周围组织的关系，多发性肿瘤则需每个送检病变部位取材。

（1）肿瘤体积：纤维组织细胞性肿瘤多数位置浅表，易早期发现，故一般体积较小。但弥漫型腱鞘巨细胞瘤体积较大（>5cm），且呈多结节状，质硬或海绵状，色灰白、黄色、褐色或多彩状。

（2）肿瘤边界：纤维组织细胞性肿瘤均无完整包膜，但境界相对清楚，这种边界的特点可与其他有完整包膜的肿瘤（如皮下脂肪瘤或神经鞘瘤）等鉴别，但最好结合镜下观察，有时肉眼观察境界清楚，似有包膜，但显微镜下肿瘤边缘参差不齐、局灶浸润周围组织。

（3）肿瘤切面性状：纤维组织细胞性肿瘤一般切面灰白或灰红，质地较韧，部分可伴出血、囊性变、坏死等继发性改变，罕见伴有钙化和骨化，但软组织巨细胞瘤的周边常伴有骨化，切面有沙砾感。

（4）肿瘤的层次定位及与其周围组织的关系：纤维组织细胞性肿瘤主要好发于真皮和皮下，如皮肤纤维组织细胞瘤多发生于真皮内，部分可累及皮下；而丛状纤维组织细胞瘤主体位于皮下脂肪组织内，但也可延伸至真皮。

（5）手术切缘是否有肿瘤累及：纤维组织细胞性肿瘤的复发率与手术是否切除干净的相关性较大，尤其是中间型肿瘤，故最好做镜下的切缘评估。

2. 组织学指标　是诊断此类肿瘤必须观察的内容，是其诊断与鉴别诊断的基本点。不同类型纤维组织细胞性肿瘤有其各自的形态特征。主要需明确肿瘤的组织学类型，形成病理学的诊断和鉴别诊断思路，必要时进一步免疫组化检查及分子病理学检查做鉴别诊断。如为恶性肿瘤（如恶性 TSGCT），则需报告细胞异型性、核分裂计数、有无坏死、有无血管神经侵犯、手术切缘是否有肿瘤累及等其他信息。

（1）纤维组织细胞瘤（FH）：镜下见病变多位于真皮内，偶尔累及皮下，由梭形 / 卵圆形（肌）成纤维细胞及圆形 / 卵圆形组织细胞样细胞组成，交错排列成短束状或席纹状（图 3-1A），细胞边界不清，核空泡状，核仁小。肿瘤边缘常见肿瘤细胞与周围胶原纤维锯齿状交错排列，是 FH 特征性的诊断线索之一（图 3-1B），肿瘤中可见泡沫样组织细胞、多核图顿（Touton）巨细胞或含铁血黄素沉着，可见少数炎症细胞。有时间质可发生黏液样变、胶原化、透明变性。部分病例由形态相对一致的梭形成纤维细胞样细胞组成，交错束状排列，而泡沫样组织细胞、Touton 巨细胞或含铁血黄素较少见，可诊断为真皮纤维瘤。部分病例梭形细胞间含有大量的泡沫样组织细胞和 Touton 巨细胞，甚至组织细胞细胞质内脂质丰富，形成黄色瘤样细胞，可诊断为纤维黄色瘤。部分病例伴间质出血及含铁血黄素沉积，可形成血管样腔隙，血腔内壁衬覆梭形纤维组织细胞 / 成纤维细胞，可伴有活跃的核分裂象，称动脉瘤样 FH。部分病例由相对单形性的肥胖梭形细胞构成，细胞排列成长束状，炎细胞及多核巨细胞相对较少，核分裂活性相对较高（1～10 个 /10HPF，平均 3 个 /10HPF），常伴发皮下浸润，可发生自发性中心坏死，局部复发率较高，称富于细胞性 FH。部分病例形态学上出现多少不等、核大深染、核形不规则的多形性细胞,称非典型 FH,生物学行为多数良性,但切除不净者复发率较高。还有罕见病例发生于皮下组织或更深部的软组织,周界相对清楚,肿瘤由单一的梭形或胖梭形成纤维细胞样细胞组成,以席纹状结构排列为主,多数病例可见血管外皮瘤样血管网,称深部的 FH。

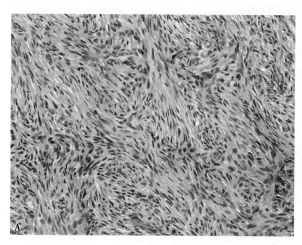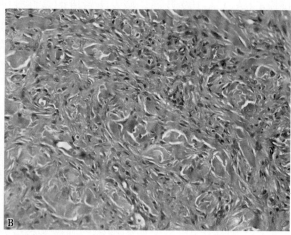

图 3-1   纤维组织细胞瘤

A. 肿瘤由梭形成纤维细胞及卵圆形组织细胞样细胞交错排列组成,呈席纹状结构,伴含铁血黄素沉积,HE×200;
B. 肿瘤边缘可见交错穿插的胶原纤维,HE×200。

　　(2)腱鞘滑膜巨细胞瘤(TSGCT):①局限型 TSGCT:镜下肿瘤常有纤维性包膜和间隔,分隔肿瘤呈分叶状(图 3-2A);肿瘤由增生的圆或卵圆形单核样细胞组成,伴有数量不等的多核破骨细胞样细胞、泡沫样组织细胞、吞噬含铁血黄素的组织细胞和炎症细胞(淋巴细胞、肥大细胞),间质伴不同程度的胶原化,可伴有胆固醇裂隙。单核样细胞胞质淡染,核圆形或肾形,可寻见核沟;破骨样巨细胞散布于单核细胞之间;泡沫样组织细胞呈散在的片状或地图状分布,结节周边多见。单核样细胞核分裂可达 3～5 个 /10HPF,但坏死罕见。②弥漫型 TSGCT:镜下肿瘤无纤维包膜,低倍镜下可见杂乱的绒毛结构及裂隙样、假腺样或假腺泡结构,有时伴出血。破骨样巨细胞不常见;单核细胞有两种,一种体积较小,核卵圆形,胞质淡染,为主要成分;另一种体积较大,呈圆形或多边形,胞质透亮或深嗜伊红色,边缘常可见含铁血黄素颗粒(图 3-2B);泡沫样组织细胞多少不等,间质内可见淋巴细胞浸润。

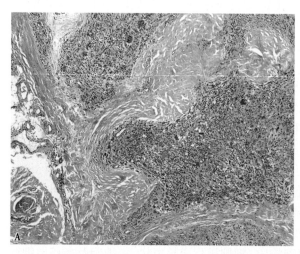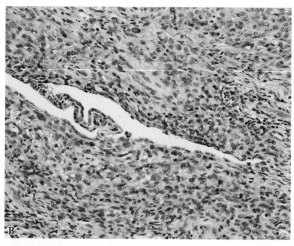

图 3-2   腱鞘滑膜巨细胞瘤

A. 局限型腱鞘滑膜巨细胞瘤,肿瘤呈分叶状结构,见单核样细胞与散在多核破骨细胞样细胞,HE×40;B. 弥漫型腱鞘滑膜巨细胞瘤,肿瘤呈裂隙样结构,可见小单核样细胞及大单核样细胞,破骨样巨细胞少见,HE×200。

（3）丛状纤维组织细胞瘤（PFH）：镜下肿瘤由单核和多核组织细胞样细胞及成纤维细胞组成，呈多结节状、分叶状、小巢状或丛状排列于皮下脂肪组织内或真皮胶原纤维中。依据细胞构成比例不同可分为三型：①纤维组织细胞瘤样亚型：以组织细胞为主的丛状、巢状或结节状，巢内为单核组织细胞样细胞及破骨细胞样多核巨细胞，间质可见小灶性红细胞外渗及含铁血黄素沉积、纤维化、玻璃样变和慢性炎细胞浸润；②成纤维细胞亚型：以成纤维细胞构成的丛状生长，瘤细胞呈束状交错排列，似纤维瘤病；③混合型：由两种细胞混合形成的丛状，丛中央为单核组织细胞样细胞，散在的多核巨细胞，丛外周是具有轻度多形性的成纤维细胞（图 3-3）。肿瘤内核分裂少见。

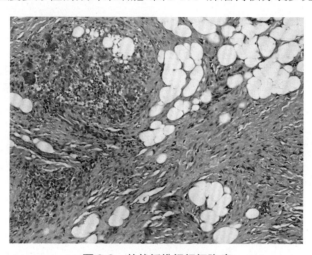

图 3-3　丛状纤维组织细胞瘤
肿瘤呈多结节状或丛状，见单核样细胞、多核巨细胞及肌成纤维细胞，HE×100。

（4）软组织巨细胞瘤（GCT-ST）：显微镜下肿瘤由多个弥漫浸润的软组织结节构成，结节由温和的单核细胞及破骨样多核巨细胞组成，二者的核形态一致，单核细胞区可见多少不等的核分裂象。间质可伴有化生性骨及动脉瘤样骨囊肿样的血湖（图 3-4）。

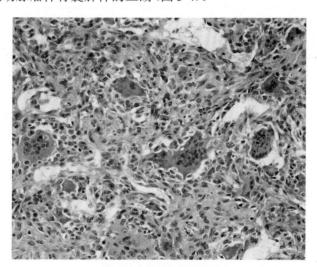

图 3-4　软组织巨细胞瘤
见温和的单核样细胞及多核巨细胞，HE×200。

（5）恶性腱鞘巨细胞瘤：可表现为肉瘤性区域和经典腱鞘巨细胞瘤成分混合存在，肉瘤样区域类似于巨细胞型未分化肉瘤（巨细胞型恶性纤维组织细胞瘤）。肿瘤常呈结节状或实性片状分布的圆形或卵圆形细胞，细胞核大、深染，可为巨型核，核仁明显，核分裂象易见（＞10 个 /10HPF），可含有异型梭形细胞区域，缺乏经典型腱鞘巨细胞瘤中的结节中央向周边的细胞分化成熟现象。结节内间质少，约 50% 的病例中可见到良性或恶性的多核巨细胞,散在分布于单核细胞之间,常伴有少量的黄色瘤细胞和炎症细胞。肿瘤常呈弥漫浸润性生长,包括浸润肿瘤包膜及其周边组织,常见血管侵犯,肿瘤细胞黏附性差,可见片状坏死。

3. 免疫组织化学指标　免疫组织化学染色作为病理学检查重要的辅助诊断方法,在纤维组织细胞性肿瘤的诊断、鉴别诊断上均具有重要作用。根据此类肿瘤细胞起源和特有属性,纤维组织细胞来源的肿瘤可表达纤维和肌纤维标志物(如 a-SMA、calponin)外,也可表达组织细胞标志物(CD68、CD163)等。用于此类肿瘤诊断和鉴别诊断常用免疫标记物详见表 3-2。

表 3-2　纤维组织细胞性肿瘤诊断和鉴别诊断标记

抗体	意义
CD68	组织细胞及单核细胞标记,在纤维组织细胞瘤、丛状纤维组织细胞瘤和软组织巨细胞瘤的组织细胞及巨细胞中呈阳性表达,在腱鞘滑膜巨细胞瘤的单核样细胞及巨细胞中均呈阳性
CD163	单核细胞及巨噬细胞标记,较 CD68 特异性好
P63	肌上皮细胞及基底细胞标记,在软组织巨细胞瘤中的单核细胞呈阳性表达
CD34	是隆突性皮肤纤维肉瘤的诊断标记,但也可表达于孤立性纤维性肿瘤、梭形细胞脂肪瘤及部分亚型的纤维组织细胞瘤、上皮样肉瘤等多种肿瘤中,还是胃肠间质肿瘤、造血干细胞髓样细胞肿瘤及血管肿瘤的诊断标记
SMA	肌源性标记物,广泛分布于平滑肌细胞中,也表达于肌成纤维细胞、肌上皮细胞及血管周皮细胞,可用于皮肤纤维组织细胞瘤与富于细胞结节性筋膜炎、皮肤平滑肌肉瘤等的鉴别
calponin	平滑肌细胞及肌上皮细胞标记物,但在 10% 的皮肤纤维组织细胞瘤中有表达,易导致误为平滑肌肿瘤
desmin	平滑肌细胞、横纹肌细胞及心肌细胞标记物,在肌成纤维细胞中也可阳性表达。在 50% 以上的腱鞘滑膜巨细胞瘤中可见 desmin 的细胞质树突状染色
H-caldesmon	平滑肌细胞及肌上皮细胞标记物,在皮肤纤维组织细胞瘤中不表达,可用于与皮肤平滑肌肉瘤的鉴别
S-100	神经组织、黑色素细胞及树突状细胞标记,用于纤维组织细胞瘤与皮肤神经纤维瘤、色素痣、促纤维增生性黑色素瘤等的鉴别
Ki-67	细胞增殖指数标记,反映肿瘤细胞的增殖状态,高表达时提示细胞增生活跃

4. 分子病理检查指标　包括荧光原位杂交(fluorescence in situ hybridization,FISH)、聚合酶链反应(polymerase chain reaction,PCR)、一代测序(Sanger 测序)和二代测序(next-generation sequencing,NGS)等,在纤维组织细胞性肿瘤诊断中的应用较少,主要用于一些穿刺标本或者疑难病例的诊断及鉴别诊断。如部分纤维组织细胞瘤活检标本,显微镜下无法显示肿瘤的浸润深度,细胞形态学和排列方式又需与隆突性皮肤纤维肉瘤鉴别,此时,可用 FISH 检测有无隆突性皮肤纤维肉瘤特征性的 *COL1A1-PDGFRB* 融合基因,帮助两者的鉴别,从而指导手术方式和范围。

（三）影像学检查指标

纤维组织细胞瘤及丛状纤维组织细胞瘤的肿瘤部位均较为表浅,超声在多种影像学检查中价值较大。影像学检查对于腱鞘滑膜巨细胞瘤和软组织巨细胞瘤的诊断及鉴别诊断有一定的帮助。

1. 腱鞘滑膜巨细胞瘤　局限型腱鞘滑膜巨细胞瘤在超声或 MRI 表现为边界清楚的软组织肿块,约 10% 病例可有骨皮质侵蚀。弥漫型腱鞘滑膜巨细胞瘤则表现为关节旁边界不清的肿块,邻近骨可有不同程度的受累。

2. 软组织巨细胞瘤　超声或 MRI 清楚显示病变位于软组织内,X 线片或 CT 可显示肿块周围常出现钙化 / 骨化。

二、检查指标的评估

纤维组织细胞性肿瘤的诊断中,病理检查的价值较高,且一般该类肿瘤较为浅表,发现较早,体积较小,临床也易于切除,病理标本获取也较容易。病理学检查包括常规染色检查、免疫组化染色检查及分子病理辅助检查。常规病理检查主要由病理医师经过肉眼观察和镜下观察得出诊断结论或诊断思路。需要注意的是,送检标本需做好前期处理:手术标本离体后立即固定,最长不能超过 30min;新鲜标本切开固定;固定液为 10% 中性缓冲福尔马林,5~10 倍于标本体积,固定时长 6~48h,否则会影响形态学观察及后续的免疫组化及分子病理学检查。免疫组化染色检查是常规染色检查的重要补充,对肿瘤的诊断分类具有重大作用,主要应用于组织形态学相近的肿瘤的鉴别诊断。如当纤维组织细胞瘤以梭形成纤维细胞为主,而泡沫样组织细胞、多核图顿(Touton)巨细胞或含铁血黄素沉着等组织细胞的特征较少时,需与富于细胞结节性筋膜炎、神经纤维瘤、隆突性皮肤纤维肉瘤等鉴别,此时可根据 SMA、S-100、CD34、Ki-67 等免疫标记辅助诊断:富于细胞结节性筋膜炎具有肌成纤维细胞分化方向,表达 SMA,Ki-67 增殖指数也较高;神经纤维瘤 S-100 阳性;隆突性皮肤纤维肉瘤表达 CD34;而纤维组织细胞瘤 SMA、S-100、CD34 多为阴性,且 Ki-67 增殖指数也较低。由此可见,免疫项目的选择需建立在病理医师形态学观察的基础上。需要注意的是,免疫组化的结果必须由专业病理医师结合形态学进行判断,一则结合内对照判别假阴性与假阳性结果,做好免疫组化检查的质量控制;二则在某些肿瘤中,不同的组成细胞可能有不同的表达,如丛状纤维组织细胞瘤,单核及多核的组织样细胞表达 CD68,而结节间的梭形细胞表达 vimentin、SMA,这些不同细胞的不同表达是病理医师诊断的重要线索。同样,分子病理辅助检查也应在以上两项检查形成的诊断和鉴别诊断思路的基础上有选择性地开展。目前纤维组织细胞性肿瘤的分子病理检查的临床应用较少,可供选择的商品化试剂也较少,且价格昂贵,所以使用范围较为局限。综上所述,三种病理检查方法中,常规染色检查是最为经济的,也是最为重要的,需要病理医师细致观察及综合分析。后续免疫组化染色检查指标及分子病理辅助检查指标的筛选需要结合组织学观察基础选择相应指标,以达到诊断与鉴别诊断的目的。

第三节　实验室及其他检查指标的临床应用

一、检查指标的筛选原则

纤维组织细胞性肿瘤多因发生部位较表浅,易于被发现而较早就诊。影像学检查的目的在于显示病变的部位、大小、形态、累及范围及其与周围组织结构的关系,指导临床手术方案的制定。临床医生在对此类纤维组织细胞性肿瘤的影像学检查方法选择中,超声是表浅部位肿瘤的首选检查方法,MRI 是较深部位肿瘤的重要检查方法。X 线片或 CT 主要用于观察病变内有无钙化或骨化,评估邻近骨骼是否受累以及受累的情况。

病理学检查是确诊纤维组织细胞性肿瘤的"金标准"。其中,组织学检查是病理诊断的基础,免疫组化及分子检查是病理诊断的重要辅助依据,后两项检查主要由病理医师根据个体化具体情况提出检查申请,如何选择参见第二节病理检查指标及临床意义。

二、检查指标的实际应用

在纤维组织细胞性肿瘤的诊疗中,病理检查是确诊的必须手段,可以确定组织学类型,判断生物学行为,决定临床手术方式及范围。如纤维组织细胞瘤与隆突性皮肤纤维肉瘤,两者的鉴别十分重要,因纤维组织细胞瘤为良性肿瘤,虽少数复发,但复发后再切除即可,而隆突性皮肤纤维肉瘤生物学行为中间型,易于复发,罕见转移,其切除范围较大,需沿肿瘤周边扩大 2.5cm 切除,以保证切缘阴性,必要时还需做术中快速病理,确定手术边界无肿瘤残留。

在纤维组织细胞性肿瘤的随访和预后中,影像学检查具有重要的作用。在日常随访过程中,要注意观察原发部位肿瘤是否复发、局部淋巴结是否转移以及远处脏器是否转移。当临床影像学怀疑或提示转移时,均需要对复发灶和转移灶进行病理学检查,对肿瘤性质和类型进行鉴定。此外,肿瘤病理类型也是影响肿瘤预后的重要因素,中间型肿瘤的复发风险较良性肿瘤要高。需要注意的是,一些发病部位较深的纤维组织细胞性肿瘤(如深部的纤维组织细胞瘤),由于其发病率较低,诊断经验不足,依照形态学对生物学行为的预测需谨慎,建议术后密切随诊。

案例3-1

【病史摘要】 女,19岁,发现右手掌第五掌骨远端肿块两年余,无明显不适。

【体格检查】 右手掌第五掌骨远端见一肿块,大小直径1.5cm,质稍硬,无压痛。

【影像学检查】 超声示右侧小指屈肌腱桡侧一低回声肿块,部分深入到第四、五近节指骨底之间,包绕指屈肌腱,大小约14mm×13mm×8mm,边界清晰,形态欠规则(图3-5A),弹性质中偏硬,内部见点条状血流。

【病理检查】 低倍镜下,肿瘤有纤维性包膜,部分纤维包膜伸入肿瘤中,形成纤维间隔,将肿瘤分隔为分叶状(图3-5B);肿瘤由增生的圆或卵圆形单核样细胞组成,呈结节状生长,其间散在多核破骨细胞样细胞(图3-5C),部分间质伴有胶原化。高倍镜下,部分单核样细胞呈上皮样形态,核偏位,卵圆形,染色质空泡状,而细胞质丰富,部分可见含铁血黄素沉积(图3-5D);另有部分单核样细胞体积较小,核圆形或肾形,可寻见核沟,细胞质淡染。单核样细胞核分裂1个/10HPF。未见肿瘤性坏死。

【诊断】 局限型腱鞘滑膜巨细胞瘤。

【案例分析】 本例为发生于年轻女性的上肢末端关节旁肿块,是腱鞘巨细胞瘤和腱鞘纤维瘤的好发年龄及部位,临床上肿瘤生长缓慢,不伴有疼痛,超声检查提示肿瘤与肌腱有密切关联,提示腱

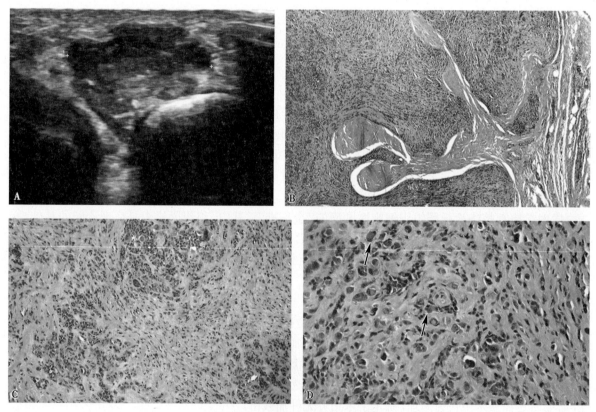

图3-5 局限型腱鞘滑膜巨细胞瘤

A. 超声示右侧小指屈肌腱桡侧一低回声肿块,部分深入到第四、五近节指骨底之间,包绕指屈肌腱,大小约14mm×13mm×8mm;B. 肿瘤可见纤维性包膜,纤维间隔增生形成分叶状结构,HE×40;C. 肿瘤结节由增生单核样细胞和散在多核细胞构成,HE×100;D. 单核样细胞呈上皮样或肾形,可见含铁血黄素沉积(箭头),HE×200。

鞘巨细胞瘤可能。病理学检查可见纤维性包膜、分叶状结构、单核样肿瘤细胞、破骨样巨细胞及间质胶原增生、含铁血黄素沉积，局限型腱鞘滑膜巨细胞瘤诊断可以成立。腱鞘纤维瘤在病理形态学上表现为由大量的胶原组织和稀疏分布的梭形肌成纤维细胞组成，虽也有分叶状结构，但极少含有破骨样巨细胞及泡沫样组织细胞等改变；部分腱鞘纤维瘤的细胞可较丰富，称富于细胞腱鞘纤维瘤，但肿瘤细胞为梭形的肌成纤维细胞，更形似富于细胞的结节性筋膜炎，而并非腱鞘滑膜巨细胞瘤的单核样细胞形态。故病理学检查可资鉴别。

案例 3-2

【病史摘要】　患者男，25 岁，发现右下肢皮肤肿块 1 个月，近期增长较快，挠抓后皮肤表面破溃伴出血。

【体格检查】　右下肢皮肤肿块，大小约直径 1.5cm，灰褐色，略隆起于皮肤表面，质软，边界较清。

【病理检查】　显微镜下肿瘤主体位于真皮内，境界相对清楚，与周边胶原组织呈锯齿状穿插生长（图 3-6A），局部有皮肤汗腺的陷入，但不超过一个低倍视野（×40 倍物镜）。瘤细胞以相对单形性的肥胖梭形细胞为主，排列呈长束状（图 3-6B），未见明显泡沫样组织细胞、多核巨细胞、炎症细胞，亦未见含铁血黄素沉积。肿瘤细胞核分裂活性相对较高（约 3 个 /10HPF）（图 3-6C）。肿瘤中央见局灶出血及梗死。免疫组化显示肿瘤细胞 CD68 阳性，CD34、SMA 阴性（图 3-6D），Ki-67 增殖指数约 10%。

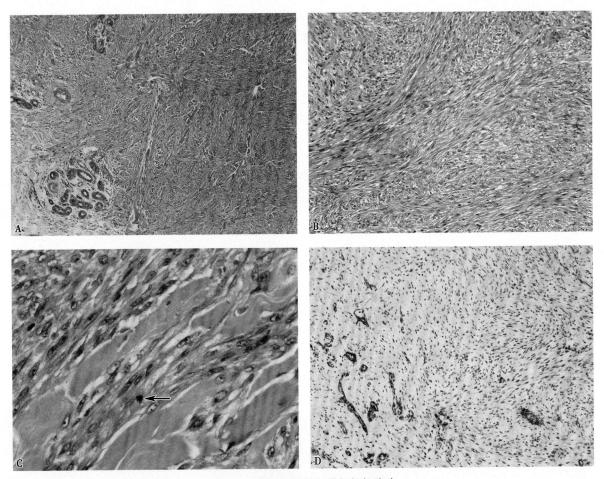

图 3-6　富于细胞性纤维组织细胞瘤

A. 肿瘤境界较清，与周围胶原组织呈锯齿状交错，HE×40；B. 瘤细胞呈肥胖梭形细胞，密集束状排列，HE×100；C. 瘤细胞形态较温和，可见核分裂象（箭头），HE×400；D. 免疫组化染色瘤细胞 SMA 阴性，IHC×100。

【诊断】 富于细胞性纤维组织细胞瘤。

【案例分析】 此病例为青年男性，发现肢体浅表部位肿块，与皮肤关系密切，质软，边界较清。显微镜下，肿瘤主要位于真皮层内，由束状排列的单形性肥胖梭形细胞组成，核分裂象易见。诊断考虑包括富于细胞性纤维组织细胞瘤、皮肤平滑肌肉瘤、隆突性皮肤纤维肉瘤等。本例临床上患者自述有搔抓破溃病史，可能肿瘤细胞在刺激下生长较为活跃；显微镜下，肿瘤有纤维组织细胞瘤特征性的边缘，即肿瘤与周围胶原呈锯齿状穿插性生长，局灶虽见肿瘤包裹皮肤附件，但浸润深度较浅；免疫组化上肿瘤细胞仅表达组织细胞标记，因此，结合临床病史、形态学及免疫组化结果，本例诊断为富于细胞性纤维组织细胞瘤；由于富于细胞亚型复发率较高，故建议病人术后随诊。皮肤平滑肌肉瘤的肿瘤细胞核呈杆状，且有一定异型性，可见核端空泡，细胞质嗜酸性，细胞呈束状排列，核分裂象易见，也可见肿瘤性坏死，免疫组化瘤细胞表达 SMA、desmin、H-caldesmon 等肌源性标记，故可资鉴别。隆突性皮肤纤维肉瘤也主要累及真皮层，病理形态上多呈短梭形细胞席纹状排列，有时与纤维组织细胞瘤难以鉴别，但隆突性皮肤纤维肉瘤常呈浸润性生长方式，浸润毛囊、汗腺，侵犯皮下脂肪组织，肿瘤细胞呈条索状深入皮下脂肪中(浸润深度常超过一个低倍视野)，或裹卷皮下脂肪呈蜂窝状结构；免疫表达上隆突性皮肤纤维肉瘤弥漫性表达 CD34，分子遗传学有特征性的融合基因 *COL1A1-PDGFRB* 形成，有助于两者的鉴别诊断。

小　结

1. 纤维组织细胞性疾病是一类具有组织细胞及成纤维细胞分化方向的肿瘤性疾病，临床上大部分以良性为主，少部分肿瘤呈现中间性或恶性生物学行为。

2. 其发病病因和病理机制目前还不是十分清楚，诊断依赖于临床病史、影像学资料和病理三方面结合。

3. 治疗则根据其临床表现和疾病诊断，对于良性患者，可考虑观察或手术治疗，但对于单发和体积较大(或生长速度较快)者仍建议手术切除；对于中间性或恶性肿瘤，需积极手术治疗，且需在周围正常组织内切除，切缘需阴性，否则容易复发。

(陈　勇　贡其星　施　琼　高振华)

第四章

脂肪组织疾病

脂肪组织疾病是起源于脂肪组织的一组间叶性肿瘤和瘤样病变，可分为良性、中间型和恶性，临床表现多样，分化成熟脂肪肿瘤虽有相对特征的影像学改变，但病理形态改变范围宽广，又分为多种组织学亚型，病理诊断也较困难。本章就脂肪组织疾病临床症状与体征、病因和发病机制、临床诊断、实验室检查指标与评估、实验室检查指标的临床应用等方面进行介绍，有助于提高对脂肪组织疾病的认识及病理诊断水平。

第一节 概 述

脂肪组织疾病可分为良性脂肪组织疾病、中间型脂肪组织疾病和恶性脂肪组织疾病。脂肪坏死是由于脂肪组织损伤而产生的一种少见良性非化脓性炎性病变，其临床表现不具特征性。良性脂肪组织疾病以良性脂肪瘤最为多见，脂肪瘤是一种成熟脂肪细胞的良性肿瘤，是间胚叶肿瘤中最常见的一种。中间型病变是在生物学行为上具有局部侵袭性的脂肪细胞源性低度恶性间叶源性肿瘤，以非典型脂肪瘤性肿瘤 / 分化良好型脂肪肉瘤（atypical lipomatous tumor/ well differentiated liposarcoma，ALT/WDL）最为多见。其次为新近报道的非典型性梭形细胞脂肪瘤样肿瘤（atypical spindle cell lipomatous tumor，ASLT）/ 梭形细胞脂肪肉瘤（spindle cell liposarcoma）和非典型性多形性脂肪瘤样肿瘤（atypical pleomorphic lipomatous tumor，APLT）。恶性脂肪组织疾病多为脂肪组织恶性病变，是一种由分化程度及异型程度不等的脂肪细胞所组成的恶性肿瘤，是最常见的软组织肉瘤之一，发病率居软组织肉瘤的第二位。依据形态学特征，进一步分为去分化脂肪肉瘤、黏液样脂肪肉瘤、多形性脂肪肉瘤。脂肪组织疾病分类详见表4-1。

表4-1 脂肪组织疾病分类

良性肿瘤或瘤样病变	中间型肿瘤	恶性肿瘤
脂肪坏死	非典型脂肪瘤性肿瘤 / 分化良好型脂肪肉瘤	去分化脂肪肉瘤
脂肪肉芽肿	脂肪瘤样脂肪肉瘤	黏液样脂肪肉瘤
脂肪垫	硬化性脂肪肉瘤	多形性脂肪肉瘤
脂肪瘤病	炎症型脂肪肉瘤	
神经脂肪瘤病	非典型性梭形细胞脂肪瘤样肿瘤 / 梭形细胞脂肪肉瘤	
脂肪瘤	非典型性多形性脂肪瘤样肿瘤	
肌脂肪瘤		
脂肪母细胞瘤 / 脂肪母细胞瘤病		
软组织平滑肌脂肪瘤		
血管脂肪瘤		
软骨样脂肪瘤		
髓脂肪瘤		
梭形细胞脂肪瘤 / 多形性脂肪瘤		
树突状纤维黏液脂肪瘤		
纤维硬化性脂肪瘤		
冬眠瘤		

一、临床症状和体征

脂肪肉芽肿病多见于青壮年、肥胖女性，皮下结节好发于双下肢及臀部，直径一般 0.3～3.0cm，质地较硬，隐匿于皮下或稍隆起于皮面。可自行消退，消退后皮肤不留萎缩与凹陷。偶可破溃，流出油样物质。良性脂肪组织疾病以浅表脂肪瘤最为常见，除了局部肿块外几乎不引起任何症状。可为单发也可为多发，大小可以从几毫米至几十厘米不等。肿瘤生长缓慢，质地柔软，边界清楚，呈分叶状，推之活动度良好，活动时可引起皮肤凹陷。很少引起疼痛，出现疼痛常常是由于大的脂肪瘤压迫外周神经导致的后期症状。深部或筋膜下脂肪瘤可引起各种症状，取决于它们的部位和大小。如部分脂肪瘤可引起活动滞涨感或活动受限，较大的纵隔脂肪瘤可引起呼吸困难或心悸。脂肪瘤常见于肥胖者，而且在体重快速增加时其体积也增大，但相反的，在体重严重下降时，脂肪瘤并不随之缩小。

中间型肿瘤和恶性肿瘤多为脂肪肉瘤，脂肪肉瘤通常体积较大，一般为深在性、无痛性、逐渐长大的肿物，最常发生于下肢（如腘窝和大腿内侧）、腹膜后、肾周、肠系膜区以及肩部。脂肪肉瘤主要好发于成人，通常表现为隐袭性生长的肿块，患者就医时肿物常较大。其发病年龄较大，多见于 50 岁以上成年人，男性多见。

二、病因和发病机制

脂肪坏死是一种特殊类型的坏死，往往和各种原因所致的脂肪损伤有关，如放疗、射频治疗、肌内注射、手术、外伤、自身免疫性疾病等，还有可能和寒冷、糖尿病、结核性血管炎有关，无明确诱因病例也不为少数。脂肪坏死在全身各部位均可发生，多见于脂肪较丰富的区域，最常见于乳房，其次好发于四肢或臀背部。脂肪瘤的发病机制目前尚未清楚，可能和 Gardner 综合征有关，后者为常染色体显性遗传，包括肠息肉、囊肿、骨瘤。有文献提出外伤有可能是引起脂肪瘤的原因之一。多发对称性脂肪瘤病（multiple symmetric lipomatosis，MSL）又称马德隆病（Madelung disease），是一种罕见的脂肪代谢异常性疾病，常见的临床表现为脂肪组织弥漫性、对称性的沉积于皮下浅筋膜间隙及深筋膜间隙。其病因及具体发病机制尚不完全清楚，可能与长期嗜酒、染色体遗传和内分泌异常有关。其中嗜酒与本病发生的关系讨论最多，最新的假说认为 MSL 系乙醇诱导的内分泌失常，而脂肪包块是胚胎源性的棕色脂肪增生的结果，乙醇的持续作用减少了肾上腺素 β 受体的数量，损害了腺苷酸环化酶的催化单位，导致去甲肾上腺素刺激胞间环磷酸腺苷合成异常，肾上腺素能激动的脂溶解作用受到影响，胚胎源性的棕色脂肪发生功能性的去交感神经支配，脂肪瘤细胞失控、过量增殖。同时，乙醇导致脂肪组织、肌肉组织、中枢神经系统中线粒体 DNA 的紊乱，DNA 发生点突变及多位缺失，造成线粒体呼吸酶功能障碍，引起脂肪组织、粗肌纤维及外周和 / 或中枢神经元代谢异常，干扰了脂肪代谢。

中间型脂肪组织疾病以 ALT/WDL 最为常见，其病因及发病机制尚不明确，细胞遗传学发现，荧光原位杂交及比较基因组杂交常显示 12q13-15 过度扩增，包含 *MDM2*、*CDK4*、*TSPAN3l*、*HMGA2*、*CHOP* 和其他基因，其中 MDM2、*CDK4* 基因编码蛋白参与细胞周期的调节，*HMGIC* 与 DNA 结合，导致染色体构象改变，改变基因的表达，使细胞从静止期转变为增殖状态，*CHOP* 基因不编码一种核蛋白，通过与转录因子 C/EBP 结合成一种转录抑制因子。

恶性脂肪组织疾病多为恶性肿瘤，分为去分化脂肪肉瘤（DDL）、黏液样脂肪肉瘤 / 圆形细胞脂肪肉瘤（myxoid-round cell liposarcoma，MRCLS）、多形性脂肪肉瘤（pleomorphic liposarcoma）是生长于深部组织的高度恶性低分化原发肉瘤，具有侵袭性肉瘤的典型行为、上皮样变异型脂肪肉瘤等。其中，非特殊类型高度恶性的 DDL 病因未明，DDL 和 WDL 有相同或类似的基因组异常，如环状和 / 或巨大标记染色体，系 12q13-15～q21 区扩增所致，并伴有其他区域共同扩增。除了 *MDM2* 和 / 或 *CDK4* 扩增 / 过表达外，DDL 也有 6q23 或 1p32 区的共同扩增，分别涉及 *ASKl*（*MAP3K5*）或 *Jun* 基因，与脂肪源性分化丧失和侵袭性增加有关。这恰好提示 DDL 是未分化肉瘤，缺乏脂肪细胞分化与某些靶基因（如 *ASKl*、*JNKl* 或 *JUN*）的二次扩增有关。MRCLS 占脂肪肉瘤的 30%～35%，是恶性分类中最常见的亚型,其发病年龄较其他亚型脂肪肉瘤稍小,发病高峰为 30～50 岁,很少发生于儿童,却是儿童脂肪肉瘤中最常见的病理类型,其病因和发病机制尚未明确。

三、临床诊断和鉴别诊断

应结合患者的临床表现、组织病理学、影像学检查等进行脂肪组织疾病的诊断,主要依赖于组织病理学诊断。脂肪坏死临床症状不具特征性,因此诊断困难,极易误诊。脂肪肉芽肿单纯依靠临床表现较难诊断,需结合组织病理检查。皮下脂肪瘤的诊断主要依靠临床触诊,但当触诊不典型、肿块较小或临床医生缺乏经验时易误诊。可用带高频探头的超声诊断仪、CT 或 MRI 帮助诊断。多发对称性脂肪瘤病诊断主要建立在临床表现上,最新的诊断标准强调弥漫、对称、无痛、不可逆的脂肪沉积。脂肪肉瘤好发于腹膜后、肩膀和下肢,占腹膜后原发肿瘤的 33%,是最常见的腹膜后原发恶性肿瘤。其发病年龄较大,多见于 50 岁以上成年人,男性多见。

(一) 诊断标准

1. 影像学诊断标准 脂肪坏死的 MRI 表现具有一定的特性,并在一定程度上反映了其病理特征。根据脂肪瘤发生的部位可选择超声检查、CT、MRI 检查等。超声检查对于诊断非常有帮助,脂肪瘤表现为圆形的透光性肿块,由于周围组织的密度高可被清楚地显示出来,可以判断肿物位置、大小、质地及血液供应情况。CT 显示为具有皮下脂肪组织特征的肿块,脂肪瘤 CT 值为脂肪密度,低密度内有条索状高密度影,CT 值为负值。MRI 检查 T_1 加权像中,表现为高信号。多发对称性脂肪瘤病的影像学检查,如 B 超、CT 和 MRI 可明确软组织轮廓的清晰度和血管结构。高分化脂肪肉瘤 CT 检查可见不均匀分布的云絮状或片状软组织阴影,增强扫描后未见脂肪组织强化;MRI 平扫可见 T_1WI 稍高信号而 T_2WI 明显高信号,内见低信号条索状间隔,T_2 抑脂序列呈混杂高信号,偶见增强扫描后轻中度延迟强化,而中央低密度区无变化。黏液型脂肪肉瘤主要为水样低密度组织,CT 检查可见点状、地图状分布的脂肪密度影及排列不规则、粗细不均匀的分隔,增强扫描后可见轻度渐进强化以及分叉状血管行走内部。MRI 扫描特征常见 T_2WI 信号明显增强而 T_1WI 则为低信号,短 T_2WI 信号的纤维间隔,高 T_2WI 信号的抑脂瘤体,增强后呈不均匀渐进性轻中度强化。去分化脂肪肉瘤表现为多结节性黄色肿物,含有散在的、实性、常为灰褐色的非脂肪性区域,CT 和 MRI 检查显示多以脂肪信号为主,增强后轻度强化,纤维间隔反映为短 T_2WI 信号,抑脂瘤体 T_2WI 为高信号,增强扫描后呈不均匀渐进性轻中度强化。混合型脂肪肉瘤组织形态混杂,多发混合型脂肪肉瘤可见脂肪与软组织肿块混杂,CT 检查结果常见病灶与周围组织分界模糊,肿块实质明显延迟强化,增强扫描后见延迟强化,分支血管分布其中;其 MRI 扫描信号多不均匀,某些可见高 T_2WI 信号及等 T_1WI 信号,T_1WI 信号上可见云絮状信号稍高或条索状等信号。

2. 病理学诊断标准 是脂肪组织疾病确诊的依据。常见的良性脂肪组织疾病有脂肪肉芽肿、脂肪坏死及脂肪瘤等。其中脂肪肉芽肿和脂肪坏死属于瘤样病变,通常发生于含脂肪组织,可出现坏死,脂肪肉芽肿内还可见多量慢性炎细胞浸润,病变界限不清,无包膜;而脂肪瘤为脂肪细胞来源的良性肿瘤,属于真性肿瘤,通常由分化成熟的脂肪细胞构成,瘤体大体界限清楚,体积小,病史长,并有完整纤维性包膜。中间型病变是在生物学行为上具有局部侵袭性的脂肪细胞源性低度恶性间叶源性肿瘤,以 ALT/WDL 最为多见。ALT/WDL 在诊断名称的使用上,应依据肿瘤所在部位,以及能否再次手术切除而定,即非典型脂肪瘤性肿瘤通常位于肢体和躯干,且可以手术切除,几乎无局部复发,而分化良好型脂肪肉瘤通常位于深部软组织,如纵隔、腹膜后等,手术常无法完整切除,多局部复发甚至多次复发,甚至去分化或转移。在组织构成上,可全部或部分为肿瘤性脂肪细胞,可混合有慢性炎细胞、胶原纤维等;细胞形态上,至少应局灶具有异型性,包括脂肪细胞和间质细胞;分化程度上,脂肪细胞可出现数量不等的单泡性脂肪母细胞、多泡性脂肪母细胞、成熟脂肪细胞。脂肪组织恶性病变为脂肪肉瘤,即具有脂肪细胞分化的恶性肿瘤,通常位于深部软组织,体积大,具有短期内快速生长或局部复发特点,肿瘤边界呈浸润性或膨胀性生长,常与周围组织粘连。形态学上,肿瘤细胞呈现不同成熟程度的脂肪母细胞形态,异型性明显,并呈浸润性生长,可出现高分化脂肪肉瘤成分或非脂肪源性肉瘤成分,如纤维肉瘤样、未分化肉瘤样、低级别纤维瘤病样形态,亦可出现异源性成分,如横纹肌、平滑肌、骨、软骨等,可伴有出血、坏死,可见病理性核分裂象。

（二）诊断流程

1. 根据患者主诉,详细采集病史资料（了解患者是否存在有容易导致肿瘤的疾病和不良嗜好以及是否有致癌物质接触史等信息）。

2. 全面系统的体格检查,重点是病变所在位置体征（如浅表淋巴结、浅表部肿瘤的触诊等）。

3. 收集各项辅助检查结果,包括分子肿瘤标志物、影像学等检查（一般实验室检查包括血、尿、大便常规和生化检验等,B超、X线、CT、MRI等）。

4. 组织病理学检查。

5. 临床诊断。

（三）鉴别诊断

1. 侵袭性纤维瘤病 又称韧带样瘤,多见于育龄期女性腹壁或腹腔,形态学上由纤细的梭形细胞呈条束状增生,肿瘤边界通常呈浸润性,可穿插于周围正常横纹肌组织、脂肪组织之间,但肿瘤组织内无脂肪细胞。免疫组化肿瘤细胞呈 β-catenin 核阳性,SMA 阳性,不表达 S-100。

2. 纤维组织细胞瘤 位于浅表皮肤时需与脂肪瘤鉴别,前者由单核组织细胞样细胞、图顿巨细胞、炎细胞等组成,细胞呈短条束或车辐状排列,夹杂含铁血黄素沉积及少量炎细胞浸润,肿瘤边缘可与周围正常纤维组织及脂肪组织呈交错性生长,但肿瘤组织内无脂肪细胞,免疫组化不表达 S-100。

3. 成脂性孤立性纤维性肿瘤 又称脂肪瘤样孤立性纤维性肿瘤,为一种富含脂肪组织的孤立性纤维性肿瘤,肿瘤细胞呈短梭形或卵圆形,分布可有疏密不均。脂肪组织为非肿瘤性成分,注意不要误认为去分化脂肪肉瘤或非典型脂肪瘤性肿瘤 / 分化良好型脂肪肉瘤。免疫组织化学染色肿瘤细胞表达 CD34、bcl-2、CD99、STAT6。分子遗传学上存在 STAT6 基因易位。

4. 横纹肌肉瘤 当去分化脂肪肉瘤的去分化成分中出现异源性横纹肌肉瘤成分时,需要与横纹肌肉瘤相鉴别。通过广泛取材、仔细阅片,很容易发现后者无高分化脂肪肉瘤成分,且分子遗传学不存在异常 MDM2 基因扩增。

5. 黏液纤维肉瘤 由异型梭形纤维性细胞构成的恶性肿瘤,肿瘤间质多为黏液样,血管常薄壁且呈分支状,肿瘤细胞可出现胞内空泡,类似于单泡状 / 多泡状脂肪母细胞,易与黏液样脂肪肉瘤混淆。应用组织化学 AB/PAS 染色,黏液纤维肉瘤中假脂肪母细胞中含有黏液而非脂滴。分子遗传学上,黏液样脂肪肉瘤存在 DDIT3 基因易位。

第二节 实验室及其他检查指标与评估

一、实验室及其他检查指标

（一）实验室检查指标

脂肪肉芽肿患者血沉显著增快,白细胞计数轻度升高。常累及肝肾,可有肝肾功能异常,出现血尿和蛋白尿。骨髓受累可出现贫血、白细胞下降和血小板低下。补体降低、免疫球蛋白增高和淋巴细胞转化率降低。脂肪瘤患者血常规检查可见平均红细胞体积正常或稍高。血脂检查异常,伴有肝病者血常规检查可见白细胞减少,血沉加快,肝功能相关酶升高,总蛋白降低。脂肪瘤原发于胃时,可见红细胞减少,血红蛋白降低,大便潜血强阳性,血沉升高。脂肪瘤病患者血常规检查一般正常。长期酗酒患者,可有肝功能异常,血尿酸升高或血胆固醇增高,累及颈部可见甲状腺功能异常减退。脂肪肉瘤实验室检查无明显特异性,当出现恶病质表现时可有红细胞、血红蛋白降低,白细胞正常或轻度增高。

（二）病理检查指标

1. 病理形态学检查 脂肪组织疾病包括多种良恶性病变,其形态学诊断通常需观察组织的构成成分、脂肪细胞分化程度、异型性、核分裂数、有无坏死、边界等。

（1）脂肪坏死:多见于急性胰腺炎、乳腺或皮下脂肪组织损伤或手术后。大体呈境界不清的包块,质地稍韧,可伴有囊性变。早期坏死组织内可有中性粒细胞、淋巴细胞和浆细胞浸润,可见泡沫样组织细胞(又称黄色瘤细胞)聚集;随着疾病进展,间质可纤维组织增生,胶原化、钙化。残存脂肪细胞可呈奇异性多核细胞或多边形细胞。

（2）脂肪肉芽肿:又称脂质性肉芽肿性炎或脂膜炎。多见于中年女性,以四肢和躯干多发,大体通常为不规则结节,质地稍韧,边界不清。镜下为脂肪组织坏死并不等量淋巴细胞、浆细胞及组织细胞浸润聚集,间质纤维组织增生,钙化或胆固醇结晶,肉芽肿形成。

（3）脂肪瘤:为发生于成年人最为多见的良性脂肪源性肿瘤,多见于四肢或躯干体表组织,肿瘤体积大小不等。依据发病部位,可分为浅表和深部脂肪瘤,前者通常体积较小(<5cm),后者体积较大(>5cm);深部发生者相对少见。临床多为生长缓慢的无痛性包块。大体多为圆形、类圆形或分叶状结节,可有完整的纤维性包膜,切面淡黄色,油腻感,质地软或稍韧。镜下肿瘤组织由分化成熟的脂肪细胞构成,边界清楚,纤维性间隔分隔呈分叶状生长。依据肿瘤性成熟脂肪组织内所混合其他成分的不同,如血管、神经、平滑肌、软骨样基质等,可分为血管脂肪瘤、神经脂肪瘤、平滑肌脂肪瘤、软骨样脂肪瘤;依据肿瘤性脂肪细胞所混合其他细胞形态的种类和多形性,如良性梭形细胞、圆形细胞、多核巨细胞等,可分为梭形细胞脂肪瘤、多形性脂肪瘤等。

（4）非典型脂肪瘤性肿瘤/分化良好型脂肪肉瘤:是由类似于成熟脂肪细胞分化组成的肿瘤,并包含多少不等的脂肪母细胞和间质细胞。肿瘤多见于中老年人,发病部位以四肢深部软组织多见。大体肿瘤呈分叶状,境界较清楚,切面呈黄色或黄白色,当脂肪成分较多时,可类似于脂肪瘤外观。该组肿瘤依据成分和结构的不同,进一步分为脂肪瘤样脂肪肉瘤、硬化性脂肪肉瘤、炎症型脂肪肉瘤、梭形细胞脂肪肉瘤四种亚型,以脂肪瘤样脂肪肉瘤最多见,镜下由分化相对成熟的脂肪细胞组成,细胞大小有差异,可见核稍大深染异型脂肪母细胞,对诊断具有提示作用;肿瘤间质纤维组织增生,其内可见散在分布的核深染间质细胞。

（5）去分化脂肪肉瘤:由ALT/WDL去分化发展而来,去分化成分通常为非脂肪性,且两种成分之间可有移行或过渡;去分化成分可呈高级别形态,亦可呈低级别形态,前者多为高度恶性的多形性未分化肉瘤或纤维肉瘤形态,后者多为低级别纤维瘤病样形态。去分化成分少数情况下,可为同源性脂肪肉瘤分化,如多形性脂肪肉瘤样,亦可分为低级别和高级别形态。该肿瘤多见于中老年人,以深部软组织多见,如盆腔腹膜后、腹股沟、精索旁等。大体呈分叶状或多结节性,切面可见灰黄色脂肪样区域和灰白色质韧区域,可伴有出血坏死。镜下可见高分化脂肪肉瘤区域,以及去分化梭形细胞成分,后者以高级别恶性成分多见;亦可见其他异源性成分,如骨肉瘤、平滑肌肉瘤、横纹肌肉瘤等。

（6）黏液样脂肪肉瘤/圆形细胞脂肪肉瘤:多见于成年人,发病年龄较其他脂肪肉瘤年轻,多见于四肢深部软组织。大体肿瘤体积较大,多结节状,边界清楚,切面灰红色或灰白色,胶冻样,圆细胞成分较多者呈灰白色实性,鱼肉样。镜下肿瘤组织呈分叶状,可见较为一致的圆形或卵圆形原始间叶细胞、印戒样脂肪母细胞,间质富含特征性的纤细分支状"鸡爪样"薄壁毛细血管网,及黏液样基质,对诊断均具有提示作用;肿瘤内可见多少不等的圆形脂肪母细胞。圆细胞脂肪肉瘤由形态较为一致的小圆细胞组成,细胞质少,核浆比高,异型性明显(图4-1)。

（7）多形性脂肪肉瘤:一种高度恶性多形性肿瘤,多见于老年人,以四肢深部软组织好发。大体肿瘤体积较大,结节状,切面灰黄或灰白色,鱼肉样。镜下肿瘤组织边界不清,呈浸润性生长,可见数量不等多形性多空泡状脂肪母细胞,以及大量梭形、多边形、巨核或多核肿瘤细胞,异型性明显,呈多形性未分化肉瘤或纤维肉瘤样形态。脂肪母细胞细胞质内可见大小不等空泡,核深染,可见压迹;肿瘤组织内通常无ALT/WDL区域,亦无其他恶性间叶性肿瘤分化区域(图4-2)。

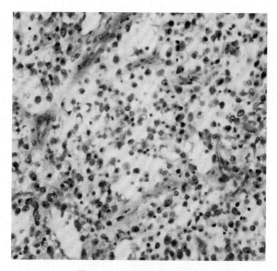

图 4-1　黏液性脂肪肉瘤

镜下可见多量肿瘤性圆细胞,分化差,细胞核呈圆形或卵圆形,可见核仁,异型性明显,部分细胞质内可见空泡,核挤压呈新月形,向脂肪母细胞分化,HE×200。

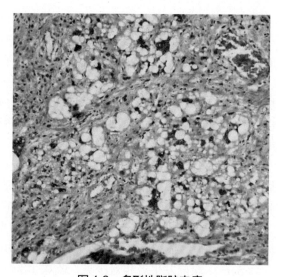

图 4-2　多形性脂肪肉瘤

镜下可见肿瘤性脂肪母细胞,大小形态不一,细胞质内可见大小不等空泡,细胞核不规则形,可见核切迹,HE×200。

2. 免疫组化检查　脂肪细胞肿瘤通常表达 S-100,对于怀疑 ALT/WDL,可选择 S-100、p16、MDM2、CDK4 进行诊断和鉴别诊断,而 DDLS 内的高分化脂肪肉瘤成分亦可表达这些标记,对鉴别其他恶性梭形细胞肿瘤具有鉴别作用。其他脂肪组织肉瘤则通常只表达 S-100。可联合检测 SMA、desmin、EMA、calponin、CD34 等排除其他相似肿瘤。

3. 分子遗传学检查　脂肪组织源性肿瘤具有多种遗传学异常,目前临床上较为常用的是选择应用 FISH 检测 *MDM2* 基因是否存在异常,ALT/WDL、DDLS 大多存在该基因的扩增;而超过 90% 的黏液样脂肪肉瘤具有 *FUS-DDIT3* 融合性基因,对诊断具有辅助作用,尤其是当与脂肪母细胞瘤进行鉴别诊断时。

（三）影像学检查指标

影像学检查借助 CT 值的测量和 MRI 的脂肪抑制序列推测出病变内含有脂肪成分,是诊断脂肪组织疾病的关键。

1. 良性脂肪组织疾病影像学检查　脂肪坏死的影像学表现与其病理基础密切相关,MRI 表现具有一定的特征性,并在一定程度上反映了其病理特征。X 线片对良性脂肪组织疾病诊断帮助不大,较大的脂肪瘤在 X 线片表现为低密度肿块影,边界清楚,这是由于脂肪组织比周围肌肉组织更易被 X 线穿透所致。CT 和 MRI 均可对脂肪瘤作出定性诊断。CT 能发现 X 线片不能显示的脂肪瘤,肿瘤 CT 值为脂肪密度。MRI 对脂肪瘤具有特征性的信号改变,T_1WI 和 T_2WI 均显示为皮下脂肪类似的高信号,脂肪抑制图像呈低信号,呈圆形、分叶状和不规则形。边界清楚,信号多均匀,部分脂肪瘤在 MRI 上可出现低信号的细条索状分隔,病理上为瘤组织内的纤维组织梁索分隔。

2. 中间型脂肪组织疾病影像学检查　新的 WHO 分类将分化良好型脂肪肉瘤归为中间型肿瘤,生物学行为上具有局部侵袭性的脂肪细胞源性低度恶性间叶源性肿瘤。X 线片上由于含有较多脂肪成分可表现类似于良性脂肪瘤样的透亮影。CT 平扫表现为脂肪样低密度肿块,CT 值在 −60～−120HU,增强扫描可无强化或仅轻微强化。MRI 上显示瘤体所含较多的脂肪成分,在 T_1WI 和 T_2WI 可见片状高信号区,其信号强度类似于皮下脂肪信号,间隔以等信号较厚的条索影(图 4-3)。

3. 恶性脂肪组织疾病影像学检查　低分化脂肪肉瘤包括黏液样脂肪肉瘤、去分化脂肪肉瘤和多形性脂肪肉瘤。X 线片常表现为非脂肪密度的软组织肿块影。CT 上可呈等密度或稍低密度,肿瘤内可出现出血和坏死灶。黏液样脂肪肉瘤因含黏液样基质在 MRI 上 T_1WI 呈等信号，T_2WI 呈高信号，少数肿瘤可见少量脂肪信号。去分化脂肪肉瘤和多形性脂肪肉瘤缺乏明显的脂肪信号，其信号表现和其他恶性软组织肉瘤不易区分。

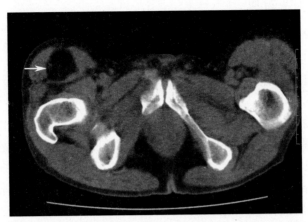

图 4-3 分化良好型脂肪肉瘤 MRI 检查结果显示 T_1WI 稍高信号而 T_2WI 明显高信号，内见低信号条索状间隔，T_2WI 抑脂序列呈混杂高信号，偶见增强扫描后轻中度延迟强化，而中央低密度区无变化

二、检查指标的评估

（一）实验室检查指标

脂肪组织病变血液学检查在一般情况下，这些实验室检查结果由于并不具有特异性，多无明显异常，没有特定的实验室检查可以准确地评估软组织肿物，因此很少用于评估软组织肿瘤。感染性肿物可以出现白细胞计数、红细胞沉降率和 C 反应蛋白的升高。当累及肝肾，可有肝肾功能异常。骨髓受累可出现三系减少表现。恶性肿瘤出现恶病质表现时可有红细胞、血红蛋白降低，白细胞正常或轻度增高。

（二）病理检查指标

脂肪组织肿瘤和瘤样病变的诊断，需要仔细辨别脂肪细胞的分化程度，以及间质的变化。良性肿瘤或瘤样病变内脂肪细胞分化成熟，或为宿主脂肪组织；中间型肿瘤内脂肪细胞的分化接近成熟脂肪，但大小不一致；脂肪肉瘤可见多量脂肪母细胞，分化程度不一。当肿瘤位于浅表部位或四肢深部软组织的肿瘤，通常需考虑 ALT/WDL、DDLS、黏液样脂肪肉瘤等；当肿瘤发生于躯体深部软组织，如腹膜后，应首先考虑分化良好型脂肪肉瘤或去分化脂肪肉瘤，通常黏液样脂肪肉瘤罕见发生。免疫组化标记 P16、MDM2、CDK4、S-100 组合性套餐对于诊断分化良好型或去分化脂肪肉瘤有提示作用；对于脂肪源性肿瘤，当分子检测 *MDM2* 基因扩增时，应考虑分化良好型或去分化脂肪肉瘤，而当 *CHOP* 基因发生易位时，应考虑黏液样脂肪肉瘤。因此，该组疾病的诊断在病理特征方面主要强调形态学观察。其他可参考的诊断指标有发病年龄、病程、发病部位、肿瘤体积、边界、免疫指标表达情况及分子遗传学异常等。

（三）影像学检查指标

由于脂肪组织比周围肌肉组织更易被 X 线穿透，因而脂肪组织疾病 X 线片表现为低密度肿块影。CT 和 MRI 均可对脂肪组织疾病作出定性诊断，CT 能发现 X 线片不能显示的脂肪瘤，肿瘤 CT 值为脂肪密度。MRI 对脂肪瘤具有特征性的信号改变，T_1WI 和 T_2WI 均显示为脂肪类似的高信号，脂肪抑制图像呈低信号。

第三节　实验室及其他检查指标的临床应用

一、检查指标的筛选原则

（一）实验室检查指标

脂肪组织病变血液学检查在一般情况下，这些实验室检查结果由于并不具有特异性，多无明显异常，当伴随感染时可出现白细胞计数、红细胞沉降率和 C 反应蛋白的升高。

（二）病理检查指标

病理相关各项指标需以形态学观察为前提，适当给予诊断和鉴别诊断相关的其他指标。当不确定是否为脂肪母细胞或脂肪细胞源性肿瘤时，可应用免疫组化检测，不仅能帮助判断细胞属性，而且可辅助鉴别肿瘤性质（良性与恶性）及组织学类型，常用的标记有 S-100、MDM2、CDK4、p16 等。组织化学染色法，如油红 O、苏丹Ⅲ亦可帮助鉴别是否为脂肪细胞。对黏液样脂肪肉瘤和黏液纤维肉瘤进行鉴别时，可选择 AB/PAS 染色，黏液纤维肉瘤中假脂肪母细胞呈阳性，提示细胞质内为黏液而非脂滴。分子遗传学异常可用于鉴别诊断脂肪瘤与 ALT/WDL，非脂肪源性梭形细胞肿瘤与 DDLS，以及脂肪母细胞瘤与黏液样脂肪肉瘤。在检测方法的选择上，黏液样脂肪肉瘤的 *FUS-DDIT3* 融合性基因可通过 RT-PCR 检测；FISH 方法可检测分化良好型脂肪肉瘤或去分化脂肪肉瘤的 *MDM2* 基因扩增，以及黏液样脂肪肉瘤的 *DDIT3* 基因易位。

（三）影像学检查指标

1. X 线片在脂肪组织疾病的诊断方面提供的信息比较局限。但该检查经济方便，并且可以对病变的部位、大小、密度、骨的侵犯等情况提供有利信息。

2. CT 表现为脂肪样低密度肿块，所测的肿瘤 CT 值为脂肪密度，CT 值在 $-120 \sim -60HU$，增强扫描可无强化或仅轻微强化。同时可以显示大部分软组织病变的范围，清楚地判断软组织病变位置，了解病变与周围组织的关系。

3. MRI 在反映软组织病理特性上明显优于 CT，MRI 对脂肪源性肿瘤具有特征性的信号改变，T_1WI 和 T_2WI 均显示为脂肪类似的高信号，脂肪抑制图像呈低信号。某些特殊类型脂肪肉瘤缺乏明显的脂肪信号，其信号表现和其他恶性软组织肉瘤不易区分。

4. 超声是应用方便且相对廉价的无创性影像检查方法，在软组织肿瘤的诊断中起着重要作用。多数肿瘤表现无特异性。因此，超声的作用在于证实可疑病变，确定病变大小、体积和轮廓，了解肿瘤的内部结构，导引活检。

二、检查指标的实际应用

（一）在脂肪组织疾病诊疗中的应用

1. 病理检查是确诊脂肪组织肿瘤良恶性的必须检查手段，同时又可以确定组织学来源和类型，是该类疾病确诊的"金标准"，必要时可辅助免疫组织化学染色、组织化学染色和分子遗传学检测。具有 *MDM2* 基因和 / 或 *CDK4* 基因扩增的脂肪肉瘤，对肿瘤治疗有一定提示作用，如可试探性应用其靶向抑制剂。

2. 实验室血液学检查在脂肪组织疾病中多无明显异常，不具有特异性。

3. 影像学检查借助 CT 值的测量和 MRI 的脂肪抑制序列推测出病变内含有脂肪成分，是诊断脂肪组织疾病的关键。同时还可以显示病变组织与周围神经、血管、骨骼等的关系：CT 可以显示病变组织邻近骨有无破坏情况；MRI 能清楚显示病变组织与周围重要血管、神经的关系，肿瘤范围及出血、坏死等情况。

（二）在脂肪组织疾病预后中的应用

1. 病理检查中组织学类型对生物学行为有一定提示作用，如分化良好型脂肪肉瘤相对于非典型脂肪瘤样肿瘤而言，虽然同属于中间型肿瘤，但前者常因切除不净而多次复发，甚至去分化。黏液样脂肪肉瘤中圆形细胞成分的多少，往往与肿瘤的预后相关，以往认为的圆细胞脂肪肉瘤呈高级别形态，预后最差。免疫组织化学相关肿瘤预后标记，如 p53、Ki-67 等可反映肿瘤细胞增殖活性情况，Ki-67 指数越高，通常肿瘤细胞分裂增殖能力越高，恶性程度越高。

2. 实验室血液学检查在脂肪组织疾病中多无明显异常，不具有特异性，很难起到指导预后的作用。

3. 影像学在软组织肿瘤预后评估方面具有重要的意义。MRI 对肿瘤的局部复发特别敏感，无论是手术切除或放、化疗，MRI 均可对复发作出明确诊断，长 T_1 长 T_2 异常信号的结节状病变，可疑为复发，更可疑的征象为团块样病变并向周围软组织浸润和骨质破坏。T_1WI 呈低信号、T_2WI 呈中等信号或低信号，信号均匀一致，通常反映了手术后或放、化疗后的慢性纤维化和瘢痕形成。MRI 也可通过观察肿瘤组织信号强度变化、瘤体大小、瘤周水肿的轻重、瘤体边缘轮廓清晰与否来监测肿瘤放、化疗的效果，推测预后。

（三）在脂肪组织疾病随访中的应用

脂肪组织肿瘤的短期影像学随访指某些恶性肿瘤在接受辅助化疗后，在术前对原发肿瘤进行 MRI 和胸部 CT 扫描以确定肿瘤分期，进而确定手术方案。其次可以通过影像表现来评估肿瘤对化疗的反应。ECT 可显示复发病灶处核素浓聚，发现可能伴发的邻近骨质破坏情况。长期影像学随访的重要部位之一是易发生转移的肺组织，故定期进行 X 线片和 / 或 CT 检查是十分必要的。随访过程中，当出现原发部位肿瘤复发或远处脏器转移，均需要对复发灶和转移灶进行病理学检查，通过细胞病理或组织病理对肿瘤性质和类型进行鉴别。

案例 4-1

【病史摘要】 患者，男，46 岁。发现右大腿肿块 3 月余。

【实验室检查】 MRI：右侧大腿深部外侧见软组织肿块影，大小约 7.4cm×4.8cm×15cm 信号不均匀，边界不清 T_1WI，T_2WI 呈混杂信号，脂肪抑制后病变内见条片状高信号（图 4-4）。CT 检查：右

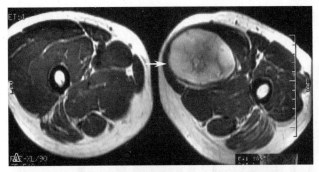
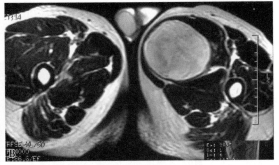
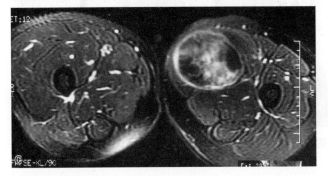

图 4-4　左大腿分化良好型脂肪肉瘤 MRI 检查

类圆形肿块在 T_1WI 呈稍高信号（A），T_2WI 呈明显高信号（B）；在脂肪抑制 T_2WI 肿块内呈低信号部分提示为脂肪成分，片状高信号部分为非脂肪组织（C）。

大腿外侧见巨大团块状混杂密度影，最大直径约为 15.5cm，其内见较多混杂脂肪样密度影，肿块周围及皮下软组织明显增厚，肿胀伴低密度渗出，肿块分界不清。B 超检查：右大腿皮下脂肪层内实性团块，性质待定；右侧腹股沟区未探及明显肿大淋巴结。实验室血液检查阴性。

【病理检查】 全身麻醉下行肿瘤切除术，术中行冰冻病理检查：右大腿非典型脂肪瘤性肿瘤，待石蜡包埋进一步确诊。术后镜检：肿瘤细胞主要由成熟的脂肪组织和少量的脂肪母细胞组成，并由纤维组织分隔成大小不等的脂肪小叶，小叶内的脂肪细胞大小不一致，在纤维性分隔内可见散在的核深染、外形不规则的异型梭形细胞和畸形细胞。多泡状和单泡状脂母细胞多少不等，其中脂母细胞胞质内见透亮的小空泡，界限清楚，核贴于细胞一侧，核大、深染、核形扭曲，有三角形、不规则形，质少，个别可见到核仁（图 4-5）。免疫组化：肿瘤细胞弥漫性表达 vimentin 阳性，S-100、SMA、D2-40、MBP、NSE、CD34、CD68 均阴性，Ki-67 阳性，增殖指数 <1%。

【诊断】 右大腿非典型脂肪瘤性肿瘤 / 分化良好型脂肪肉瘤。

【案例分析】 本例患者为发现右大腿肿块 3 月余，具体性质不定，影像学检查提示肿瘤密度混杂，考虑恶性肿瘤可能，于是行全身麻醉下肿瘤切除术，术中冰冻病理检查考虑为非典型脂肪瘤性肿瘤，术后石蜡包埋进一步确诊，结合免疫组化指标，诊断为非典型性脂肪瘤性肿瘤 / 分化良好型脂肪肉瘤。

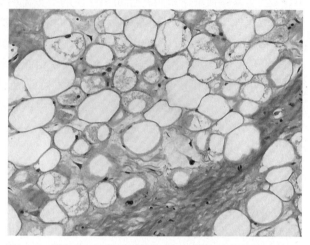

图 4-5　镜检显示：肿瘤细胞主要由成熟的脂肪组织和少量的脂肪母细胞组成，并由纤维组织分隔成大小不等的脂肪小叶，小叶内的脂肪细胞大小不一致，在纤维性分隔内可见散在的核深染、外形不规则的异型梭形细胞和畸形细胞 HE×200。

案例 4-2

【病史摘要】 患者，女，52 岁。发现左大腿肿块半年余。

【实验室检查】 左大腿 MRI 检查示 T₂WI 稍高 - 高信号，内见多发线状低信号分隔，厚薄均匀，T₁WI 等信号，内见斑片状高信号，内部见斑片状、絮状轻度不均匀强化，边缘及分隔轻度强化（图 4-6）。

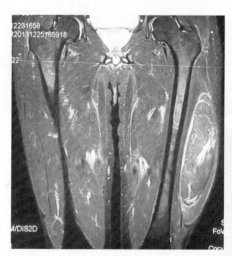 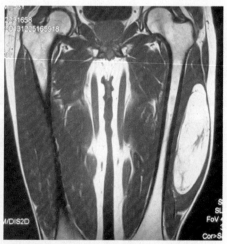

图 4-6　MRI 检查结果显示：T₂WI 稍高 - 高信号，内见多发线状低信号分隔，厚薄均匀，T₁WI 等信号，内见斑片状高信号，内部见斑片状、絮状轻度不均匀强化，边缘及分隔轻度强化

实验室血液检查阴性。

【病理检查】　左大腿 B 超引导下穿刺标本送检病理。镜下见大量黏液样基质及散在分布的脂肪母细胞，并见处于不同分化阶段的不成熟脂肪细胞散在分布于黏液样基质内，考虑黏液样脂肪肉瘤。腰麻下行左大腿肿瘤切除术，术中见左大腿内后侧有一约 12cm×14cm×28cm 大小肿瘤，呈一大一小分叶状，包膜尚完整，坐骨神经在其后方，未侵犯。切下称重 2.1kg。术后行病理检查，镜下表现为在黏液样背景中见大量纤细的多分支状毛细血管网，似"鸡爪"样的血管；部分区域呈扩张的肺泡样，囊腔内有粉红色的颗粒状黏液样物，具有典型"肺水肿"样形态表现，由不同成熟阶段的脂肪母细胞组成，多数为核端小空泡型及小印戒细胞型脂肪母细胞，上述细胞核多数浓染，有压凹或形状不规则，轻度异型，核分裂象罕见，亦可见散在较成熟的脂肪细胞（图 4-7）。免疫表型为"鸡爪"样血管阳性表达 CD34，肿瘤细胞 S-100、vimentin 均阳性，Ki-67 增殖指数 10%～30%，CK、EMA、SMA、NSE 均阴性。免疫组化结合肿瘤形态考虑为黏液样 - 圆形细胞脂肪肉瘤。

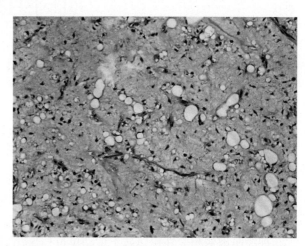

图 4-7　镜检显示：大量黏液样基质及散在分布的脂肪母细胞，可见处于不同分化阶段的不成熟脂肪细胞散在分布于黏液样基质内

HE×200。

【诊断】　左大腿软组织黏液样 / 圆形细胞脂肪肉瘤。

【案例分析】　本例患者为发现左大腿肿块半年余，因大腿软组织较丰富，位置较深的肿瘤病理类型不能明确，影像学检查提示恶性肿瘤可能，B 超引导下穿刺标本送检病理考虑黏液样脂肪肉瘤。腰麻下行左大腿肿瘤切除术，肿瘤大体标本呈分叶状，包膜尚完整。结合病理镜下检查和免疫组化诊断为黏液样 - 圆形细胞脂肪肉瘤。

小　结

脂肪组织疾病可分为良性脂肪组织疾病、中间型脂肪组织疾病和恶性脂肪组织疾病。其中良性脂肪组织疾病以良性脂肪瘤最为多见，好发生于体表皮下脂肪组织。中间型病变是在生物学行为上具有局部侵袭性的脂肪细胞源性低度恶性间叶源性肿瘤，以 ALT/WDL 最为多见。组织学上由较成熟的脂肪组织构成，但细胞常大小不一，伴散在的深染异型核及脂母细胞。它是一种中间型局部侵袭性的肿瘤，即可复发，不转移，但可进展为高度恶性的 DDL。恶性脂肪组织疾病多为脂肪组织恶性病变为脂肪肉瘤，是一种由分化程度及异型程度不等的脂肪细胞所组成的恶性肿瘤，是最常见的软组织肉瘤之一。依据形态学特征，进一步分为去分化脂肪肉瘤、黏液样脂肪肉瘤、多形性脂肪肉瘤。脂肪组织疾病在组织学上有时难以鉴别，需综合分析临床症状和体征、实验室检查、病理检查和影像学检查进行诊断和治疗。

（邵增务　刘秋雨　施　琼　高振华）

第五章

肌肉组织疾病

肌肉组织疾病在临床中较常见并且种类繁多,依据其主要组织的发生基础和生物学行为的不同,分为肿瘤性病变和非肿瘤性病变,其中前者包括平滑肌源性和横纹肌源性良恶性肿瘤,以及中间性肿瘤;后者则包括多种不同病因类型病变,其中最为多见的是神经肌肉病相关性疾病。

第一节 概　　述

神经肌肉病相关性疾病属于运动单位病变,按照运动单位的组成部分,大致分为运动神经元病、周围神经病、神经肌肉接头病、肌病;其中涉及肌肉组织疾病的有多发性肌炎、皮肌炎、重症肌无力(myasthenia gravis,MG)等,由于诊断该类疾病涉及临床、电生理、病理、生化、分子生物学等多种技术,通常诊断难度较大,需要加强多个学科合作,以及探索新的规范化临床辅助诊断技术。不同种类的肌肉组织源性肿瘤在性别、年龄和发病部位上具有不同的特点,生物学行为和预后方面也大有差别。平滑肌源性良恶性肿瘤有:皮肤平滑肌瘤、器官相关性平滑肌瘤、深部软组织平滑肌瘤、转移性平滑肌瘤、深部软组织平滑肌肉瘤、子宫平滑肌肉瘤等。横纹肌源性良恶性肿瘤有:心脏横纹肌瘤、胚胎性横纹肌肉瘤(embryonal rhabdomyosarcoma,ERMS)、腺泡状横纹肌肉瘤(alveolar rhabdomyosarcoma,ARMS)、间变性横纹肌肉瘤、多形性横纹肌肉瘤等。

一、临床症状和体征

该组疾病的症状和体征常与病变所在部位有关。神经肌肉疾病临床表现与受损伤的不同节段运动单位有关,且由于致病因素、性质、程度和作用时间等各不相同,其临床表现也大不一样。归纳起来可多达十余种,通常最为常见的是肌无力,包括近端型肌无力、远端型肌无力、间歇发作性肌无力、短期内快速发展性肌无力以及持续缓慢性肌无力;其他临床表现有肌萎缩、肌肉肥大、肌疲劳、肌肉疼痛、肌纤维颤动和肌束颤动、肌强直、运动后痛性肌痉挛、肌张力异常、腱反射异常等。属于神经肌肉接头疾病的MG,典型的临床表现为波动性疲劳和肌无力,可局限于眼外肌,亦可累及眼内肌、延髓肌和四肢肌等全身肌肉组织;约85%的患者可出现眼睑下垂、复视,且眼睑下垂通常为不对称性,多无瞳孔改变。

肿瘤性病变中,一般良性肿瘤生长缓慢,临床常表现为软组织肿胀或可触及不具体肿块,部分患者因无意中发现肿块前来就诊,部分患者可伴不适、疼痛或压痛;恶性肿瘤短期内生长迅速,无特异性症状,可因肿瘤增大而出现神经受压、关节活动受限等症状,少数恶性肿瘤晚期患者可出现淋巴结肿大症状。需要注意的是,肌肉组织来源肿瘤常与其他间叶源性良恶性肿瘤在症状上难以区分,甚至肌肉组织来源良恶性肿瘤之间,以及肿瘤与非肿瘤之间有时也具有相似临床表现。大致上可分为局部症状和全身症状。其中局部症状可涉及消化系统、女性生殖系统、呼吸系统等(表5-1);全身症状多见于肉瘤患者,可出现体重减轻、慢性贫血、营养不良等症状。体格检查方面,以局部肿块所导致的压痛为主;发生于心脏的横纹肌瘤,常由肿瘤压迫导致血流动力学异常,可表现为心脏杂音、心律失常、瓣膜狭窄或关闭不全、房室传导阻滞等。恶性肉瘤晚期可出现全身多发淋巴结肿大等。

表 5-1　肌肉组织肿瘤常见局部症状

累及系统	局部临床表现
消化系统症状	早期可无明显自觉症状,随着瘤体不断增大,可相继出现吞咽困难、胃灼热和胸骨后疼痛等;发生于胃体部或幽门时,可触及腹部包块;位于深部软组织的平滑肌肉瘤可表现为腹痛、腹胀、腹部肿块、恶心呕吐等
女性生殖系统症状	多表现为阴道出血、压迫、月经增多、腹痛、不孕等;发生于外阴区平滑肌肉瘤可伴有皮表溃疡、疼痛、瘙痒等
呼吸系统症状	呼吸困难、咳嗽、咳痰等表现;发生于鼻部的横纹肌肉瘤可表现为鼻窦炎相关症状
心血管系统症状	累及心脏时,可出现心脏症状如心慌、胸闷、胸痛、晕厥等,严重者可导致猝死
浅表皮肤	可表现为隆起于皮肤的斑块,或小丘疹样凸起,或结节样外观,良性者可伴有疼痛,恶性者生长迅速,境界不清,可出现溃烂、隆起、红肿等,且不易推动
其他	发生于膀胱的横纹肌肉瘤多表现为尿潴留

二、病因和发病机制

神经肌肉疾病的致病因素多样,可涉及环境、感染、遗传、物理损伤,也可由其他肿瘤性病变引起。例如,导致 MG 肌无力的原因通常为神经 - 肌肉接头的传递障碍,血清中的乙酰胆碱受体(AChR)抗体作用于突触后膜的乙酰胆碱受体并影响其功能,降低了肌肉的去极化;部分患者体内亦可检测到肌肉特异性激酶(MuSK)抗体,该抗体可促进神经 - 肌肉接头突触后膜处 AChR 的聚集;此外,MG 患者常伴有胸腺的异常,65% 合并胸腺增生,10% 合并胸腺瘤,伴有肿瘤的 MG 患者常出现全身性肌无力。肌营养不良的发生通常与基因突变相关,由突变导致编码的骨骼肌质膜、细胞骨架和细胞外基质各种蛋白成分的缺陷引起肌纤维膜缺陷,细胞内二价钙离子浓度升高,进而激活内源性蛋白酶,导致肌纤维溶解变性与坏死等一系列变化。

肌肉组织肿瘤发病率不详,但良性肿瘤至少是恶性肿瘤的 10 倍,致病因素有基因、放疗、环境、感染、创伤等。子宫平滑肌瘤是多因性良性肿瘤,其发病的高危因素有年龄、种族、初潮年龄过早等。其发病机制尚无定论,有研究提示,肌肉组织中可检测到间隙连接蛋白(connexin,CX)特异性表达,且受性激素调节,对肌肉收缩的协调性有重要作用,其中 *CX43* 异常表达与子宫平滑肌瘤的发生具有相关性,可能是其重要标志物。也有研究表明子宫平滑肌瘤中雌孕激素受体含量较正常子宫肌肉组织明显升高,肿瘤的发生可能与雌二醇和雌激素受体的高表达有关。平滑肌肉瘤的诱发因素尚不明确,对于免疫功能严重低下者,如艾滋病、移植后患者、Epstein-Barr 病毒感染等可能与其相关;其潜在的遗传学发病机制尚不清楚,各发病部位的肿瘤可有复杂的异常染色体变异,最为常见的异常基因为 *RB1* 基因缺陷所导致的细胞周期紊乱,以及 *PTEN* 基因缺失所导致的 PI3K/AKT 通路的激活。

横纹肌瘤的发病因素目前仍不明确。有学者指出,胎儿型横纹肌瘤中可发现 *PTCH* 基因突变,从而引起 Hedgehog 信号通路调节紊乱可能参与其肿瘤发生。横纹肌肉瘤的发病因素可能涉及散发性或分子遗传学突变,明确的肿瘤致病因素尚未发现。遗传学改变可以表现为遗传基因的杂合性缺失、甲基化异常、DNA 突变等。80% 的腺泡状横纹肌肉瘤具有特征性染色体易位 t(2;13)(q35;q14)(60%～70%)和 t(1;13)(p36;q14)(10%),分别形成 *PAX3-FOXO1* 和 *PAX7-FOXO1* 融合性基因,该融合性基因均由 *PAX3* 或 *PAX7* 的 5' 外显子与 *FKHR* 的 3' 外显子融合而成,其形成的融合基因编码新的转录因子由 *PAX3* 或 *PAX7* 的 DNA 结合域与 *FKHR* 转录活化结构域组成;新的转录激活子通过异常驱动多种基因的表达促使肿瘤发生发展,例如 *PAX3-FOXO1* 融合性基因特异性表达相关的信号通路因子有 *FGFR4*、*JARID2*、*N-MYC*、*MET*、*CXCR4* 等,此外还包括其他信号通路异常,如 *RAS* 信号通路、*YAP1* 信号通路、*p53* 通路和 miRNAs 调节异常。

三、临床诊断和鉴别诊断

临床医生应结合患者的临床表现、组织病理学、影像学检查等进行肌肉组织疾病的诊断，主要依赖于组织病理学诊断。女性子宫平滑肌瘤通过临床表现和影像学，大多可以作出明确诊断。其他部位良恶性肌源性肿瘤临床及影像学表现无特征性，需要通过病理诊断最终确诊组织学类型。

（一）诊断标准

1. 肌肉组织疾病 TNM 分期的影像学诊断标准　所涉及的影像学检查方法包括 X 线片、CT、MRI、超声等，各检查方法对肌肉组织源性良恶性肿瘤的辅助诊断的优缺点不尽相同，其相应的诊断标准也稍有差异。

当怀疑软组织病变时，需要对病变进行定位、定性诊断时，应常规先行 X 线片筛查。对于 X 线片表现异常，但不能确定病变性质时，可进行 CT 检查，用以发现 X 线片上未见的软组织微小钙化、含铁血黄素沉积以及软组织肿瘤或肿瘤样病灶侵袭邻近骨所致的骨皮质或髓质的细微病灶或骨膜新生骨，并进一步依据 CT 值大小区分含脂肪或液体的肿块。需对肿瘤进行更精确的定位、定量和定性诊断时，可考虑采用 MRI 检查，MRI 在骨和肌肉系统尤其在软组织肿瘤和肿瘤样病变的诊断和鉴别诊断上的价值远超过其他成像手段。依据 MR 信号强度可推测病变的性质，T_1WI 上所显示的高信号常见于含脂肪的肿瘤、亚急性出血、钆螯合物的对比增强，而 T_2WI 上低信号可见于含细胞成分和 / 或纤维成分多的肿瘤、含铁血黄素沉着、移植术后及骨水泥。钙化及骨化在所有序列成像均无信号显示，故容易识别。一般而言，大多数肿瘤在 T_1WI 上呈低或中等信号，T_2WI 呈高信号。但必须指出，一些非肿瘤性软组织病变，例如炎症、不同时期的出血、水肿也都可能有类似的 MR 信号表现。此外，对于含钙化或骨化组织的评估应以 X 线片或 CT 为主，因 MRI 对该类病变的评估时 MR 信号容易丢失而影响判断。超声检查可证实或排除肿块的存在，鉴别病变的囊实性，多普勒超声可评估病变的血管情况，对肿瘤良恶性、肿瘤与非肿瘤的鉴别有一定的参考价值。

2. 组织病理学诊断是肌肉组织疾病确诊和治疗的依据

（1）神经肌肉疾病：最常涉及病理学诊断的病变有肌营养不良等，其临床表现和类型各有不同，但病理变化大致区域一致。可表现为肌纤维数量和体积的变化，数量减少、体积缩小、变圆是本病主要的病理学变化，伴随有肌纤维退变、坏死和再生，肌核变化，数量增多、体积增大或形态变异、核内移等，同时出现间质纤维化和脂肪组织代偿性增生等变化。

（2）良性肿瘤或瘤样病变：是指分化好的类似于正常的平滑肌细胞或横纹肌细胞呈肿瘤性或错构性增生，呈膨胀性生长，形成境界清楚的肿块，可有或无纤维性包膜。该组病变多发生于四肢皮下、骨骼肌内，也可发生于深部软组织、盆腹腔、腹膜后等部位。位于浅表部位的肿瘤体积通常较小，深部发生者可较大，可 >5cm；形态学上平滑肌细胞或横纹肌细胞无明显异型性，细胞均匀分布，细胞质红染，可见肌丝或横纹。平滑肌瘤的肿瘤细胞核长杆状，两端钝圆，呈雪茄烟样，对诊断具有提示作用；横纹肌瘤中分化成熟的横纹肌细胞，细胞质深嗜红染，多数可见的细胞质内横纹，部分肿瘤内可见蜘蛛样细胞（细胞质内空泡状，空泡中央少量嗜红染，细胞质呈放射状或条索状向周边延伸，即所谓蜘蛛样细胞），对诊断均具有提示作用。肿瘤细胞核分裂象罕见或少见，多无病理性核分裂，无坏死，可有变性或退行性变，如纤维化、玻璃样变、钙化、黏液样变，偶尔可见骨化，亦可出现脂肪化生。

（3）恶性肿瘤：即平滑肌肉瘤或横纹肌肉瘤，是指具有平滑肌或横纹肌特点的细胞构成的恶性肿瘤。平滑肌肉瘤通常位置深、体积大、细胞密度高、异型性明显，核分裂象活跃，具有病理性核分裂象，肿瘤边缘呈浸润性生长方式，以及肿瘤性坏死。横纹肌肉瘤多见于青少年，发生部位以头颈部、泌尿生殖道，四肢相对少见，头颈部多发生于眼眶、口腔、鼻咽鼻道、耳道等部位，泌尿生殖系统以睾丸旁、阴囊、膀胱等部位常见。组织形态学上肿瘤细胞显示不同程度骨骼肌分化，其不同组织学分型在一定程度上可反映肿瘤细胞的分化程度、细胞成分和生长方式。对于发生于儿童和青少年的头颈部或泌尿生殖系统的肿块,且短期内进行性增大者,首先应考虑横纹肌肉瘤。对于发生于中老年人四肢深部软组织的肿块,可考虑多形性横纹肌肉瘤的可能。

（二）诊断流程（图 5-1）

1. 根据患者主诉,详细采集病史资料,如病程长短、近期是否有增大、是否伴有疼痛或活动障碍、是否为初发或复发、既往治疗情况、是否存在诱发肿瘤发生的疾病、不良嗜好、特殊工作或致癌物质接触史等。

2. 全面系统的体格检查,重点是病变所在位置体征,如肢体活动度是否受限、浅表肿瘤活动度、是否与周围组织粘连、界限是否清楚、表面皮肤情况、是否伴有压痛、浅表淋巴结是否肿大等。

3. 收集各项辅助检查结果,包括肿瘤标志物检测、影像学、电生理、生化等检查。其中一般实验室检查项目包括血、尿、粪常规、免疫学和生化检验,影像学检查包括超声、X 线片、CT、MRI 和 PET-CT 等。

4. 组织病理学检查,包括免疫组织化学检测、组织化学染色、分子遗传学检测等。

5. 临床诊断。

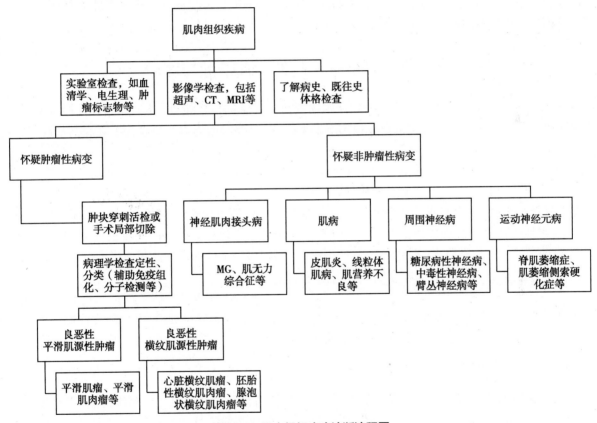

图 5-1 肌肉组织疾病诊断流程图

（三）鉴别诊断

肌肉组织良恶性肿瘤通常需要与形态相近的其他间叶源性良恶性肿瘤进行鉴别,其中良性肿瘤有胃肠道间质瘤、神经鞘瘤、纤维瘤病等,恶性肿瘤有恶性蝾螈瘤、神经母细胞瘤、恶性间皮瘤、骨外尤因肉瘤、恶性黑色素瘤、肉瘤样癌等。具体为:

1. 胃肠道间质瘤 主要发生于消化系统,尤以小肠和胃最为多见,目前认为该肿瘤是起源于胃肠道卡哈尔细胞的一种具有不同程度生物学行为的间叶源性肿瘤。组织学上分为梭形细胞型、上皮样型、混合型,易与平滑肌肿瘤相混淆,尤其是梭形细胞型胃肠道间质瘤,但后者肿瘤细胞条束状、漩涡状、栅栏状排列,核呈长梭形,可见核旁空泡。免疫组织化学表达 CD117、DOG1、CD34,不表达或灶性表达 SMA、desmin；分子遗传学大多具有 KIT 基因和血小板源性生长因子受体 α（PDGFRA）基因突变。

2. 神经鞘瘤　是由施万细胞分化的良性梭形细胞构成的肿瘤，属于周围神经鞘膜肿瘤，可发生于四肢和头颈部，通常具有明显包膜，组织形态学上多由交替分布的细胞密集区（Antoni A 区）和稀疏区（Antoni B 区）构成，细胞核呈梭形或波浪状，一端尖细，似逗点状。免疫组织化学表达 S-100、SOX-10、PGP9.5 等。

3. 恶性蝾螈瘤　其本质是恶性外周神经鞘瘤，是一种起源于周围神经或显示神经鞘不同成分分化的梭形细胞肉瘤，肿瘤组织内出现异源性成分如横纹肌母细胞时，称为恶性蝾螈瘤。横纹肌母细胞成分多少不等，圆形，细胞质嗜红染。免疫组织化学，梭形肉瘤细胞表达 S-100、SOX-10，不表达 desmin 和 myogenin；而横纹肌母细胞表型与之相反。

4. 骨外尤文肉瘤　发病年龄与横纹肌肉瘤相似，均好发于儿童和青少年，发病部位多见于脊柱旁和四肢软组织。组织形态学上，肿瘤组织主要由分叶状或巢片状小圆细胞组成，细胞大小较一致，细胞质少，可见菊形团形成，肿瘤细胞核可挤压形成核丝样形态，间质可出血。免疫组织化学标记肿瘤细胞表达 CD99、Fli-1，局灶表达 Syn、desmin，不表达 MyoD1、myogenin。大多数肿瘤具有 EWSR1 基因易位，与横纹肌肉瘤不同。

第二节　实验室及其他检查指标与评估

对怀疑神经肌肉疾病患者，临床医生通常需要进行详细的体格检查，并借助物理性检查手段如冰冷试验和滕喜龙试验，实验室检查和相关电生理检查，必要时增加影像学检查手段，综合分析结果进行诊断和鉴别诊断。

对疑似肌源性肿瘤患者，临床医生首先应对患者进行全面体格检查，如患者是否有明显消瘦，是否有明显腹胀、出血，是否有可触及的肿块；对患者进行触诊时，浅表肿块应注意是否与周围组织粘连、界限是否清楚，颈部和四肢是否有明显肿大淋巴结，腹部是否有明显肿块、压痛、肝脾肿大等，必要时胸腹部听诊等。常规体格检查是临床医生对病变进行前期和大致了解的重要环节，除此之外，仍需借助必要的实验室检查，本节就涉及肌肉组织疾病的实验室检查指标及其评估进行详细讨论。

一、实验室及其他检查指标

肿瘤组织强调早期发现、早期诊断、早期治疗，以确保患者病情得到尽早控制，提高临床治疗效果。临床医生根据病史和体格检查情况，选择合适的实验室检查手段，是保证疾病得到科学有效治疗的前提。

（一）影像学检查

尽管 X 线片简单易行，但在肌肉软组织疾病的诊断方面提供的信息比较局限，难以对病变进行确诊。尽管如此，仍不能低估 X 线片的价值，它可以提供有用的信息，如病变的部位、大小、密度、骨的侵犯等。有时，对某些特异性表现的病变则有助于诊断和鉴别诊断。X 线片检查经济方便，在临床上对可疑软组织肿块仍作为首选的影像学检查方法。

CT 检查有较高的软组织分辨率，用于检出软组织肿瘤或肿瘤样病变时，其密度分辨力远高于 X 线片，借助 CT 增强检查可以显示软组织病变位置、病变的范围以及病变与周围组织的关系。CT 对软组织病变内的组织成分也可以进行初步判断。一般而言，恶性肿瘤边缘部分的血管化程度要高于中心部位。CT 增强检查可反映血供的多少，血流量在不同肿瘤或同一肿瘤不同区域的差异性可被用于肿瘤的鉴别诊断。对于大多数软组织肿瘤，CT 增强检查进行定性诊断仍有困难，难以确定其组织生物学行为和类型。由于软组织肿瘤的组织成分产生的密度在影像上缺乏特异性，常难以确定其组织生物学行为和类型。

MRI 可用于病灶的定位、定量，甚至定性诊断，在反映软组织病理特性上明显优于 CT，其优越性包括多参数成像、软组织分辨率高、直接多平面成像、能利用流空现象进行血管成像、利用顺磁性物质进行对比增强。MRI 在不同脉冲序列不同成像参数条件下，借助不同组织成分呈现的信号差异来分辨不同组织的特性。脂肪组织在自旋回波序列或快速自旋回波序列 T_1WI 和 T_2WI 均呈高信号，脂肪抑制序列呈现低信号；组织水肿在 T_1WI 呈低信号，在脂肪抑制 T_2WI 呈高信号；纤维组织在 T_1WI 和 T_2WI 均呈较低信号。这些组织成分的特异性信号对确定软组织来源有很大的意义。梯度回波序列常用于增强 MRI 动态扫描，有利于观察软组织病变的血液灌注情况，以便从血供角度对肿瘤协助定性诊断。脂肪抑制技术可以提高对水分增加的软组织肿瘤的检出率，尤其对微小软组织病变的观察有很大帮助。但是，部分肿瘤可能因为与周围信号相似，有时会高估肿瘤的范围，而且由于脂肪界面显示模糊，也可能导致精确分级的困难。弥散加权成像通过表观弥散系数（ADC）值在不同组织中的差异对鉴别软组织肿瘤良恶性有一定意义。ADC 值是反映组织整体结构的"弥散常数"。正常肌肉组织内水分子自由扩散程度较低，而肿瘤组织微循环较正常组织快，其间质所占比例远高于正常组织，故瘤组织细胞外水分比例增加导致肿瘤组织内水分自由扩散程度较正常组织高，即 ADC 值高。磁共振波谱分析是对人体的组织代谢／生化环境以及化合物进行定量分析的无创伤性的方法，对观察软组织肿瘤有一定的潜力。在软组织肿瘤的定性诊断上，磁共振灌注成像的原理是利用对比剂首次通过局部组织并进而快速充盈其毛细血管床的特点，采用快速扫描技术对病变的微血管灌注循环情况和血管化程度进行观察。恶性肿瘤多在早期（2min 内）摄取对比剂，而炎症病变多相对较晚（2min 后）。MRI 动态增强扫描可将肿瘤和肌肉、肿瘤和瘤周水肿区别开来，并显示肿瘤血供的情况，同时也可根据有无强化、强化的程度及形态来判定病变的良恶性。增强扫描后强化部分反映组织的血管和灌注情况，但仍缺少诊断的特异性（图 5-2）。

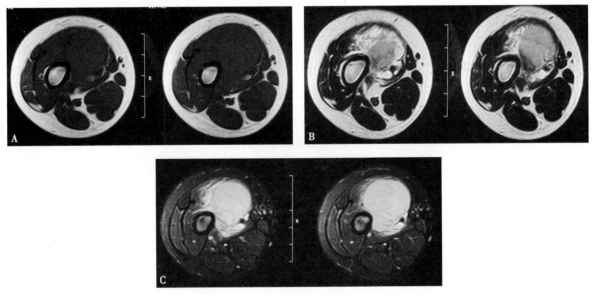

图 5-2 右侧大腿横纹肌肉瘤 MRI 平扫

患者男，3 岁，MRI 平扫显示右侧大腿中下段内侧深面肌群类椭圆形软组织肿块，与股骨相贴，大小约 30mm×36mm，在 T_1WI（A）呈等信号，在 T_2WI（B）及脂肪抑制 T_2WI（C）均呈高信号，周围软组织见边界不清的水肿信号影，邻近股骨未见骨质破坏。

超声是应用方便且相对廉价的无创性影像检查方法，在软组织肿瘤的诊断中起着重要作用。当临床检查扪及肿块但未发现任何骨骼异常症状与体征时，软组织应为检查的重点部位，此时超声可作为理想的筛查手段。但多数肿瘤超声影像表现无特异性，因此超声的作用在于证实可疑病变，确定病变大小、体积和轮廓，了解肿瘤的内部结构，引导活检，对于病变的检出、定位和定量是非常有意义的。此外，超声还可以区分局部肿块和水肿，以及实性和囊性的病变。但是，在良恶性肿瘤及炎性肿块的鉴别诊断方面，超声的作用还存有争议。

近年来，随着正电子发射计算机断层显像仪（PET）的临床应用，为软组织病变提供了一种有用的诊断方法。PET 应用的放射性药物为氟 -[^{18}F]脱氧葡萄糖，肿瘤组织对该药物的摄取量和蓄积量明显高于正常组织，尤其是恶性肿瘤的摄取量通常显著高于良性肿瘤的摄取量，通过标准摄取值（standardized uptake value，SUV 值）可以鉴别良恶性肿瘤。PET 对恶性肿瘤的敏感性很高，但特异性很低，通常代谢旺盛或血流丰富部位均可显示较高摄取量，难以对病变进行定性诊断，而且检查价格高，一定程度上限制了其在临床中的应用。

（二）病理检查

1. 病理形态学检查　非肿瘤性肌病中，肌营养不良可依据遗传基因缺陷、临床表型和病理学变化，分为不同类型，如抗肌萎缩蛋白病、肌带型肌营养不良、先天性肌营养不良、Emery-Dreifuss 肌营养不良和 Bethlem 肌病；面肩肱型肌营养不良（facio scapulo humeral dystrophy，FSHD）、眼咽型肌营养不良、肌强直型肌营养不良、远端型肌营养不良等。如 FSHD 属于染色体显性遗传性肌病，多在 20 岁之前发病，女性多见，面部肌首先受累，相继累及肩带肌和盆带肌。组织学上，肌纤维大小不一，平均直径较大，单条或小簇小纤维散在大纤维中为其特征性表现，肥大纤维多为Ⅱ型肌纤维。内核纤维和坏死纤维少见，肌内衣和肌束衣轻度纤维组织增生，可伴有梭内肌数量减少及炎细胞浸润。

平滑肌源性良性肿瘤或瘤样病变（表 5-2），其生物学行为呈现良性经过，多发生于皮肤或乳腺实质内，位于皮肤者多见于躯体和四肢，为真皮内平滑肌束的良性错构性增生；位于乳腺者多为增生的平滑肌束在乳腺小叶内或小叶外穿插性生长，与乳腺组织固有腺体、导管混杂存在。平滑肌瘤的发病部位与人体平滑肌组织解剖分布范围相一致，其中最为多见的是发生于女性生殖系统的平滑肌瘤，尤其是子宫肌壁；其他相对少见的为皮肤平滑肌瘤、深部软组织平滑肌瘤等。如器官相关性平滑肌瘤，最常发生于女性生殖系统和消化系统，如子宫、食管、胃、大小肠，大体常境界清楚，呈膨胀性生长，可位于黏膜或内膜层、肌壁间、浆膜下或阔韧带等部位，最大径范围可不足一厘米至十余厘米不等，切面实性，质韧，灰白色，编织状。镜下由分化成熟平滑肌细胞成束状或片状或编织状分布，细胞质丰富嗜酸性，细胞核杆状，异型性不明显，细胞界限可不清楚，核分裂象少见，间质可见厚壁血管（图 5-3）。

表 5-2　平滑肌源性肿瘤分类

良性肿瘤或瘤样病变	恶性肿瘤　平滑肌肉瘤
平滑肌错构瘤	深部软组织平滑肌肉瘤
睾丸平滑肌增生	胃肠道平滑肌肉瘤
淋巴结内血管肌瘤样错构瘤	子宫平滑肌肉瘤
女性生殖系统相关平滑肌瘤	浅表性平滑肌肉瘤
器官相关性平滑肌瘤	外生殖区平滑肌肉瘤
皮肤平滑肌瘤	黏液样平滑肌肉瘤
深部软组织平滑肌瘤	血管源性平滑肌肉瘤
多形性平滑肌瘤	EBV 相关性平滑肌肉瘤
腹膜播散性平滑肌瘤病	
静脉内平滑肌瘤病	
上皮样平滑肌瘤	
良性转移性平滑肌瘤	

恶性平滑肌肿瘤（表 5-2），其生物学行为呈现恶性经过，具有相对特征的临床及病理学特征，如多见于成年人，罕见于儿童，男女发病具有显著不同，女性尤其多见，如子宫平滑肌肉瘤、腹膜后平滑

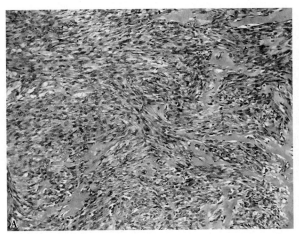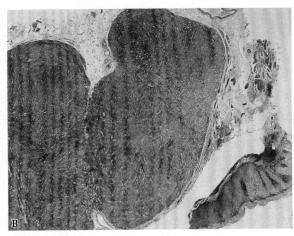

图 5-3 器官相关性平滑肌瘤

A. 子宫平滑肌瘤，镜下肿瘤细胞呈编织状 / 网状排列，核呈长杆状，两端钝圆，HE×200；B. 食管平滑肌瘤，镜下可见上皮下梭形细胞交织束状排列，细胞质丰富红染，HE×100。

肌肉瘤等；发病部位涉及深部软组织、生殖道、消化道、浅表皮肤等，其中深部软组织平滑肌肉瘤最为多见，多发生于腹膜后。

（1）深部软组织平滑肌肉瘤：相比于该部位的良性平滑肌瘤少见发病而言，位于深部组织的平滑肌肉瘤则居多。多发生于中老年患者，大多位于腹膜后、盆腹腔、网膜或肠系膜等部位，四肢相对少见，其中以深部腹膜后或大血管壁最多见，腹膜后平滑肌肉瘤以女性发病为主，临床可有腹部包块、疼痛、体重减轻、恶心呕吐等症状。大体检查，肿瘤体积较大，大多数直径超过 5cm，可有边界或界限不清，切面灰白色，质地较软呈鱼肉状，可有出血、坏死。组织形态学上肿瘤细胞呈梭形，条束状排列，细胞丰富，排列紧密，细胞质嗜红染或淡染，细胞核具有特征性的长杆状，两端钝圆，可有切迹或分叶状，染色质深，伴有多形性，异型性明显，核分裂象易见，通常 >5 个 /10HPF，可见坏死。多数软组织平滑肌肉瘤属于中等分化，可有明显边界，发生于深部的平滑肌肉瘤其形态学可表现明显的异质性，同一种肿瘤的不同区域肿瘤细胞分化程度可不一致。免疫组化染色肿瘤细胞表达 SMA、MSA、H-caldsmon、desmin，不表达 CD34、CD117、S-100 蛋白等。腹膜后平滑肌肉瘤属于高度恶性肿瘤，常与周围组织粘连而无法完整切除，可远处转移至肝和肺（图 5-4）。

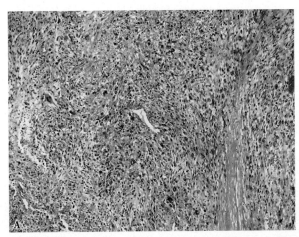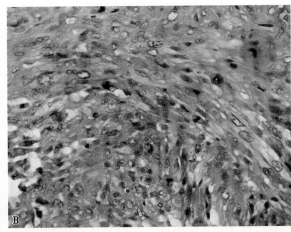

图 5-4 右大腿平滑肌肉瘤

A. 镜下肿瘤组织呈束状或交织状排列，围绕血管，细胞呈梭形，细胞质红染，局部区域细胞呈中度异型性，核深染且大小不一，HE×200；B. 高倍镜肿瘤细胞细胞质红染，部分核呈长杆状，部分核深染卵圆形，病理性核分裂象易见，HE×400。

（2）子宫平滑肌肉瘤：散发性，以子宫最为多见，好发于50岁以上中年女性。通常为孤立性肿块，或伴有多发子宫良性平滑肌瘤。肿瘤体积较良性平滑肌瘤大，切面灰白色或灰红色，质地稍软，可见坏死。镜下肿瘤组织边界不清，呈浸润性生长，肉瘤细胞呈条束状或编织状排列，细胞异型性明显，可见巨核细胞或多核细胞，核染色质粗块状，可见明显核仁，核分裂象易见，常＞15个/10HPF。部分肿瘤可出现肿瘤性坏死，即坏死与周围残存肉瘤组织无过渡或移行。

横纹肌源性肿瘤（表5-3）中良性肿瘤或瘤样病变，呈现良性生物学行为，可分为心脏横纹肌瘤和心脏外横纹肌瘤，后者又进一步分为成年型、胎儿型、生殖道型三种类型。其他良性瘤样病变具有较独特的临床病理特征，如横纹肌瘤性间叶性错构瘤，又称横纹肌错构瘤，好发于新生儿和婴幼儿，以面部和颈部皮肤多见，形成由皮肤附属器、血管、神经组织、脂肪组织和增生的横纹肌所构成的错构瘤。神经肌肉错构瘤也是一种含有横纹肌成分的良性瘤样病变，又称良性蝾螈瘤，也发生于幼儿，主要位于大的神经束或神经干，由分化成熟的神经纤维和骨骼肌所构成。例如：

（1）心脏横纹肌瘤：多见于婴幼儿，常伴有脑结节性硬化、肾上腺皮脂腺瘤、肾脏发育缺陷、内脏器官畸形等。镜下肿瘤细胞呈多边形，核圆且居中，呈空泡状、蜘蛛样、颗粒状。组织化学染色呈PAS阳性。

（2）成年型横纹肌瘤：临床少见发病，多见于成人，年龄≥40岁，男性为主，发病部位以口腔、头颈部多见，尤其是舌、喉、咽、颈部，亦可见于下唇、面部、眼眶等部位，多数呈无痛性孤立性结节，也可呈多发性，可伴有局部压迫症状，慢性病程。大体呈结节状或分叶状，常境界清楚，可有包膜，切面灰褐色。镜下肿瘤组织由分化成熟的横纹肌细胞组成，圆形或卵圆形、多边形，亦可呈梭形或带状，细胞界限清楚，含有丰富嗜酸性细胞质，可有核周空泡，蜘蛛样细胞可见。细胞核呈圆形或卵圆形，偏位，有明显核仁。组织化学染色呈PAS阳性，Masson染色呈红色，磷钨酸苏木素染色可显示细胞质内横纹和肌纤维。肿瘤完整切除后可治愈（图5-5）。

表5-3　横纹肌源性肿瘤分类

良性肿瘤或瘤样病变	恶性肿瘤　横纹肌肉瘤
心脏横纹肌瘤	胚胎性横纹肌肉瘤
心脏外横纹肌瘤	葡萄簇样横纹肌肉瘤
成年型横纹肌瘤	腺泡状横纹肌肉瘤
胎儿型横纹肌瘤	间变性横纹肌肉瘤
生殖道型横纹肌瘤	多形性横纹肌肉瘤
横纹肌瘤性间叶性错构瘤	梭形细胞横纹肌肉瘤
神经肌肉错构瘤	硬化性横纹肌肉瘤
	上皮样横纹肌肉瘤
	横纹肌肉瘤，非特殊型
	伴异源性横纹肌母细胞成分的肿瘤

恶性横纹肌肿瘤即横纹肌肉瘤（表5-3），其生物学行为呈恶性特征，是儿童和青少年软组织肉瘤中最为常见的恶性肿瘤，约占儿童所有恶性肿瘤的3%，由横纹肌起源的恶性肿瘤发病率远高于良性横纹肌瘤，这是不同于其他组织起源肿瘤的一个显著特点。2013年WHO骨与软组织肿瘤病理及遗传学分类中，将横纹肌肉瘤按照临床特点、组织形态、分子遗传学特征等分为不同的组织学亚型，包括胚胎性、腺泡状、葡萄簇样、梭形细胞等八种形态，对于不符合既定形态学特征者，可归入非特殊类型横纹肌肉瘤。例如：

（1）胚胎性横纹肌肉瘤：是发病率相对较多的一种横纹肌肉瘤，占50%～60%。发病年龄以3～12岁青少年多见，发病部位在头颈部以眼眶、咽、中耳等部位多见，泌尿生殖道以膀胱、阴道、精索、睾丸等最多见，少见部位有腹膜后、胆道等。临床上肿瘤多生长较快，呈浸润性或破坏性生长，早期

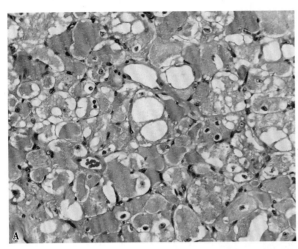
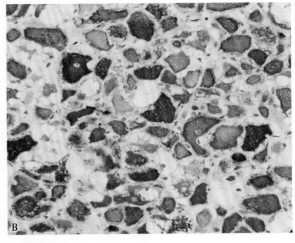

图 5-5　颈部横纹肌瘤

A. 肿瘤细胞弥漫片状分布, 分化成熟, 似横纹肌细胞, 细胞大小不等, 细胞质丰富嗜红染, 核小核仁不明显, HE×200；
B. 肿瘤细胞弥漫强表达 desmin, 呈细胞质阳性, 棕褐色着色, IHC×200。

即可出现淋巴道、血道转移, 最常转移至肺、骨等。大体形态常界限不清, 切面灰白灰红色, 质软, 可伴有出血坏死。光镜下肿瘤细胞主要由原始间叶细胞及幼稚横纹肌母细胞构成, 且多为不同分化阶段的母细胞混杂存在, 肿瘤细胞呈核偏位细胞质深嗜红染, 或形态呈蝌蚪样、带状、球拍状、蜘蛛状等, 细胞排列可疏密不等, 或围绕血管, 间质可见多少不等的黏液样物质和胶原。仔细寻找小圆形或短梭形或带状横纹肌母细胞是诊断的关键, 亦可见到少量横纹肌母细胞细胞质内空泡, 即所谓的"蜘蛛样细胞", 也均有诊断价值(图 5-6)。

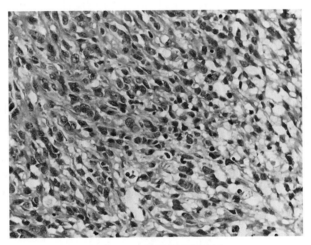

图 5-6　胚胎性横纹肌肉瘤

肿瘤细胞弥漫分布, 局部黏附性差, 细胞大小较一致, 呈原始小圆形细胞, 核深染可见核仁, 部分细胞细胞质深嗜红染, 夹杂少量短梭形细胞, 灶性间质黏液样变, HE×200。

（2）腺泡状横纹肌肉瘤：发病年龄与胚胎性横纹肌肉瘤相当或略大, 多见于 10～20 岁青少年, 好发于四肢, 尤其是前臂、股部等, 其次为躯干、头颈部、直肠等, 多表现为快速生长的肿块, 可伴有疼痛。肿瘤侵袭性高, 预后差, 常发生血道和淋巴道转移, 最常转移至肺、骨、胸膜和局部淋巴结。大体上, 肿瘤边界不清, 呈浸润性生长, 位于体表者, 瘤体较小, 切面灰白, 有出血、坏死或囊性变。光镜下, 肿瘤细胞呈小圆形、卵圆形或圆形, 排列成腺泡状、管状、裂隙状或实性巢状。横纹肌母细胞圆形或卵圆形, 细胞质少, 可有空泡, 呈过碘酸希夫(periodic acid-Schiff, PAS)染色阳性。腺泡状细胞巢,边缘细胞较密集,靠近中央或腔内可见散在漂浮的横纹肌母细胞,部分细胞退变。可见多核巨细胞样肿瘤细胞,核偏位,细胞质红染,具有诊断价值。免疫组化肿瘤细胞呈横纹肌源性标记阳性,部分病例呈 ALK 阳性,少数病例 CK、CD56、syn、CD99 灶状阳性。分子遗传学大多数腺泡状横纹肌肉瘤可检测到染色体异常突变。临床处理以手术切除为主,但本瘤恶性程度在各亚型中最高,生长迅速,常出现血道和淋巴道转移,预后较差(图5-7)。

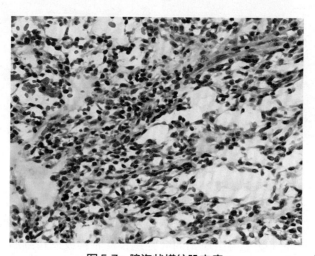

图5-7 腺泡状横纹肌肉瘤
肿瘤细胞呈巢片状、假腺样或散在分布,体积小,细胞质淡粉染,可见个别核偏位细胞质深嗜红染细胞,提示横纹肌母细胞分化。间质黏液样变,小灶可见外渗红细胞,HE×200。

2. 免疫荧光和免疫组化染色   免疫荧光染色对于自身免疫性疾病患者可检测 IgG、IgM 和补体 C3 的免疫复合物沉积情况,尤其是儿童皮肌炎的诊断,80% 患者均呈阳性反应。免疫组化染色可用于:①肌肉活检病理诊断和检测蛋白表达定位,目前原发性和继发性蛋白缺陷的肌病均有相应的抗体可选择,如层粘连蛋白 α2、Ⅳ型胶原蛋白等;②良恶性肿瘤判断;③判断组织来源,标记平滑肌组织的抗体有 SMA、MSA、H-caldesmon、desmin、calponin,且大多为弥漫表达,如肿瘤细胞为局灶性或散在阳性,则需警惕其他肿瘤可能,如纤维肌纤维源性肿瘤。通常 SMA 和 H-caldesmon 对平滑肌细胞均具有较高的敏感性和特异性,但相比之下,H-caldesmon 比 SMA 更具特异性,但敏感性稍差,作者发现发生于消化道的胃肠道间质瘤,尤其是发生于胃者,间质瘤细胞可弥漫表达 H-caldesmon,因此判读时需高度警惕,以免误诊。标记横纹肌组织的抗体有 desmin、myogenin、MyoD1、Myoglobin,其中 myogenin 和 MyoD1 可在超过 90% 的肿瘤中表达,具有很好的敏感性和特异性,可作为横纹肌肉瘤的首先诊断标记物。需要警惕的是,横纹肌肉瘤可异常表达其他免疫标记,如 CK、S-100 蛋白、CD56、NSE 等,判读时需结合形态学特征,辩证分析染色结果,切不可仅仅根据免疫组化结果作出诊断;④提示治疗和预后,如盆腔平滑肌瘤表达雌激素受体(ER),恶性肿瘤的增殖指数 Ki-67 高表达等。

3. 组织化学染色   神经肌肉疾病中,可用于区分不同类型肌纤维及其变化特征,亦可区分肌肉病变属于神经源性损害或肌源性损害,常用的有 ATP 酶染色、琥珀酸脱氢酶染色、PAS 染色、肌磷酸化酶染色等。肿瘤性病变中,可显示不同组织和细胞所含有的特殊化学物质,如网状纤维、胶原纤维、黏液等,通过观察这些物质的分布及数量可帮助病理诊断和鉴别诊断。ATP 酶染色在碱性环境中,Ⅱ型肌纤维显示深黑色,在酸性环境中,Ⅰ型肌纤维显示深黑色,可帮助区分ⅡA 型、ⅡB 型、ⅡC 型肌纤维的亚型。Masson 三色染色用于区分肌组织和纤维组织,其中肌纤维呈红色,纤维组织呈蓝色。黏液染色采用 AB 染色法呈蓝色,采用甲苯胺蓝染色呈红色,可用于显示肿瘤间质黏液性物质或区别细胞内空泡是黏液还是类脂质。磷钨酸苏木素(PTAH)染色可显示横纹肌肿瘤细胞内肌微丝和横纹,横纹肌纵、横纹呈蓝色,胶原纤维呈棕红色。PAS 染色可显示中性黏多糖、糖原,阳性反应呈紫红色,在进行糖原染色时用淀粉酶消化后呈阴性,横纹肌肉瘤内横纹肌母细胞可呈 PAS 阳性,提示细胞质内含糖原。

4. 电镜超微结构 肌营养不良时,肌纤维细胞膜可有明显缺陷,可有内吞和外吐小泡数量增多,胞膜呈小乳头或锯齿状。肌肉组织肿瘤当分化差时,可考虑选择电镜观察肿瘤细胞的超微结构,以帮助诊断和鉴别诊断,平滑肌肉瘤电镜下可见肉瘤细胞质内含有肌微丝,即肌动蛋白,有密体形成,细胞有基膜。横纹肌肉瘤电镜下细胞质内可见肌节样结构或粗(肌凝蛋白)细(肌动蛋白)两种肌微丝,平行排列或呈涡轮状,横切面呈六角点阵样排列。

5. 分子遗传学 目前临床病理诊断所采用的方法主要有荧光原位杂交法(FISH)、实时荧光定量 PCR 法、二代测序技术(NGS)等,可用来检测相应染色体基因多种变异类型,如点突变、片段缺失、片段扩增、片段插入、断裂、染色体易位、基因融合、甲基化等,依据不同的突变类型对疾病进行诊断、鉴别诊断,以及治疗和预后的判断。具体为:①大多数腺泡状横纹肌肉瘤(60%~70%)具有特征性 *FOXO1* 基因相关易位,其特征性的 *PAX3/7-FOXO1* 融合性基因可通过 RT-PCR 检测;②腺泡状横纹肌肉瘤的 *FOXO1* 基因可通过断裂探针 FISH 检测确认其是否存在基因变异;③高通量测序和全基因组测序技术则可对肿瘤的异常染色体进行一次性、同时性和高效率筛查,对其分子生物学发生机制和潜在的分子靶向治疗提供线索,如 Dysferlin 肌病存在 2p13 上 *DYSF* 基因编码的肌膜蛋白 Dysferlin 缺陷。

(三)血液检查

包括血常规、血液生化、血清肿瘤标志物、肝肾常规等项目。肌源性肿瘤通常无特异性血液学检查指标,但对于女性生殖系统或盆腹腔平滑肌肿瘤,可选择检测雌孕激素等项目。当肿瘤累及肝肾时,可有肝肾功能异常,出现转氨酶增高、血尿、蛋白尿等;当累及骨组织时,可出现贫血、白细胞下降、血小板低下等;当出现恶病质时,可出现红细胞、血红蛋白低下,白细胞正常或轻度增高。肌酸激酶(CK)是评估神经肌肉疾病最有效的一项血液检查,在肌肉损伤及再生的过程中此酶会上升,但是在一些缓慢进行及非破坏性的肌肉疾病可能正常。

(四)内镜检查

内镜下黏膜病变通常出现黏膜隆起,可伴有糜烂、溃疡、出血等表现,此时可联合应用超声内镜检查,评估病变的影像学特征以帮助判断是否采取进一步的检查措施,如活检或切除术等。

二、检查指标的评估

(一)影像检查指标

不同的影像学检查方法各有优缺点,如超声检查范围很广,包括消化系统、生殖系统、浅表组织、肌肉、骨骼等,具有无创伤、无痛苦、迅速、有效、费用相对低廉等优点,但对肺部、胃肠道等有气体的脏器穿透力较差,图像显示有所限制,诊断水平容易受超声医生经验和操作手法的影响。X 线片有较高的空间分辨率,但 CT 的密度分辨率明显高于 X 线片,MRI 的软组织分辨率则远高于 CT,MRI 可以清楚显示肌肉组织疾病的部位、大小、范围及其与周围结构的关系。由于软组织肿瘤种类繁多,组织成分复杂,分化程度不一,MRI 常规序列上的良恶性征象重叠较多,大部分肌肉组织疾病常难以作出定性诊断。

(二)病理检查指标

首先应注重形态学观察。肌营养不良时应着重肌纤维数量、体积、有无坏死或再生、细胞核以及间质的变化;平滑肌肿瘤通常细胞质红染嗜酸性,核呈长杆状,两头钝圆;横纹肌肿瘤具有特征性的横纹肌母细胞及细胞质内横纹对诊断具有提示作用。其他检查指标如组织化学、免疫组化、分子检测等均需基于形态学,有针对性地选择相应的检测标记。非肿瘤性肌肉组织疾病通常需结合形态学,针对性选择肌酶组织化学、免疫荧光、免疫组化,必要时辅助基因检测。对于基于形态学所开展的 FISH 检测或荧光定量 PCR 检测,甚至二代测序技术,由于检测成本较高、对实验室和技术人员要求条件高,在基层医院常难以实现。基于成分效益分析,该类肿瘤的诊断仍应以组织形态学为基础,适当辅以免疫组化染色或组织化学染色。

（三）血液学检查指标

肌肉组织肿瘤血液学检查多无明显异常。当累及肝肾,可有肝肾功能异常。骨髓受累可出现三系减少表现。恶性肿瘤出现恶病质时可表现有红细胞、血红蛋白降低,白细胞正常或轻度增高。这些血液学实验室检查指标在基层医院容易实现,且可帮助临床医师对疾病进展的评估有一定的参考价值。

（四）内镜检查指标

当肿瘤发生于腔道器官时,如消化道、鼻咽喉、女性生殖道、气管、泌尿道等部位,可考虑内镜检查,通常是检测病变的较为直接的方法,在观察病变的同时,可以实现对小病变切除和大病变的活检。目前常规开展的内镜切除或活检方法有喉镜下活检术、消化道内镜下黏膜切除术、纤维支气管镜活检术、宫腔镜下电切术、经尿道膀胱肿瘤电切术等,均能对可疑病变进行切取和下一步的病理检查。这种检查方法通常对操作人员具有较高专业水平要求。

第三节　实验室及其他检查指标的临床应用

一、检查指标的筛选原则

肌肉组织非肿瘤性肌病所涉及的病理学、生化、电生理检查通常要求条件较高,肿瘤性病变在基层医院处理常常以影像学检查为前提,病理诊断依据送检组织标本类型灵活运用各项病理检查方法,结合实际情况,如现有设备、场地、操作或检测人员、技术水平等综合判断,尽可能满足临床诊断和治疗需求。

（一）影像检查指标筛选原则

合理安排检查步骤、选择适宜检查手段、充分了解临床和影像学表现、客观地综合分析是检出病变和可能得出较可靠结论的必备条件。总的说来,影像学检查对于平滑肌类和横纹肌类肿瘤的定性诊断帮助不大,缺少诊断特异性表现,但依靠超声、CT 和 MRI 检查可明确肿瘤的部位、大小、范围以及与周围结构的关系。

1. 平滑肌瘤和横纹肌瘤　位于表浅的肿瘤,体积小,临床易于发现,通常借助超声检查而无须进行 MRI 或 CT 检查。位于深部的肿瘤可行 MRI 或 CT 检查,均表现为边界清楚的软组织肿块,密度或信号较均匀,呈良性肿瘤的影像学征象。

2. 平滑肌肉瘤和横纹肌肉瘤　根据肿瘤浸润性生长边界不清、瘤内易出现大的坏死和出血、周围结构的侵犯以及瘤周明显的软组织水肿,作出良恶性肿瘤的鉴别不难。但 CT 和 MRI 表现与其他恶性软组织肉瘤相似,并无特异性的影像学征象支持组织学定性诊断。怀疑浅表淋巴结转移时,可选择超声检查。如怀疑是否有实质脏器或远处转移,可选择超声、CT、MRI 或 PET-CT 检查。

（二）病理检查指标筛选原则

神经肌肉疾病通常选择肌肉活检术,并同时进行常规染色和冰冻染色,必要时进行电镜检查。对于辅助组织化学染色,当需区分不同肌纤维的变化时,应选择肌酶组化染色,同时可确定肌肉病变是神经源性损害还是肌源性损害。当怀疑自身免疫性疾病时,应选择免疫荧光染色法检测 IgG、IgM、补体 C3 等。当怀疑原发性基因缺陷和遗传性肌肉疾病时,可选择免疫组化检测。

肿瘤性疾病需在形态学观察的基础上,适当选择免疫组化标记、分子检测项目等,对于形态学相似的肿瘤,应选择多种标记联合应用帮助诊断和鉴别诊断。分子检测项目可选择 FISH 或 RT-PCR 法。

二、检查指标的实际应用

（一）在肌肉组织疾病诊疗中的应用

1. 影像学检查可显示肌肉病变组织与周围神经、血管、骨骼等的关系。CT 可以显示病变组织邻近骨有无破坏情况；MRI 能清楚显示病变组织与周围重要血管、神经的关系，肿瘤范围及出血、坏死等情况。

2. 病理检查是确诊肌肉组织肿瘤和非肿瘤疾病的必须检查手段，肿瘤性病变同时又可以确定组织学来源和类型，是该类疾病确诊的"金标准"，必要时可辅助免疫组织化学染色、组织化学染色和分子遗传学检测。

（二）在肌肉组织疾病预后中的应用

1. 早期明确病变的性质，对选择治疗方法，判断病人预后都有很重要的意义。目前明确病变性质的金标准为病理学检查，但是病理组织学是有创检查。对于那些必须进行手术切除的病变，这种有创检查是可以接受的，但当处理一些考虑可能是可以通过保守治疗即可痊愈的良性病变或已失去手术价值的恶性病变，但又无法确诊时，为明确病变性质是否需要病理活检一直是困扰临床的难题。因此寻求一种无创的，病变定性能力可以与病理学检查相媲美的检查方法是临床的迫切要求。MRI 对肿瘤的局部复发特别敏感，无论是手术切除或放、化疗，MRI 均可对复发作出明确诊断。有作者认为长 T_1 长 T_2 异常信号的结节状病变，可疑为复发，更可疑的征象为团块样病变并向周围软组织浸润和骨质破坏。T_1WI 呈低信号、T_2WI 呈中等信号或低信号，信号均匀一致，通常反映了手术后或放、化疗后的慢性纤维化和瘢痕形成。MRI 也可通过观察肿瘤组织信号强度变化、瘤体大小、瘤周水肿的轻重、瘤体边缘轮廓清晰与否来监测肿瘤放、化疗的效果，推测预后。磁共振波谱分析是一种可以无创地检测活体代谢物水平的检查方法，能揭示肿瘤和正常组织之间代谢的不同，在判断肿瘤恶性程度分级、预测侵袭能力和评估预后方面有一定前景。

2. 病理检查中的免疫组织化学相关肿瘤预后标记，如 p53、Ki-67 等可反映肿瘤细胞增殖活性情况，Ki-67 指数越高，通常肿瘤细胞分裂增殖能力越高，恶性程度越高；肿瘤相关分子遗传学变异，如腺泡状横纹肌肉瘤的不同融合性基因可反映肿瘤的生物学行为，如融合性基因阳性者比阴性者预后差，而具有 PAX3-FOXO1 型融合性基因者，容易发生骨、肺等组织器官的广泛转移；融合性基因阳性的腺泡状横纹肌肉瘤比胚胎性横纹肌肉瘤预后差。多形性横纹肌肉瘤相对于其他类型横纹肌肉瘤预后较差。此外，发病年龄大、肿瘤体积超过 5cm、区域淋巴结转移、局部浸润性生长（如脊柱旁、脑膜旁肿瘤）、无法完整切除者等为预后不利因素。

（三）在肌肉组织疾病随访中的应用

对已经证实为软组织恶性肿瘤的影像学随访可分为术前随访与术后随访两个阶段。术前影像学随访指新辅助化疗几个疗程后，在手术前再次对原发肿瘤进行 MRI 和胸部 CT 扫描。主要目的一是验证肿瘤分期有无改变，手术方案是否仍适当可行，二是以影像表现来评估肿瘤对化疗的反应。需要注意的是，肿瘤化疗后的 X 线片、CT 及常规 MRI 并非总能区分良好与不良的化疗反应，如化疗后肿瘤增大，或无变化但瘤周水肿增加，常被看作不良反应。然而，上述情况又可见于化疗反应良好的肉瘤继发坏死的再出血。化疗后，瘤体缩小且伴低信号的边缘常提示反应良好。然而事实上，按现有成像技术的检出能力，还不可能排除尚有肿瘤细胞小病灶的存在。即使行对比增强 MRI 检查，据此所得出的对比剂时间强度曲线，其评估作用仍是有限的，因为生存的瘤组织、再血管化的坏死组织和反应性充血区均可显示对比强化。如再将所需较高的检查费用考虑在内，则难以将对比增强 MRI 检查作为常规的随访手段。术后影像学随访时期应密切注意肿瘤切除后局部复发、转移灶及合并症。倘若手术切除范围过小，则不可避免地出现局部复发。X 线片可显示局部肿块再现及可能伴发的邻近骨质破坏及骨膜新生骨。PET 可显示复发病灶处放射性浓聚。MRI 可用于肿瘤切除后复发灶与术后改变的鉴别。一般认为转移是肿瘤导致病人死亡的直接原因，而并非是原发肿瘤本身。因此，应进行长期影像学随访的重要部位之一是易发生转移的肺组织，故定期进行胸部 X 线片或低剂量薄层 CT 检查是十分必要的。倘若在随访过程中出现骨痛，则需进行全身同位素骨扫描检查，以寻找可能存在的骨转移灶。在对术后放疗病人的长期随访过程中应注意照射野疼痛、肢体功能障碍等临床症状，以及放疗后可能并发的骨坏死和诱发的继发性肉瘤。

随访过程中，当出现原发部位肿瘤复发或远处脏器转移，均需要对复发灶和转移灶进行病理学检查，通过细胞病理或组织病理对肿瘤性质和类型进行鉴别，其中细胞病理包括脱落细胞学检查、细针穿刺细胞学检查，组织病理包括粗针穿刺标本、局部切除手术标本、手术切除标本，可辅助免疫组织化学检查、组织化学染色、分子病理检查等。除此之外，病理检查尚需结合临床病史及影像学资料。

案例 5-1

【病史摘要】　患者，女，10 岁，发现左上肢肌无力 3 月余，抬举或提重物困难。

【实验室检查】　血清 CK 升高，心脏超声无明显异常。

【病理检查】　形态学上，肌纤维大小不一，可见细胞核内移、撕裂，以及肌纤维坏死和再生，间质纤维组织增生，脂肪组织增生，中等量淋巴细胞浸润，肌纤维分型未见明显异常。免疫组化显示肌纤维胞膜呈 Dysferlin 抗体（Sal I-1, Sal I-2）弱阳性，抗肌萎缩蛋白和抗 MHC-1 抗体阳性。电镜发现肌纤维胞膜有明显缺陷，呈小乳头或锯齿状，基底膜增厚。

【诊断】　肢带型肌营养不良，即 Dysferlin 肌病。

【案例分析】　本例是以近端型肌无力为首发症状，发病年龄以儿童期多见，血清 CK 升高，临床症状和实验室检查均较典型，病理检查表现为肌营养不良常见变化，免疫组化特征性呈抗肌萎缩蛋白和抗 MHC-1 抗体阳性，Dysferlin 抗体弱阳性，对诊断具有提示作用，但需要与肌炎进行鉴别，而电镜检查的典型表现则对最终诊断具有决定性作用。

案例 5-2

【病史摘要】　患者，女，49 岁，无明显诱因出现骶尾部坠胀感 1 月余，伴有疼痛，大小便频繁。

【实验室检查】　CT 显示骶 2～3 椎左侧溶骨性骨质破坏，皮质不完整，局部见软组织肿块，向右侧累及骶管内，向后与左侧竖脊肌分界不清，考虑肿瘤性病变，具有恶性征象。全身同位素骨显像显示骶骨左侧骨质代谢异常活跃灶，考虑恶性肿瘤可能性大。血清学检查 CA125 高，数值达 60.4U/ml。

【病理检查】　手术切除骶骨肿物，术中发现骶骨 2～3 左侧骨质异常，正常骨质被鱼肉样软组织肿块代替。大体上，肿瘤组织呈结节状，包膜不完整，切面灰红色，鱼肉样，质地稍韧，可见出血及囊性变。镜下见肿瘤细胞呈浸润性生长，边界不清，细胞束状排列，梭形或胖梭形，细胞核大小不一致，核深染不规则，可见巨核细胞，病理性核分裂象约 4 个 /10HPFs。免疫组化显示肿瘤细胞表达 SMA、desmin、calponin、H-caldesmon，Ki-67 指数约 40%。

【诊断】　骶骨平滑肌肉瘤。

【案例分析】　本例为中年女性，发病部位为少见的骶尾部，位置较深，且病变时间不长，需首先排除肿瘤性病变，因此在检查方法的选择上优先选择影像学如 CT、MRI 等，影像学检查的目的可帮助明确是否为肿瘤性病变、病变所在位置是软组织还是骨内、病变的范围和边界等，同时帮助评估手术可能性和大致切除范围。病理检查针对手术切除标本依次进行大体检查、镜下检查，并依据组织形态学进行鉴别诊断，免疫标记结果进一步证实，最终得出准确的病理诊断和临床诊断。

小　结

神经肌肉疾病的诊断主要依靠临床病史采集、实验室检查及肌肉组织活检。病理学检查是疾病分类的可靠检测方法，但必须辅助组织化学、免疫组化、免疫荧光检查，必要时借助电镜等检测手段。肿瘤性病变的诊断首先需结合临床病史、影像学检查，影像学检查常可明确肿瘤部位、大小、数量及与周围组织的关系，同时对肿瘤性质作出初步诊断，对肿瘤的临床分期提供参考；其次对肿瘤组织形态学进行仔细观察，通过 HE 染色大致区分肿瘤细胞来源，逐步解决是否是肿瘤性病变、肿瘤的良恶性问题、组织学起源等问题，在此基础上结合相应免疫组化标记综合判断，必要时辅助分子遗传学检查，最终对肿瘤进行明确分类和诊断。总之，应熟悉和掌握肌肉组织疾病的常见发病部位、发病年龄、病理类型及组织学特征，病理诊断应包括肿瘤的性质、来源、类型等，必要时提供与治疗和预后相关指标，如 Ki-67、分子遗传学基因突变类型等。

（刘秋雨　邵增务　林勇平　高振华）

第六章

脉 管 疾 病

脉管性疾病是所有血管和淋巴管异常的总称，为临床常见病之一，涉及多个临床学科。该类疾病种类繁多，临床表现各异，其复杂性给临床医生在选择最佳治疗方案时带来不少困难。近年来，随着研究的不断深入，人们对脉管性疾病的临床特点有了进一步的认识，并在疾病分类以及治疗方面达成了部分共识。

第一节 概　　述

脉管系统包括血管系统和淋巴管系统，脉管疾病包括脉管畸形和脉管肿瘤。脉管畸形由于胚胎发育时期"脉管生成"过程的异常，从而导致脉管结构的异常，依据临床表现和累及脉管的不同，分为毛细血管畸形、静脉畸形、淋巴管畸形、动静脉畸形/动静脉瘘、混合型脉管畸形、主要知名血管的畸形、血管畸形合并其他病变。而脉管肿瘤又依据肿瘤细胞的分化方向的不同，分为血管内皮细胞分化方向和血管周皮细胞分化方向。其中内皮细胞分化方向的肿瘤种类较多，依据肿瘤的生物学行为可分为良性的血管瘤、中间型血管内皮瘤及恶性的血管肉瘤。以往，人们对于脉管畸形和血管肿瘤的本质认识不足，部分良性脉管瘤，如海绵状血管瘤、静脉型血管瘤、动静脉血管瘤、血管瘤病、淋巴管瘤、淋巴管瘤病等，其"肿瘤性"脉管与正常脉管非常相似，与发育异常及先天畸形难以鉴别，故常造成诊断和分类的困惑。1982年，John B.Mulliken首次提出基于血管内皮细胞生物学特性的分类方法定义血管肿瘤及血管畸形，即血管肿瘤存在血管内皮细胞的异常增殖，而血管畸形则无此现象，此观点正逐渐成为现代脉管疾病的分类基础。血管周皮细胞分化方向的肿瘤分类相对单纯，主要包括血管球瘤、肌周细胞瘤、肌纤维瘤，以及血管平滑肌瘤，它们在形态学上有一定的相互交叠，生物学行为上多数为良性。本章节参考国际血管瘤和脉管畸形研究学会（The International Society for the Study of Vascular Anomalies，ISSVA）的分类方法，结合世界卫生组织骨与软组织肿瘤分册，简要的介绍各类脉管疾病的诊疗。脉管疾病分类详见表6-1。

表6-1　脉管疾病分类

脉管畸形	血管肿瘤	血管周皮细胞肿瘤
单纯型脉管畸形	**良性**	血管球瘤
毛细血管畸形	幼年性血管瘤	肌周细胞瘤
静脉畸形	先天性血管瘤	肌纤维瘤
淋巴管畸形	获得性簇状血管瘤	血管平滑肌瘤
动静脉畸形及动静脉瘘	分叶状毛细血管瘤	
混合型脉管畸形	上皮样血管瘤	
主要知名血管的畸形	梭形细胞血管瘤	
血管畸形合并其他病变	其他少见类型血管瘤：簇状毛细血管瘤、吻合状血管瘤、血管母细胞瘤等	

续表

脉管畸形	血管肿瘤	血管周皮细胞肿瘤
	中间型	
	卡波西型血管内皮瘤	
	其他少见血管内皮瘤：网状血管内皮瘤、淋巴管内乳头状血管内皮瘤、复合性血管内皮瘤、假肌源性血管内皮瘤等	
	卡波西肉瘤	
	恶性	
	上皮样血管内皮瘤	
	血管肉瘤	

一、临床症状和体征

脉管性疾病患者由于疾病类型及病灶部位的不同其临床表现差异较大。部分患者表现为孤立病灶，无不适症状，甚至可以不治而愈，部分患者表现为局部畸形伴严重并发症，症状持续终生，甚至因病情恶化需行截肢手术。以下分述各类脉管疾病的症状和体征。

（一）脉管畸形的临床表现和体征

患者早期可无任何症状，病情的进展速度一般比脉管肿瘤缓慢。该病不会自然消退。脉管性疾病现代分类中的毛细血管畸形、静脉畸形和动脉畸形（或者动静脉畸形）分别与以往使用的"葡萄酒色斑""海绵状血管瘤"和"蔓状血管瘤"在概念上有一定的重叠。

1. 毛细血管畸形（capillary malformations，CM）　一般出生时即发现，主要累及皮肤和黏膜，好发于头、面、颈部，也可累及四肢和躯干。呈鲜红色或紫红色，部分病灶与皮肤表面平齐，边界清楚，外形不规则，呈葡萄酒斑状，部分病灶高出皮肤表面，病灶压之褪色，解除压力后可复原。随着年龄的增长，病灶进行性生长，颜色可逐渐加深、增厚，并出现结节样增生。部分严重的病变可伴有软组织增生，甚至骨组织的增生，导致患部增大变形等。

2. 静脉畸形（venous malformations，VM）　一般出生时即存在，大部分位于浅表，早期即可被发现，少部分位于深部（如肌肉间）者，可因肢体剧烈运动产生的疼痛而发现。可见于身体任何部位，好发于头、颈、颌面，四肢和躯干次之。患者的皮肤或黏膜一般呈青紫色或蓝紫色（表浅病灶），部分发生于深部的病灶皮肤颜色可正常。病灶质软（部分可扪及静脉石），边界不清。大部分患者无压痛症状，但某些部位的 VM 可引起相应的功能障碍，如位于眼睑、口唇、舌、口底、咽壁等部位的瘤体，可引起相应的视力、吞咽、语音、呼吸等功能障碍；侵及关节腔可引起局部酸痛、屈伸异常。部分静脉畸形患者体位移动试验（瘤体低于心脏平面时因血液回流受阻使瘤体增大，反之血液回流通畅可使瘤体缩小）呈阳性。

3. 淋巴管畸形（lymphatic malformations，LM）　90% 的 LM 发生于 2 岁以前，部分腹腔内淋巴管瘤可至成年期才显现，可发生在身体具有淋巴管网分布的任何部位，最多见于头颈，其次腋窝、腹股沟、纵隔、腹腔内，也偶见于肺、胃肠道、脾、肝、骨等实质器官，后三个部位常表现为弥漫或多灶性病变。临床上分大囊型（一个或多个体积≥2cm^3 的囊腔构成）、微囊型（多个体积 <2cm^3 的囊腔构成）及混合型 3 类。LM 的临床表现受病变的类型、部位、范围和深度的影响而差异很大，如好发于头颈部的大囊型淋巴管瘤，表现为境界清楚、柔软、有波动感的肿物，内有透明、淡黄色的水样液体；而发生于组织较致密处的微囊型淋巴管瘤则表现为界限不清的海绵状可压缩的病变；发生于皮肤的淋巴管畸形仅表现为受累皮肤表面的小泡状或疣状结节，又称局限性淋巴管瘤；而腹腔内巨大淋巴管瘤可因肿物引起肠梗阻、肠扭转而引发急腹症；发生于胎儿的淋巴管瘤（又称囊状水瘤）常与胎儿水肿和 Turner 综合征相关，并伴有较高的死亡率；全身泛发性的淋巴管畸形，又称淋巴管瘤病，可多灶累及

皮肤、浅表软组织、腹腔及胸腔脏器，并常累及骨，表现为受累肢体弥漫性肿胀，累及骨的病变呈单灶或多灶性骨溶解，又称戈勒姆病（Gorham disease），或大块骨质溶解症。LM 因囊腔内含有大量淋巴液，部分患者的体位移动试验及透光试验呈阳性。

4. 动静脉畸形（arteriovenous malformations，AVM）及动静脉瘘（arteriovenous fistula，AVF）　40%～60% 的患者出生时即发现，易被误诊为毛细血管畸形或血管瘤。头颈部相对好发，其次为四肢、躯干和内脏。病灶表现为皮肤红斑、皮肤凸起呈念珠状或蚯蚓状、皮温高。患者早期可无不适症状，若病情继续发展或在某些诱因的影响下加速恶化，则可出现疼痛、溃疡或反复出血、外观畸形、重要组织器官受压、功能损害，甚至是肢体坏死等。严重的动静脉畸形及动静脉瘘可因长期血流动力学异常而导致心输出量明显增加，进而引发心功能衰竭。与低流速脉管畸形（毛细血管畸形、静脉畸形及淋巴管畸形）不同，动静脉畸形和动静脉瘘属高流速脉管畸形，含有异常的动脉成分，部分患者肿物表面可扪及震颤或听诊有血管杂音。

5. 混合型脉管畸形　同时合并上述 2 种或以上的脉管畸形，种类繁多，临床表现差异大。

6. 知名血管的脉管畸形　主要累及中轴部位的传导性大静脉、动脉或淋巴管，其脉管的起源、走行、数量、长度、口径（发育不全、过度发育、膨胀 / 动脉瘤）和瓣膜的变异均可作为畸形的表现，先天性的动静脉瘘形成及胚胎期间血管不退化也是畸形的表现。

7. 血管畸形合并其他病变　有些脉管畸形常是一些综合征的部分表现，如斯德奇 - 韦伯综合征（Sturge-Weber syndrome，即面部及软脑膜的毛细血管畸形 + 眼部畸形伴或不伴骨 / 软组织过度生长）、Klippel-Trenaunay 综合征（肢体毛细血管畸形 + 静脉畸形和 / 或淋巴管畸形 + 肢体过度生长）、Parkes-Weber 综合征（毛细血管畸形 + 动静脉瘘 + 肢体过度发育）、马富奇综合征（Maffucci syndrome，静脉畸形伴或不伴有梭形细胞血管瘤 + 内生软骨瘤）、Bannayan-Riley-Ruvalcaba 综合征（动静脉畸形 + 静脉畸形 + 巨头畸形 + 过度生长的脂肪瘤）等。

（二）脉管肿瘤的临床表现和体征

脉管肿瘤种类繁多，因累及部位不同、肿瘤生物学行为不同而临床表现各异。以下分类详述。

1. 幼年性血管瘤（infantile hemangioma，IH）　占婴幼儿血管瘤的绝大多数，其与以往使用的"毛细血管瘤"以及"草莓样血管瘤"在概念上有一定的重叠。病灶位于真皮层时皮肤通常表现为亮红色，表面突起且不平整，压之不褪色；若病灶仅累及皮下组织时，皮肤颜色可为正常或蓝色，表面可以不突起。病灶在初期阶段可表现为苍白斑伴毛细血管扩张，随后迅速生长，增生期及消退期的长短因人而异，增生期通常在出生 6～12 个月（极少数深部病灶可延长至 24 个月），以后自行转入缓慢的消退期，消退期一般持续 4～6 年，大部分婴幼儿血管瘤在消退期结束后不留或仅留下轻微的痕迹，但部分患者的遗留症状较明显，局部皮肤色素沉着，皮肤松软下垂，有浅表瘢痕等。

2. 先天性血管瘤（congenital hemangioma，CH）　发病率低，约占血管瘤的 0.3%。肿瘤在胎儿期开始生长，出生时病变已增生完全，出生后不会继续快速增生，部分可缓慢消退。依据其消退的程度分为快速消退型先天性血管瘤（rapidly involuting congenital hemangioma，RICH）、不消退型先天性血管瘤（noninvoluting congenital hemangioma，NICH）和部分消退型先天性血管瘤（partially involuting congenital hemangioma，PICH）。RICH 相对 NICH 多见。RICH 表现为略高于皮肤的斑片样或呈半球状隆起的粉紫色瘤块，表面可见扩张的静脉或毛细血管，边缘可有发白晕圈，触诊时温暖，如累及皮下组织，则质地较硬，大小数厘米到十几厘米，较大的病变有时可合并暂时性凝血功能紊乱，但多不严重。多数 RICH 患儿在出生后 6～14 个月可完全消退，快速消退常导致真皮和皮下组织的萎缩，但此现象可随着时间延长逐渐改善。NICH 表现为边界清楚的略凸起于皮肤表面的粉红或紫红色斑块，表面可伴毛细血管扩张，周围引流静脉增粗，局部皮温较高。病灶可随患儿生长呈等比例增长，一般无明显消退，多数患者因肿物引起的外观畸形就诊。PICH 表现为出生时体表软组织包块，半球形，质地较硬，主要分为两类：一类为张力较高的暗紫红色包块，表面少量毛细血管扩张，周围见淡色晕环；另一类为张力一般的淡蓝紫色包块，表面见粗大扩张毛细血管，周围见淡色晕环。病灶可部分消退，消退时间与 RICH 相似。

3. 分叶状毛细血管瘤（lobular capillary hemangioma，LCH） 又称化脓性肉芽肿。多见于 20 岁以上成年人，主要累及皮肤（40%）或黏膜（60%），表现为息肉样生长的红色或紫红色肿块，病变表面被覆黏膜或皮肤可有溃疡形成，多数单发，偶见多发，直径一般 <2～3cm。多数病例发展较快，病程短，常在 2 个月以内就诊。约 1/3 的病例曾有外伤史，可能与创伤、感染及妊娠等有关。

4. 血管内皮瘤 生物学行为介于良性与恶性之间的一类肿瘤，具有局部复发和远处转移特性，但转移率和致死率明显低于血管肉瘤。主要包括卡波西型血管内皮瘤、网状血管内皮瘤、淋巴管内乳头状血管内皮瘤、复合性血管内皮瘤、假肌源性血管内皮瘤（又称上皮样肉瘤样血管内皮瘤）等。上皮样血管内皮瘤因其较高的复发率和转移率，目前已归入低度恶性脉管肿瘤内，但习惯性的仍沿用血管内皮瘤的名称。总体上，血管内皮瘤发病率较低，临床表现为单发或多发的结节或斑块，部分可伴有局部水肿和疼痛，但多无特异性症状。肿瘤可累及浅表或深部软组织，少数发生于内脏器官。卡波西型血管内皮瘤（Kaposiform hemangioendothelioma，KHE）多发生于 1 岁以内婴幼儿，偶见于成人，中位年龄 3 岁，多累及肢体和腹膜后，部分发生于腹膜后等深部软组织的 KHE 可伴有卡萨巴赫 - 梅里特综合征（Kasabach-Merritt 综合征），即肿瘤短期内迅速增长，同时伴有消耗性凝血病和血小板减少症，患者往往因凝血功能紊乱、败血症，以及重要器官的损害而预后不佳，死亡率高达 20%～30%。网状血管内皮瘤好发于中青年，女性略多；淋巴管内乳头状血管内皮瘤又称 Dabska 瘤，主要发生于儿童，约 25% 发生于成年人，无明显性别差异。两者均主要累及四肢、头颈部和躯干的浅表部位；后者可有囊性变，部分发生于脉管畸形及淋巴水肿的基础上。

5. 卡波西肉瘤（Kaposi sarcoma，KS） 是一种特殊的局部侵袭性的中间型血管肿瘤。依据不同的临床表现分为四种不同的临床亚型：经典型、非洲地方流行型、医源型和艾滋病相关型。

（1）经典型：多发生于老年人，男性多见；表现为小腿或足部多发性皮肤斑片、斑块及大小直径不一的红色或灰红色结节。

（2）非洲地方流行型：多发生于非洲儿童和中青年人，无明显性别差异，部分患者与象皮病相关；表现为小腿皮肤的多发性病变，伴局部或全身的淋巴结肿大，偶可累及眼眶和涎腺组织；病程进展迅速，如伴有内脏受累则呈暴发性病程。

（3）医源型：多发生于服用免疫抑制剂治疗的器官移植患者，病变累及手足和四肢的皮肤、黏膜、淋巴结和实质脏器，部分患者停用药物后病情得到改善。

（4）艾滋病相关型：见于艾滋病患者，表现为皮肤或黏膜的多发性病变，以面部、生殖器和下肢皮肤及口腔黏膜多见，疾病晚期可累及淋巴结及实质脏器（如胃肠道、肺）。

6. 上皮样血管内皮瘤（epithelioid hemangioendothelioma，EHE） 主要见于 30～50 岁中年人，女性略多见，儿童少见。EHE 病变分布较广，可累及四肢浅表或深部软组织，也可见于肺、肝、骨、脑、纵隔、胸膜等脏器；肿瘤可单发，亦可多发，尤其是肝、肺和骨，常为多灶性，部分病例可出现多脏器同时受累。软组织 EHE 常表现为孤立性肿块，可伴有轻微疼痛，30%～50% 以血管为中心生长，可因肿瘤致管腔闭塞，引起局部水肿和缺血性疼痛。肺 EHE 患者可出现咳嗽胸痛，肝 EHE 可出现肝区隐痛，症状无特异性，常由体检和 / 或影像学检查发现。发生于骨 EHE 患者常表现为局部疼痛和肿胀，也可为无明显症状。

7. 血管肉瘤（angiosarcoma，AS） 多见于中老年人，可发生于浅表或深部的软组织，亦可原发生于脏器。发生于浅表者表现为皮肤暗红色或紫色斑块、丘疹或结节，可呈多灶性，伴有出血或溃疡，或呈淤血青肿样，可由局部蔓延至邻近区域，如伴有长期淋巴水肿，则表面皮肤增厚，可有小疱、渗血和溃疡；发生于深部者多表现为境界不清的出血性肿块，可为多结节性，大小不等，常有疼痛，可伴有凝血病、贫血或持续性血肿形成；发生于乳腺者表现为患侧乳房增大，扪及边界不清肿块，表面皮肤可受病变累及呈紫红色斑块状；发生于脾脏者表现为脾肿大、腹痛和乏力贫血等系统性症状；部分血管肉瘤病例在就诊时已发生其他部位的转移，如转移至肺时可有咯血。

8. **血管周细胞肿瘤**　较常见的是血管球瘤（glomus tumors）及血管平滑肌瘤（angioleiomyoma）。血管球瘤好发于青年人四肢末端的皮下组织，最常见于甲床下，也可见于胃、骨、纵隔等深部组织，表现为红色或灰红色结节，直径多＜2cm，境界清楚，多无包膜。发生于甲床下者常伴有疼痛，女性多见，发生于消化道者可有出血和溃疡。肿瘤可单发，亦有10%出现多发。临床生物学行为多数良性，罕见恶性血管球瘤的病例。血管平滑肌瘤多累及成年人的真皮深部或皮下，多位于四肢远端，单发，生长缓慢，常伴有疼痛，表现为境界清楚的实性肿物，可无包膜，直径多＜2cm。

二、病因和发病机制

（一）脉管畸形的病因和发病机制

脉管畸形是血管或淋巴管的先天发育畸形，其发生是由于胚胎发育时期"脉管生成"过程的异常，从而导致脉管结构的异常。目前，人们已在遗传及非遗传相关的多种脉管畸形中分别发现了十余种基因的种系改变及多种基因的体细胞改变。如大部分（＞90%）葡萄酒色斑患者中发现了体细胞 *GNAQ* 基因的单个碱基突变导致 *GNAQ* 失活；遗传性出血性毛细血管扩张症（常染色体显性遗传病），其不同的亚型分别与 *ENG*、*ACVRL1*、*SMAD4* 基因异常有关；家族遗传性皮肤黏膜静脉畸形患者有 *Tie2* 基因突变，约50%的散发性静脉畸形患者也发现 *Tie2* 基因突变；球细胞静脉畸形患者有 *1p21-22* 区域内的突变，造成肾小球蛋白缺乏，血管平滑肌分化异常；家族遗传性毛细血管-动静脉畸形病因学上与 *RASA1* 基因失活性突变有关；Bannayan-Riley-Ruvalcaba 综合征由 *PTEN* 基因突变引发。

（二）脉管肿瘤的病因和发病机制

脉管肿瘤的发生主要由于血管内皮细胞的异常和过度增殖，其确切的病因目前仍不甚清楚。在宏观水平上，脉管肿瘤的病因可能与感染、外伤、缺血、辐射或放疗、异物植入等物理刺激有关，也可能与病人的激素水平和免疫水平相关，如婴幼儿血管瘤可能与缺氧刺激有关，导致内皮祖细胞的增殖，同时研究发现患儿女婴偏多、体内的雌激素水平也明显升高；卡波西肉瘤与人类第8型疱疹病毒（human herpes virus-8，HHV-8）感染密切相关，其大部分患者有免疫缺陷或免疫功能低下，包括肾移植和长期使用激素等；血管肉瘤可能与肢体长期水肿（Stewart-Treves 综合征）、遗传综合征、辐射和放疗、异物植入、化学损伤等刺激因素有关。

在微观水平上，血管内皮细胞异常增殖的机制考虑与局部微环境的变化以及内皮细胞自身转化的异常有关。研究显示，增殖期血管瘤组织中，出现多种内皮细胞因子、成血管因子、生长因子、血管内皮细胞受体家族、胰岛素样生长因子、基质金属蛋白酶-2均高表达；而在消退期血管瘤组织中，出现内皮细胞凋亡加速、肥大细胞减少、金属蛋白酶组织抑制因子水平上调等现象。同时，一些脉管肿瘤也发现了体细胞的基因改变，如部分上皮样血管瘤中存在涉及 *FOSB* 基因或 *FOS* 基因的染色体易位及融合基因形成；假肌源性血管内皮瘤中发现有约90%的病例 t(7;19)(q22;q13) 形成 *SERPINE1-FOSB* 融合基因；上皮样血管内皮瘤中也有约90%的病例有 t(1;3)(p36.3;q23-25)，产生 *WWTR1-CAMTA1* 融合基因，另少部分有 t(X;11)(p11;q22)，产生 *YAP1-TFE3* 融合基因；在放疗后血管肉瘤及伴有淋巴水肿的血管肉瘤出现稳定的 *MYC* 基因扩增，等等。

三、临床诊断和鉴别诊断

（一）诊断标准

脉管疾病种类繁多，其诊断标准因疾病不同而异，总体来说，脉管畸形的诊断主要依靠病史、临床表现、体征及影像学检查确定诊断；而脉管肿瘤的诊断则需要结合临床、影像学和病理学检查。对于多数发病率较低的中间型和恶性血管肿瘤而言，影像学检查可帮助评估病灶内血流量（彩色多普勒）和病灶范围（磁共振成像），但最终确诊肿瘤的类型和生物学行为还需依据病理形态学的观察，疑难病例还需结合临床病程及相关的免疫组化和分子遗传学检查作出明确诊断。

（二）诊断流程

1. 询问病史　根据患者主诉，详细采集病史资料（起病年龄、性别、发病部位、病灶变化情况、有无家族史等），是诊疗思维形成的首要环节。

2. 体格检查　视、触、叩、听全面系统的体格检查是收集病变特征的重要环节，脉管疾病的体格检查重点在于发现病变所在位置的体征（如肢体抬高试验、Allen 试验、皮肤指压试验、运动试验、大隐静脉瓣膜功能试验、深静脉通畅试验、交通静脉瓣膜功能试验等）。

3. 辅助检查　包括血液学检测（全血黏度、血浆比黏度、红细胞电泳时间、血小板聚集性、纤维蛋白原浓度、血沉、C 反应蛋白），影像学检查（彩色超声多普勒、CT、磁共振成像）等结果，决定是否手术及手术方式。

4. 组织病理学检查　病理检查是确诊脉管肿瘤的必须检查手段，可以确定组织学类型，判断良恶性生物学行为，是该类疾病确诊的"金标准"。

5. 临床诊断　脉管畸形的诊断主要依靠其病史、临床表现、体格检查及辅助的影像学检查而作出，而多数脉管肿瘤的诊断则需要结合临床、影像学和病理学而最终明确。

（三）鉴别诊断

1. 婴幼儿血管瘤与脉管畸形的鉴别　婴幼儿是幼年性血管瘤和先天性血管瘤的主要发病人群，也是脉管畸形的好发年龄，病理检查对诊断可有部分帮助，但大部分患者均不需要手术治疗，故病理检查价值有限。因此，需要临床医师熟知各种疾病的临床表现，详细采集病史，进行体格检查，形成诊断和鉴别诊断思路。血管瘤与脉管畸形在发病时间、病程发展情况、病变颜色（鲜红色或蓝色）、表面温度、体位移动试验等方面均有所不同。如毛细血管畸形与幼年性血管瘤均可表现为皮肤的鲜红色斑块，但前者出生时即出现，且压之可褪色，而后者在出生后出现，有增生期和消退期的病程；静脉畸形的皮肤或黏膜一般呈青紫色或蓝紫色，皮温不高，而动静脉畸形则表现为皮肤红斑、皮肤凸起呈念珠状或蚯蚓状、皮温增高；静脉畸形常出现体位移动试验阳性，而其他脉管畸形和血管瘤多为阴性，但个别淋巴管畸形患儿可因静脉 - 淋巴管短路的形成而出现自行消退。对于部分难以鉴别的病例，必要时还需辅以影像学检查，如彩色多普勒可检测动静脉畸形的高流量特征、磁共振成像有利于明确病灶范围、X 线片可确认静脉畸形腔内有无静脉石及脉管畸形有无伴发周围骨质的变化，等等。

2. 良性脉管疾病与高分化血管肉瘤的鉴别　良性脉管疾病可能因感染、自发性或创伤性病变引起内出血致病变迅速增大，给人高度侵袭性的临床印象。某些治疗（如放疗）或某些结缔组织疾病也可加重病变发展，发生于口底、口咽或颈部的广泛性病变，可引起呼吸道梗阻，严重时可危及生命。高分化血管肉瘤初发时可能仅是皮肤上缓慢生长的暗红色斑块，不易引起重视，病理学检查内皮细胞异型性可不明显，尤其在活检诊断中，难以观察肿瘤是否有破坏性的浸润性生长，易于漏诊和误诊。此时，需结合临床及影像学检查评估病变大小和界限、累及范围，结合病理形态学，作出正确诊断。形态学上，良性脉管疾病一般管腔形状规则，内皮细胞无明显异型性，尽管有时增生活跃，但一般无病理学核分裂象，也无对周围组织破坏性的浸润性生长；而高分化血管肉瘤的血管腔形状不规则，有出芽或乳头状凸入管腔，内皮细胞有轻度异型性、复层排列、肿瘤性血管相互连接和吻合、在周围组织内呈破坏性的浸润性生长。

3. 血管肿瘤与其他肿瘤的鉴别　血管肿瘤在临床表现上多为占位性的包块，尤其一些深部组织的血管肿瘤，由于肿瘤内血管丰富，影像学检查需与血供丰富的肿瘤鉴别。一些位于浅表部位的血管肿瘤表现为皮肤灰红或暗紫红色结节或斑块，可能伴破溃出血，如发生于肢端的经典型卡波西肉瘤，临床上可能会误为恶性黑色素瘤；还有一些血管肿瘤会出现区域内多发，如发生于肺、肝、骨的上皮样血管内皮瘤，影像学上需要与肿瘤转移鉴别。血管肿瘤的诊断必须由病理检查结果作为诊断的"金标准"，并且在病理检查中，诊断也需与多种肿瘤鉴别，避免误入诊断陷阱。如上皮样血管肉瘤的血管分化不明显，血管腔隙不典型或不完整，肿瘤细胞实性团块状或片状排列，异型性大，核分裂活跃，需与其他非血管源性恶性肿瘤鉴别，如低分化癌、恶性黑色素瘤、近端型上皮样肉瘤、上皮样恶性外周神经鞘瘤、间变性大细胞淋巴瘤等；还有一些梭形细胞血管肿瘤，如梭形细胞血管瘤、卡波西型血管内皮瘤、假肌源性血管内皮瘤、卡波西肉瘤和梭形细胞血管肉瘤，肿瘤以梭形细胞成分为主，容易误诊为其他如纤维源性肿瘤、平滑肌肿瘤、神经源性肿瘤，甚至梭形细胞癌，故需要免疫组织化学的帮助判断肿瘤细胞分化方向，辅助诊断肿瘤类型。

第二节 实验室及其他检查指标与评估

一、实验室及其他检查指标

实验室检查包括临床检验及临床病理检查。但在脉管疾病的诊断中，临床检验指标的应用范围较为局限，而影像学及病理学检查是脉管疾病诊断的重要依据，故本章节增加影像学检查指标及意义的内容。

（一）临床检验指标及临床意义

临床常规检验和生化检测指标在脉管疾病的诊断中无特异性，可能只有轻度改变或无明显改变。但在一些特殊情况下，监测血液学指标有助于及时发现严重的并发症，及早进行干预治疗，如卡波西型血管内皮瘤常伴有 Kasabach-Merritt 综合征，表现为血小板明显减低，常低至 20×10^9/L；当发生DIC 时，纤维蛋白原明显降低、纤维蛋白降解产物（FDP）或 D- 二聚体增高，同时有一定程度的微血管病性溶血性贫血。其他一些静脉畸形、先天性血管瘤（如 RICH）、获得性簇状血管瘤中也可能出现一过性血小板减低。此外，一些血液指标在脉管疾病的诊断和鉴别诊断中也有部分意义，如婴幼儿血管瘤患者的血清雌二醇水平较高，在临床诊断不明确时可以通过检测患者血清的雌二醇水平帮助诊断，避免不必要的手术治疗；在血管瘤相关综合征（PHACE 综合征，即以后颅窝畸形 posteriorfossa defects、血管瘤 hemangiomas、动脉异常 arterial anomalies、心脏畸形和主动脉缩窄 cardiacdefects and coarctation of the aorta 以及眼异常 eyeanomalies 为主要表现的神经皮肤综合征）的诊断及鉴别诊断中，内分泌相关的血液检查有助于排除甲状腺激素不足等情况。

（二）病理检查指标及临床意义

病理检查包括巨检、镜检、免疫组化、分子病理各项检查，其相应的指标和临床意义分述如下。

1. 巨检 首先需评估组织处理情况，所接收标本是否离体后立即固定，最长间隔时间不能超过30min；大体的新鲜标本需切开固定；固定液为 10% 中性缓冲福尔马林，5～10 倍于标本体积，固定时长 6～48h。如标本固定不佳，则可影响后续形态学观察，甚至导致免疫组化实验及分子病理实验的失败。其次主要考察肿瘤体积大小、数量多少、边界是否清晰，肿瘤切面的性状，肿瘤的层次定位及与周围组织的关系。

（1）体积：脉管肿瘤一般良性者体积较小，而恶性者体积较大，但并不绝对，如因脉管畸形、幼年性血管瘤、不消退型先天性血管瘤而手术的标本，体积可能较大。

（2）数量：多数脉管肿瘤呈单发，但可以多发，如良性的上皮样血管瘤、中间型的卡波西型血管内皮瘤和卡波西肉瘤、恶性的上皮样血管内皮瘤和血管肉瘤，肿瘤数量的多少并不能作为良恶性判断的依据，但可作为一个重要的临床特征和参考指标。

（3）边界：脉管肿瘤均无完整包膜，一般良性肿瘤境界较清楚，而恶性肿瘤呈破坏性的浸润性生长。如血管肉瘤常表现为境界不清的出血性肿块，多结节性，结节大小不等。

（4）切面性状：良性脉管肿瘤一般切面灰红或灰白，质地较软或实性；恶性的血管肉瘤切面多伴有出血坏死、囊性变等继发性改变（图 6-1），肿瘤的实性区可呈鱼肉状，灰白，质地细腻。如血管肉瘤切面常暗红色或红褐色，可伴有出血、坏死和囊性变，分化较差者可呈灰红、灰白色，质脆；而上皮样血管内皮瘤巨检常表现为界限相对清楚的结节状肿块，质地坚实，切面呈灰白至灰褐色，可伴有坏死，位于血管腔内者可类似机化血栓，而发生于深部者可伴有钙化和骨化。

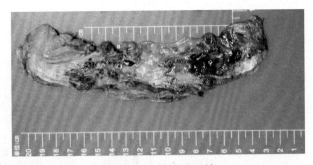

图 6-1 血管肉瘤巨检
脂肪肌肉组织间见多个灰红灰褐色结节,部分结节有出血、坏死、囊性变。

(5)肿瘤的层次定位及与其周围组织的关系:一些脉管肿瘤有好发的特定部位,如分叶状毛细血管瘤,主要发生于黏膜和皮肤,呈外生性生长;而卡波西型血管内皮瘤、上皮样血管内皮瘤、血管肉瘤可发生于浅表或深部的软组织,甚至发生于实质脏器。良性脉管肿瘤多数边界较清,而中间型的血管内皮瘤及恶性的血管肉瘤常呈浸润性生长。

2. 镜检 显微镜下的观察主要需明确肿瘤的组织学类型,如为恶性肿瘤,需评估细胞异型性、核分裂计数、有无坏死、有无血管神经侵犯、病理分级等其他信息。需要注意的是:脉管肿瘤的细胞异型性评估和核分裂计数必须建立在明确的组织学分型后才有意义。一些良性的血管肿瘤,如分叶状毛细血管瘤,可以出现核分裂象的增多,有时达 3~4 个 /10HPF,甚至超过一些中间型血管肿瘤(如卡波西型血管内皮瘤、网状血管内皮瘤)的核分裂活跃程度。同样,在高分化血管肉瘤中,内皮细胞可呈扁平状,无明显的核异型性,而在一些良性(如不消退型先天性血管瘤)或中间型血管肿瘤(如网状血管内皮瘤、Dabska 瘤)中,内皮细胞有一定异型性,表现为"钉突样",核浆比增高。所以,当明确了肿瘤病理学类型为恶性脉管肿瘤后,我们才对细胞异型性、核分裂计数、有无肿瘤性坏死、有无血管神经侵犯作出描述,进一步评估肿瘤的组织学分级,帮助判断患者预后。以下分述各类型脉管疾病的镜下形态学表现。

(1)脉管畸形:病理形态对于诊断无特异性,主要表现为血管的紊乱排列及增生,管腔常扩张,管壁内衬单层内皮细胞,内皮细胞无形态和功能的异常。毛细血管畸形由扩张的毛细血管和 / 或毛细血管后微静脉组成;静脉畸形表现为不规则形、窦隙样或囊状扩张的大小不一的血管腔窦,腔内常充满血液(图 6-2A),可伴有血栓形成、机化、再通及乳头状内皮细胞增生,管腔壁平滑肌多少不等,厚薄不均,外膜可纤维变性;动静脉畸形主要表现为紊乱排列和增生的动脉及静脉;淋巴管畸形由形态不规则及大小各异的淋巴管组成,小淋巴管周围有不明显的外膜包绕,大的淋巴管壁常有发育不良的平滑肌纤维,管腔内充满含淋巴细胞的蛋白性液体,间质为胶原纤维,伴淋巴细胞团灶性分布其间(图 6-2B),可伴继发出血、炎症反应及间质(肌)成纤维细胞增生。

(2)幼年性血管瘤:低倍镜下呈多结节状或分叶状(图 6-3),早期病变(增生期)由胖梭形内皮细胞组成,形成不明显的血管腔隙,可见中等量的核分裂,间质内见肥大细胞;后期病变渐趋于成熟,血流开始贯通,内皮细胞渐扁平,类似成年型的毛细血管瘤;病变退化期表现为间质进行性和弥漫性的纤维化,原有血管瘤被纤维脂肪代替。

(3)先天性血管瘤:快速消退型病理形态无特异性,可形似幼年性血管瘤的消退期表现,但内皮细胞不表达 GLUT1;不消退型表现为不规则的结节状或分叶状结构,结节由形状不一、大小不一的血管构成,衬以内皮细胞,细胞核呈"靴钉样"向管腔内突出,内皮细胞周围有一层或多层血管周细胞,中央见星形管腔,间质为致密纤维组织,可见引流性血管。

(4)分叶状毛细血管瘤:分叶状毛细血管瘤肿瘤呈外生性生长,周边的鳞状上皮往往包绕病变的两侧及底部,呈"披肩样"或"衣领样"改变(图 6-4);肿瘤主体由簇状或分叶状增生的毛细血管构成,中央有一较大的附有平滑肌的血管,增生的血管内皮细胞较肥胖,缺乏异型性,可见多少不等的核分裂象;间质呈黏液水肿样,常伴有急、慢性炎细胞浸润,有时伴发溃疡,病变表面可见炎性肉芽组织。

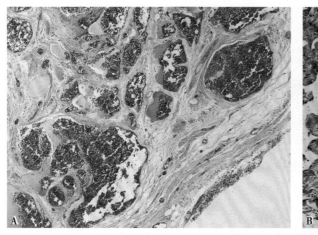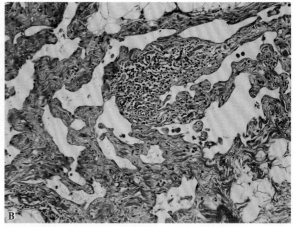

图6-2　脉管畸形镜下形态

A. 静脉畸形,由囊状扩张的大小不一的血管腔窦组成,腔内充满血液,腔壁平滑肌厚薄不均,HE×40;B. 淋巴管畸形,由形态不规则及大小各异的淋巴管组成,间质为胶原纤维,伴淋巴细胞团灶性分布其间,HE×100。

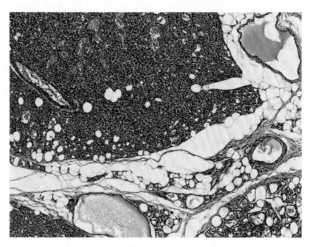

图6-3　幼年性血管瘤镜下形态

低倍镜下呈结节或分叶状,结节内由胖梭形内皮细胞组成,
可无明显的血管腔隙,HE×40。

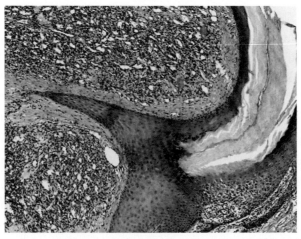

图6-4　分叶状毛细血管瘤镜下形态

低倍镜下肿瘤呈分叶状结构,被覆的鳞状上皮呈"衣领样"改变,HE×40。

（5）血管内皮瘤：属中间型脉管肿瘤，其内皮细胞不仅增殖，而且伴有一定异型性，肿瘤也常出现浸润性边界。卡波西型血管内皮瘤（KHE）由浸润性生长的不规则形血管结节或小叶组成，结节间为纤维结缔组织间隔（图6-5A）；血管结节由卡波西肉瘤样梭形细胞区域和毛细血管瘤样区域组成，有时结节周边有裂隙样血管形成"肾小球样"结构（图6-5B）；瘤细胞异型性小，核分裂象少见；部分病例于肿瘤周边可有淋巴管腔隙，或合并淋巴管瘤。网状血管内皮瘤（RHE）与乳头状淋巴管内血管内皮瘤（PILA）则更为少见，两者在形态上可有一定的交叠，故又合称为钉突样血管内皮瘤。

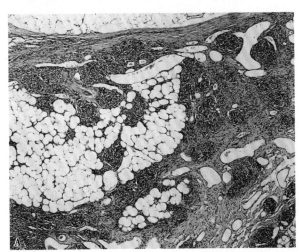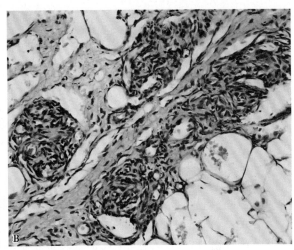

图6-5　卡波西型血管内皮瘤镜下形态

A. 低倍镜下，肿瘤由浸润性生长的不规则形血管结节或小叶组成，HE×40；B. 高倍镜下，血管结节由卡波西肉瘤样梭形细胞区域和毛细血管瘤样区域组成，有时结节周边有裂隙样血管形成"肾小球样"结构，HE×200。

（6）卡波西肉瘤（KS）：属中间型血管肿瘤。其不同的临床亚型在病理形态上基本相似，据病程发展，皮肤的KS依次可分为三期：①斑片期：网织真皮层内出现增生的血管腔隙，可相互连接，也可排列疏松；血管腔内衬单层扁平内皮细胞，无明显异型性；周围可见淋巴细胞、浆细胞浸润及出血、含铁血黄素沉积。此期病理诊断十分困难，需结合临床病史及HHV-8免疫组化辅助诊断。②斑块期：血管增生较斑片期更广泛，血管腔缘不整齐，且增生的血管周围可见梭形肿瘤细胞增生（图6-6A），有时梭形细胞形态学较温和，易漏诊，但增生的梭形肿瘤细胞可浸润和破坏皮肤附属器；间质出血和含铁血黄素沉积更明显。③结节期：表现为界限清楚的肿瘤结节，由相互交错排列的梭形细胞束组成，瘤细胞束之间为裂隙状或筛孔状的血管腔隙（图6-6B），内常充满红细胞。梭形肿瘤细胞轻至中度异型性，可见核分裂象，胞质内常可见玻璃样小球。艾滋病相关型KS可含显著扩张的淋巴管腔，也称淋巴管瘤样KS。当淋巴结受累时，早期病变位于淋巴结被膜下，其不规则增生的小血管可类似淋巴结血管转化，进展期病变则显示淋巴结结构破坏，可见肿瘤性梭形细胞增生。

（7）上皮样血管内皮瘤（EHE）：经典EHE的镜下图像是黏液样或胶原样的背景中，瘤细胞排列呈短条索状、小巢状、不规则片状或单个散在浸润，瘤细胞圆形、多边形，或略呈梭形，胞质淡染或嗜伊红色，部分胞质内可见空泡形成，内含单个或多个红细胞，称水泡细胞（blister cell），提示幼稚管腔分化，但肿瘤内多无明确管腔形成，瘤细胞核仁不明显，核分裂象少见（<2个/10HPF）；少数病例内可见钙化和/或骨化，或伴破骨样巨细胞反应；发生于肺的EHE病变多位于肺泡腔内，呈多结节状或分叶状，结节周边的瘤细胞密度较高，呈息肉样突入肺泡腔内；肝的EHE瘤细胞常浸润肝窦，与残留的肝细胞及胆管上皮混杂而难辨认；少部分EHE可见明确血管腔隙形成，瘤细胞细胞质丰富嗜酸，排列呈腺泡状或巢团状，基因水平上多显示伴有*YAP1-TFE3*融合基因形成，称为伴*TFE3*易位的EHE；另有部分EHE瘤细胞显示有明显的异型性，核分裂象易见（>2个/10HPF），并出现实性梭形细胞区和肿瘤性坏死，称之为"非典型性或恶性上皮样血管内皮瘤"，其生物学行为更差，5年生存率下降。

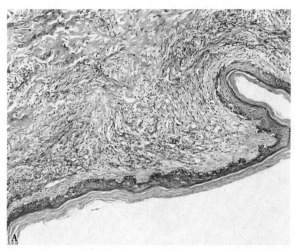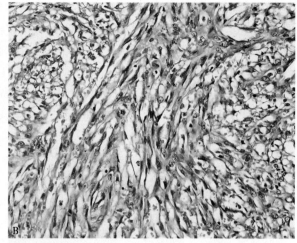

图6-6　卡波西肉瘤镜下形态

A. 斑块期，真皮层内小血管增生，管壁梭形细胞增生，HE×100；B. 高倍镜下，梭形肿瘤细胞轻至中度异型性，细胞之间为裂隙状或筛孔状的血管腔隙，内见红细胞，HE×200。

（8）血管肉瘤（AS）：显微镜下 AS 不同分化程度可表现出较大的形态学差异，但破坏性的浸润性生长是 AS 最重要的特征。高分化 AS 有清晰管腔形成，管壁衬覆的内皮细胞示轻度异型性，甚至可无明显异型性，形似良性血管瘤，但管腔形状不规则，内皮细胞出芽状或乳头状凸入管腔，肿瘤性血管相互连接吻合，形成窦隙状、网状、隧道样结构，在真皮胶原纤维间、乳腺实质内、脂肪组织间、肌肉组织间或其他组织内穿插、浸润性生长；中度分化的 AS 仍可见管腔形成，内皮细胞有明确异型性，多层排列，形成复杂的乳头状结构突入腔内，部分区域呈实性，由结节状或片状分布的梭形、短梭形或卵圆形瘤细胞组成，核分裂象易见，有时实性片状区可见含胞质内空泡的"水泡细胞"；低分化的 AS 则血管腔隙形成不明显，形似癌或高级别梭形细胞肉瘤，内皮细胞明显异型性，核分裂象多见，瘤细胞呈实性团块状或片状排列，其间可寻见不典型、不完整的或呈裂隙样的血管腔隙，间质内可有红细胞外渗、含铁血黄素沉着和炎症细胞（淋巴细胞、嗜酸性粒细胞等）浸润。部分血管肉瘤的瘤细胞主要成分由高级别的圆形细胞组成，胞质丰富，核大，染色质空泡状，核仁明显，呈巢状或丛状分布，易与低分化癌、恶性黑色素瘤等混淆，称为上皮样血管肉瘤，常见于深部软组织或实质脏器，也可见于皮肤。

（9）血管球瘤及血管平滑肌瘤：显微镜下，血管球瘤有特征性的球细胞，细胞体积较小，大小一致，有中位圆形的核，细胞质嗜双色至微嗜酸，巢状围绕于毛细血管周围（图 6-7A）；间质玻璃样变或黏液变，部分病例可出现形似血管外皮瘤样的分枝状血管结构，或形似副节瘤样的表现；部分病例可见典型的球细胞的区域与成熟的梭形平滑肌细胞相移行；当肿瘤内出现明确的核异型性、活跃的核分裂象（>5 个 /50HPF）及非典型核分裂象、脉管侵犯，以及出现类似其他肉瘤的图像或片状圆形高核级别细胞时，需考虑恶性血管球瘤的诊断；当仅出现肿瘤直径 >2cm 和 / 或核分裂象 >5 个 /50HPF 时需考虑恶性潜能未定的血管球瘤的诊断，提示临床警惕肿瘤的生物学行为。血管平滑肌瘤镜下形态可分为实性型、静脉型和海绵型。实性型见平滑肌束紧密交叉排列，其间血管受压为裂隙状；静脉型内见厚壁静脉型血管，病变内平滑肌束环层或同心圆样围绕迂曲的厚壁血管，并与管壁平滑肌细胞移行（图 6-7B）；海绵型由扩张的血管和少量平滑肌构成，管壁平滑肌与病变内交织的平滑肌束难以区分。三种形态可相伴出现。间质可发生黏液变性、透明变性、脂肪化生或软骨化生。少数肿瘤内见小片状类圆形周皮细胞，类似血管球瘤；偶尔也可见平滑肌细胞核畸形退变。

3. **免疫组织化学染色**　作为病理学检查重要的辅助方法，免疫组化辅助检查在脉管肿瘤的诊断、鉴别诊断及预后判断上均具有重要作用。但需要注意的是，由于肿瘤的免疫表达可能有异质性，

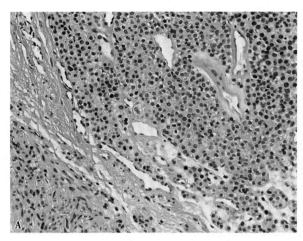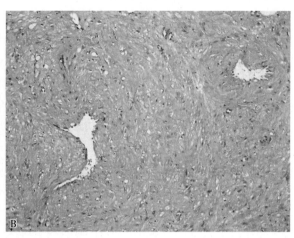

图 6-7 血管周细胞肿瘤镜下形态

A. 血管球瘤，大小一致的圆形球细胞巢状围绕于毛细血管周围，HE×100；B. 血管平滑肌瘤，平滑肌束环层围绕迂曲的厚壁血管，并与管壁平滑肌细胞移行，HE×100。

最好选用一组抗体进行标记，避免误入诊断陷阱；如高级别的圆形或上皮样细胞成片分布，需要考虑的鉴别诊断包括上皮样血管肉瘤、低分化癌、恶性黑色素瘤、近端型上皮样肉瘤、上皮样恶性外周神经鞘瘤、间变性大细胞淋巴瘤等，需加做 CD31、CD34、ERG、FLI-1、CK、EMA、HMB45、MelanA、INI-1、S-100、SOX10、H3K27、ALK、CD43 等一组标记，帮助鉴别。此外，不同的免疫标记有不同的阳性定位（胞核、胞膜、细胞质），在复杂的临床工作中，肿瘤可能出现有意义或者无意义的反常表达，此时，需专业的病理医师仔细核对阴性及阳性对照，作出正确的判读；而且，在某些肿瘤中，不同的组成细胞可能有不同的表达，如梭形细胞血管瘤中，血管内皮细胞及实性区内的圆形上皮样空泡状细胞表达 CD34、CD31 和 ERG，而梭形细胞是反应性的肌成纤维细胞，仅表达 vimentin 和 SMA，不表达内皮细胞标记；在卡波西型血管内皮瘤中，结节内梭形细胞区域和毛细血管内皮均表达 CD31、CD34 和 ERG，部分还表达 D2-40，血管周也可有 SMA 阳性的周皮细胞。这些不同细胞的多样表达是病理医师诊断的重要线索，需要专业细致的观察才能有助于诊断，切不可仅凭免疫组化报告上的"+"或"−"而主观臆断。以下分述各标记物及其意义：

（1）CD31：血管内皮细胞标记，在良恶性血管肿瘤中均见表达，用于血管源性肿瘤的诊断与鉴别诊断，其敏感性高，但在单核细胞、颗粒细胞及一些 T 细胞中也可呈阳性表达。故常与 ERG、CD34 等联合使用。

（2）CD34：造血干细胞髓样细胞及血管内皮细胞标记，还表达于孤立性纤维性肿瘤、隆突性皮肤纤维肉瘤、胃肠间质肿瘤、梭形细胞脂肪瘤及部分上皮样肉瘤等多种肿瘤中，是临床病理医生使用最广泛的间叶标记之一。对于血管肿瘤的诊断，其敏感性及特异性均低于 CD31，尤其在差分化血管肉瘤中，CD34 常表达缺失。可与其他内皮细胞标记（ERG、FLI-1、CD31、D2-40）联合使用，鉴别血管源性肿瘤。

（3）FLI1：是 DNA 结合翻译因子 ETS 家族成员之一，原作为尤文肉瘤/外周原始神经外胚叶瘤诊断的特异抗体，后来发现其在血管的胚胎发育中有重要作用，广泛表达于人体的各类血管（动脉、静脉、淋巴管），目前可作为血管内皮标记使用。

（4）ERG：也是 DNA 结合翻译因子 ETS 家族成员之一，可调控血管新生和内皮细胞的凋亡，稳定表达于各类血管瘤、血管内皮瘤及血管肉瘤的内皮细胞中，其敏感性及特异性均较高。

（5）D2-40：淋巴管内皮分化标记，有助于淋巴管内皮分化方向肿瘤的诊断，如 Dabska 瘤，其肿瘤内皮不仅表达 CD31、CD34、ERG，多数病例还表达 D2-40；而形态学有相似性的网状血管内皮瘤，其肿瘤细胞更多向血管内皮分化，较少表达 D2-40。但 D2-40 也可表达于间皮细胞、睾丸生殖细胞等，在鉴别诊断时要予以充分考虑。

（6）SMA：平滑肌肌动蛋白（smooth muscle actin，SMA）广泛分布于平滑肌细胞中，也表达于肌成纤维细胞、肌上皮细胞及血管周皮细胞，可与 desmin、h-caldesmon 共同作为血管周皮细胞分化标记。

（7）CK-Pan：广谱上皮标记，是上皮源性肿瘤诊断和鉴别诊断的一线抗体，25%～35% 的上皮样血管内皮瘤和 25%～60% 的上皮样血管肉瘤中有 CK-Pan 的表达。

（8）EMA：上皮膜抗原，是常用的上皮标记物，广泛表达于各种上皮细胞中，对腺上皮的表达优于 CK。也表达于脑膜瘤、神经束膜瘤、间变性大细胞淋巴瘤、浆细胞瘤、上皮样肉瘤、滑膜肉瘤、脊索瘤、间皮肉瘤等肿瘤中，在一些伴有上皮样分化的血管肿瘤中可有表达。

（9）GLUT1：人红细胞葡萄糖转运蛋白，正常表达于红细胞、睾丸生殖细胞、肾小管、血脑屏障腺管的内皮细胞、滋养层的上皮细胞中。临床主要用于幼年性血管瘤的辅助诊断，无论增生期或退化期，幼年性血管瘤的内皮细胞均有 GLUT1 的表达，可辅助鉴别脉管畸形、肉芽组织、先天性血管瘤、分叶状毛细血管瘤、卡波西型血管内皮瘤等。

（10）Ki-67：细胞增殖标记，反映肿瘤细胞的增殖状态，高表达时提示细胞增生活跃，在明确病理类型后，可辅助判断生物学行为及预后。

还有其他一些较少用到的抗体，这里不能一一详述，详见表 6-2。

表 6-2 少见的脉管肿瘤诊断和鉴别诊断所需用的标记物

抗体	提示诊断
HHV8（LANA1）	卡波西肉瘤
CAMTA1	上皮样血管内皮瘤
TFE3	伴 TFE3 易位的上皮样血管内皮瘤、Xp11.2 易位相关性肾癌、腺泡状软组织肉瘤、部分上皮样血管周细胞肿瘤（PEComa）
MYC	放疗后血管肉瘤、伯杰特淋巴瘤、部分弥漫性大 B 细胞淋巴瘤
HMB45	恶性黑色素瘤、软组织透明细胞肉瘤、PEComa、部分肾细胞癌
MelanA	恶性黑色素瘤、肾上腺皮质肿瘤、PEComa
INI-1	恶性横纹肌样瘤、上皮样肉瘤、部分上皮样恶性外周神经鞘瘤、部分肌上皮癌、部分骨外黏液样软骨肉瘤等（表达缺失提示基因突变，有阳性意义）
S-100	恶性黑色素瘤、神经鞘瘤、神经纤维瘤、颗粒细胞瘤、室管膜瘤、脂肪肿瘤、树突状细胞肿瘤、软骨源性肿瘤、脊索瘤、肌上皮肿瘤、分泌性癌
SOX10	恶性黑色素瘤、神经鞘瘤、神经纤维瘤、颗粒细胞瘤、胶质母细胞瘤、部分涎腺肿瘤
H3K27	上皮样恶性外周神经鞘瘤（表达缺失提示基因突变，有阳性意义）
ALK	间变性大细胞淋巴瘤、炎性肌成纤维细胞瘤
CD43	髓系肉瘤、T 系淋巴瘤、小 B 细胞性淋巴瘤

4. 分子病理检查 包括荧光原位杂交（fluorescence in situ hybridization，FISH）、聚合酶链反应（polymerase chain reaction，PCR）、一代测序（Sanger 测序）和二代测序（next-generation sequencing，NGS）等，适用于肿瘤组织的临床病理诊断和科学研究，其所适合的标本主要为新鲜标本及石蜡包埋组织标本。目前，在血管肿瘤的诊断中，分子病理检查项目的开展还较为有限，主要由于价格昂贵，难以推广，而且一些出现特异性基因改变的血管肿瘤的发病率较低，缺少成熟的商品化试剂盒。但在某些疑难病例中，形态学难以辨认，免疫表型也相似，只能求助于特征性的基因改变辅助诊断肿瘤的组织学类型；另外，在小穿刺活检标本中，由于肿瘤组织较为有限，不能提供完整有效的组织学形态特征，免疫表型也可能出现异质性表达，此时最好要有分子病理学的辅助证据，以支持进一步的诊疗工作。以下分述血管肿瘤中可开展的分子检查：

（1）*WWTR1-CAMTA1* 融合基因检测：主要用于非典型（恶性）上皮样血管内皮瘤（EHE）与上皮样血管肉瘤（AS）的鉴别。非典型性 EHE 有明显的核异型、活跃的核分裂、肿瘤性坏死及实性片状生长方式及梭形细胞区域，与 AS 难以鉴别。但 EHE 有特征性的染色体易位，多数形成 *WWTR1-CAMTA1* 融合基因，少数形成 *YAP1-TFE3* 融合基因，可用 RT-PCR 或 FISH 的方法检测融合基因从而帮助明确诊断。

（2）*TFE3* 基因易位：主要用于诊断少见的伴 *TFE3* 易位的上皮样血管内皮瘤。

（3）*MYC* 基因扩增：主要用于放疗后血管肉瘤（AS）及放疗相关性非典型性血管病变（atypical vascular lesion associated with radiation，AVL）的鉴别。在一些形态学不典型的 AVL 病例中，也可能出现 MYC 蛋白的表达，此时，需要进一步检测 *MYC* 基因是否扩增，来明确可否诊断放疗后 AS。

（三）影像学检查指标及临床意义

脉管性疾病常位于皮肤、皮下、肌层，形态特征明显。临床上可通过肉眼观察、体格检查、穿刺、超声、CT、MRI 对软组织及深部组织的病灶作出诊断，并可与其他疾病相鉴别。影像学检查及在影像引导下治疗脉管疾病已成为脉管性疾病明确诊断及合理治疗的重要组成部分。但由于脉管疾病的复杂性，不同疾病其选用的影像学检查及临床意义也各不相同，以下分述之。

1. 脉管畸形

（1）毛细血管畸形（CM）：主要依据临床表现和病史作出诊断，影像学检查主要用于发现有无脉管畸形相关综合征或其他伴发疾病，如 Sturge-Weber 综合征、Klippel-Trenaunay 综合征等。MRI 尤其磁共振血管成像（magnetic resonance angiography，MRA）增强检查有助于发现深部的静脉畸形，如 CM 伴有 AVM，则需要行计算机体层摄影血管造影（computed tomography angiography，CTA）三维血管成像、增强 MRA 或血管造影来显示 AVM 病灶。

（2）静脉畸形（VM）：常用的影像学检查包括 X 线片、超声、MRI 和血管造影。超声常用于病变硬化治疗中的穿刺引导，VM 病灶在超声下表现为明显的液性暗区。X 线片难以显示小的肿瘤，大的肿瘤可表现为局部软组织的不均匀密度增高，合并血栓机化、钙化可见圆形的致密影即静脉石，静脉石对定性诊断极有价值。X 线片还可用于确定瘤体范围及骨质的变化。MRI 用于显示病变的范围以及与周围组织的关系，VM 病灶在 T_1 加权像呈等信号或低信号，T_2 加权像表现为明显高信号，增强扫描后不均匀强化，如合并存在的非血液液体（如淋巴液）则不强化。血管造影和数字减影血管造影（digital substraction angiography，DSA）可直接显示扩张迂曲的异常血管，动脉期表现为粗细不等、大小不一的血管和血腔，静脉期呈明显染色。

（3）淋巴管畸形（LM）：影像学上，超声检查可以明确 LM 的部位、性质、大小及其与周围组织的关系，可为手术或药物注射治疗提供依据，也可为辅助诊断性穿刺提供导引（穿刺液常为淡黄色清亮淋巴液）。对于颈、腋部较复杂位置以及腹盆腔较深位置的 LM，CT 和 MRI 可直观显示病变的位置、范围及与周围组织的关系，提供比较可靠的全貌图像。LM 在 CT 上表现为密度均匀的单囊或多囊性肿块，亦可为密度不均匀的囊实性肿块，呈匐行生长趋势。增强扫描囊性成分不强化。LM 在 MRI 上表现为单囊或多囊液性信号，T_1WI 呈低信号，T_2WI 呈高信号，增强扫描不强化而有别于血管管腔。

（4）动静脉畸形（AVM）：影像学检查主要目的在于协助定性诊断，了解病变的范围、有无动静脉瘘和邻近骨骼受累。X 线片可显示畸形血管血栓机化并钙盐沉着，即静脉石形成，表现为软组织内散在分布的小圆形钙化影，此征象对诊断有重要价值。此外，深部的 AVM 由于对邻近骨膜的压迫和牵拉而引起骨膜增生和新骨形成，可造成邻近骨质的肥厚和患肢长骨变长，若侵入骨内可造成骨质破坏。在多种影像学检查中，彩色多普勒超声最有助于检测 AVM 的高流量特征。MRI 可大范围显示迂曲扩张血管的行程，呈蜂窝状或蚯蚓状流空信号，并能观察到邻近骨髓腔有无侵犯和受累范围（图6-8）。血管造影和 DSA 显示畸形血管呈蚯蚓状扩张，合并有动静脉瘘时动静脉同时显影并可见短路血管。血管造影和 DSA 是 AVM 诊断的"金标准"，并指导临床选择合适的治疗方案。

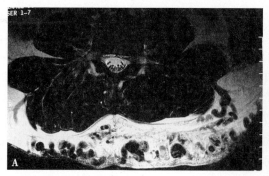
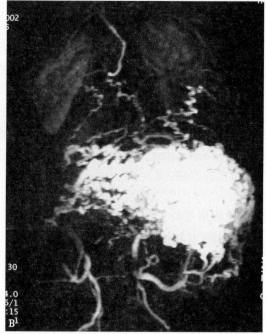

图6-8　腰背部皮下组织动静脉畸形MRI

MRI显示腰背部皮下组织内范围较大的异常血管团影，横轴面T_2WI（A）上见典型的蚯蚓状流空信号影，冠状面脂肪抑制增强T_1WI（B）上异常血管团明显强化，可见多条增粗的供养动脉和引流静脉。

2. 脉管肿瘤

（1）幼年性血管瘤（IH）：影像学上，90%以上的患儿局部超声检查即可了解瘤体的范围及血供情况，少数位于头皮、骶尾部、重要器官周围的血管瘤，则需要MRI增强检查了解是否累及周围组织结构以及侵及的程度。

（2）先天性血管瘤（CH）：RICH、NICH和PICH在多普勒超声检查均表现低回声软组织团块，分叶状结构不明显，瘤内可探及贯穿病灶的引流血管，血流动力学特点为高流速、低阻抗。MRI表现为均质的肿瘤样实质性信号，T_1加权像呈等信号，T_2加权像呈高信号，增强扫描后明显强化，瘤内或瘤周可见血管流空影，与幼年性血管瘤表现相似。CTA表现为有明显供血动脉和回流静脉的边界清楚的病灶。DSA可显示供血动脉和肿瘤样的毛细血管充盈现象，瘤体周围常见一条或多条增粗的静脉（这种现象在幼年性血管瘤的增生期、消退期和消退后期也可见）。

（3）分叶状毛细血管瘤（LCH）：影像学检查对定性诊断帮助不大。

（4）血管内皮瘤（HE）：影像学检查对定性诊断帮助不大，主要目的在于了解肿瘤的大小、范围及其与周围结构的关系。卡波西型血管内皮瘤（KHE）可将超声作为临床首选的检查手段，增强CT和MRI对诊断亦有一定价值。KHE在CT平扫时表现为均匀或不均匀的低密度灶，增强扫描明显强化；在MRI上，T_1WI呈等信号或低信号，T_2WI呈等信号或高信号，增强扫描不均匀明显强化。

（5）卡波西肉瘤（KS）：位置浅表，影像学检查对定性诊断帮助不大。位于深部者，影像检查协助判断瘤体的大小及范围。

（6）上皮样血管内皮瘤（EHE）：发生于深部软组织的EHE可伴有钙化或骨化，发生于肺和肝的EHE常表现为多结节性病变，易误诊为转移癌。CT可显示为均匀一致的低密度结节，CT和MRI有特征性的空晕征。PET-CT可表现为多发结节状或片状的不规则低密度改变，伴有轻度的FDG摄取升高。

（7）血管肉瘤（AS）：CT表现为等密度无明确边界的肿块，增强扫描后明显强化，可见斑点状、短条索状强化影，对应为肿瘤内扩张的血管。肿瘤在MRI多表现为信号混杂的软组织肿块影，边界不清，信号不均匀，增强扫描后明显强化。肿瘤明显强化，瘤内不规则的流空信号影，具有相对的诊断特征性。

（8）血管周细胞肿瘤：血管球瘤根据发生部位和临床体征以及较典型的影像学表现，定性诊断一般不难。超声表现为低回声包块,边界较清楚,血流丰富。CT 表现为软组织密度影,增强扫描明显强化。发生于甲床下的肿瘤可侵犯骨骼,表现为边界清楚锐利的骨质侵蚀破坏。MRI 上 T_1WI 呈低信号,T_2WI 呈高信号,增强扫描明显强化。对于血管平滑肌瘤,影像学检查对定性诊断帮助不大。

二、检查指标的评估

实验室检查在脉管疾病的诊疗中有非常重要的意义,但详细地询问病史及体格检查仍是诊疗的第一步,其有效信息对诊断和鉴别诊断具有重要的提示作用,帮助形成初步的诊断印象及鉴别诊断范围,有助于选择实验室检查,提高检查效益。准确诊断疾病的性质和生物学行为,仍需要超声、CT、MRI 等影像学检查,甚至最终做病理检查才能明确诊断。一些严重的并发症,如 Kasabach-Merritt 综合征,则需要血液检查的结果,以便及时作出相应的处理。

脉管畸形的诊断主要依靠病史(起病年龄、病灶变化情况、家族史等)、临床表现和体格检查。影像学资料(彩色超声多普勒、CT、MRI 或 MRA)可以提供病变大小、范围、血流量等信息,在辅助诊断上有重要价值。此外,在影像引导下治疗脉管畸形已成为脉管性疾病治疗的重要组成部分。超声检查及 X 线片价格相对低廉,尤其超声常作为脉管疾病的首选辅助检查项目,也可观察脉管病变对周围组织或全身器官的影响。病理检查在脉管畸形诊断中的应用价值较为有限,一般因畸形或其他危险因素而手术的患者在术前即已明确诊断。

脉管肿瘤的诊断需要结合临床、影像学和病理学,对于多数发病率较低的中间型和恶性的血管肿瘤而言,影像学检查可帮助评估病灶内血流量、病灶范围、病变的边界以及临床分期,但最终确诊肿瘤的类型和生物学行为还需依据病理形态学的观察,疑难病例还需结合临床病程及相关的免疫组化和分子病理学检查作出诊断。从成本效益来说,常规的病理组织学检查可对大部分的脉管肿瘤作出明确的病理诊断。但由于形态学的多样化,不同肿瘤在不同分期之间会出现可能的相似性,还需要免疫组化的帮助,比如在退变期的幼年性血管瘤与消退型先天性血管瘤及毛细血管畸形的形态相似,斑片期的卡波西肉瘤与真皮浅层小血管增生非常相似,GLUT-1 和 HHV8(LANA1)分别可以协助以上两种情况的鉴别诊断;而非典型性(恶性)上皮样血管内皮瘤与血管肉瘤的鉴别,免疫标记的价值也非常有限,两者同样表达血管源性标记 CD31、CD34、ERG,此时需要检测 *WWTR1-CAMTA1* 的融合基因来帮助确诊。虽然检测的成本相应增加,但对于明确肿瘤分类和指导临床后期治疗意义重大。

第三节 实验室及其他检查指标的临床应用

一、检查指标的筛选原则

对脉管疾病的检查项目的选择,应该以明确疾病诊断、优化治疗方案为目的,依据自身单位的实验条件和患者经济状况,选择最合适的检查套餐。目前脉管疾病主要的实验室检查是影像学检查、病理检查及其他相关检查。

(一)影像学检查对脉管疾病,尤其脉管畸形,有重要辅助诊断意义,是无创条件下评估病变大小、范围、数量、性质、血供情况的良好检查方法,也是进行瘤体造影、穿刺活检、介入治疗等早期干预的必要基础

B 超是目前脉管疾病的首选检查手段。多普勒彩色超声可检测出局部病变大小、范围、结构、性质、血供情况,鉴别低流量或高流量脉管畸形或脉管肿瘤,若辅以穿刺可与表皮囊肿、纤维瘤、脂肪瘤等疾病鉴别,特别是对于血管瘤及淋巴管畸形的相互鉴别起重要作用,是目前脉管性疾病主要的影像诊断方法。

增强 MRI 检查是判断血管病变种类、累及范围的重要方法。MRI 可通过显示病变范围,评估病变对周围解剖结构的侵及情况,是排除恶性病变有效的检查方法。MRI 既准确显示病变的范围,又

能反映出血液流变学的特征,可协助区别血管瘤和血管畸形。动静脉畸形或蔓状血管瘤影像学表现为软组织内弥漫性生长的异常血管团,无包膜,边界不清,粗大迂曲的血管影在 MRI 上表现为 T_1W_2 和 T_2W_1 均为低信号的流空影,增强扫描后可见粗大的强化的迂曲血管。

对于已明确性质的血管病变,由于治疗原因需要进一步了解异常血管的走行,则局部可做增强 CT 检查。多层螺旋 CT 增强后的三维重组成像和容积再现成像(volume rendering, VR)可明确显示病变内血管的情况,及其与周围组织的解剖关系,有助于区分血管瘤、静脉畸形和动静脉畸形,但对于动静脉畸形与静脉畸形的鉴别仍有困难。通常血管瘤呈分叶状肿块,有 2～3 条供养血管,而动静脉畸形与静脉畸形呈结构紊乱的血管团,有粗大迂曲的供养及引流血管。淋巴管瘤在增强 CT 的 VR 图像上基本不显影。

(二)病理学检查是确诊脉管肿瘤的"金标准",组织学检查是病理诊断的基础,免疫组化及分子检查是病理诊断的重要辅助依据

病理学检查包括穿刺活检组织检查、手术切除标本检查、免疫组织化学检查、分子病理学检查。后两项检查主要由病理医师提出申请,如何选择参见第二节病理检查指标及临床意义。而选择作穿刺病理,还是手术切除大标本送检病理,是需要临床医师依据自己的经验、病人的临床表现和体征、影像的初步检查结果以及临床的分期分级等综合因素来考虑。

穿刺活检组织检查,是临床医师在影像学检查的指导下对肿瘤组织进行粗针穿刺或切开活检操作所获取。部分脉管肿瘤,是因肿瘤体积巨大或肿瘤呈多发性,一时无法完整切除,或病人难以承受手术,而行病理活检帮助判断肿瘤的组织学类型和良恶性生物学行为,如发生于肺和肝的多发性上皮样血管内皮瘤、婴幼儿巨大的卡波西型血管内皮瘤等。穿刺病理可得出肿瘤的性质,从而指导临床的进一步治疗,但此类检查也可能会增加病人的出血风险;另外,部分脉管肿瘤需观察肿瘤与周边组织关系来判断肿瘤生物学行为,如乳腺或皮肤的高分化血管肉瘤,在活检时常难以判断分化良好的血管是否浸润破坏周围组织,造成穿刺活检标本的诊断困难;而且,在一些小的活检标本中,常需用免疫组化或分子病理学的方法辅助诊断,可能增加一定的诊断成本。

手术切除组织检查,是手术切除肿瘤组织及其周围组织而进行的病理检查。由于手术切除的肿瘤组织相对比较完整,病理医师取材比较全面,对肿瘤的诊断也更为精准,因此,在条件允许的情况下,推荐尽可能采取这种方法进行病理检查。

(三)其他检查是临床诊疗工作中的重要辅助,合理选择有利于疾病诊断、鉴别诊断和优化治疗,避免严重的并发症及合并症

其他检查除了血液学检查,还包括心脏彩超、腹部 B 超、双下肢长骨线平片、眼科检查、听力检查、脑电图及智力筛查等,是根据病变部位、范围、病情等综合情况灵活选择。如怀疑 Kasabach-Merritt 综合征,需急查血常规及凝血组套,查看血小板数量及纤维蛋白原数值;怀疑 Sturge-Weber 综合征,除了需做头颅增强 MRI 看颅内是否存在异常血管以外,还要做眼科检查(包括眼压测量和眼底检查)、脑电图和智力筛查;PHACE 综合征面部节段型血管瘤患儿就诊时,除了常规的全身体检外,还应包括全面而详细的心脏、眼科及神经系统评估,临床检查上应该涉及头颈部检查、气道检查、脑神经检查、颈部触诊排除甲状腺异常,胸骨检查排除胸骨裂和脐上裂,筛查试验包括超声心动图、头部 MRI、头颈部 MRA、心脏大血管 MRA 和全面的眼科检查;对于 Klippel-Trenaunay 综合征患者,除了必要的影像学检查了解异常血管累及的范围外,还需做双下肢长骨 X 线片,了解双下肢是否等长等。

二、检查指标的实际应用

脉管疾病的诊断需要综合临床病史、体征和多项辅助检查,治疗也需要明确病变的大小、范围和边界、性质及分期等信息。实验室检查在脉管疾病诊疗、预后和随访等中的应用广泛、价值极大。

在诊断方面,实验室检查、影像学检查及病理学检查的重要性如前所述。在治疗方面,超声检查常作为脉管畸形病灶硬化治疗的穿刺引导;而脉管肿瘤的治疗,也必须在明确病理类型和生物学行

为的基础上,制订合理化治疗方案。

在预后方面,脉管畸形主要需防治严重的并发症或合并症,而脉管肿瘤需要评估肿瘤分级及分期,从而推测肿瘤的生物学行为,其中,最重要的预后因素是肿瘤类型,如为恶性的血管肉瘤,即使形态学属于高分化,预后也较血管内皮瘤差;另外,影响预后的还有肿瘤的发病部位,研究发现,发生于内脏器官的上皮样血管内皮瘤的预后较发生于软组织的差。

在随访方面,定期的 CT、MRI、超声检查,是中间型及恶性脉管肿瘤患者随访过程中监测病变进展情况的主要方法。超声检查因方法简便、患者适应度高,在局部定期复诊随访过程中,可以作为常规检查方法,定期监测。当临床或 / 和影像学检查可疑原发部位肿瘤复发、局部淋巴结转移或远处脏器转移时,则需要对复发灶和转移灶进行病理学检查,确诊肿瘤性质和类型。

最后,值得注意的是,虽然我们强调实验室检查在脉管疾病诊治中的重要性和必要性,但询问病史及常规体格检查仍是临床医生对脉管病变进行大致了解和前期诊断的重要环节,是疾病诊疗思维形成的重要基础,在此基础上,有针对性地选择必要的实验室检查,才能达到精确化诊断和合理化治疗的目标。

案例 6-1

【病史摘要】　患者,女,49 岁,右上腹隐痛半年余。

【实验室检查】　腹部 MRI 显示肝脏内多发类圆形结节,以肝包膜下分布为主,T_1WI 呈低信号,T_2WI 呈稍高信号(图 6-9A),增强扫描动脉期轻度强化,门脉期及延迟期呈渐进性轻中度强化(图 6-9B),考虑肝脏上皮样血管内皮瘤可能,转移瘤待除外。实验室检查 CEA、AFP 阴性。

【病理检查】　肝脏穿刺标本送检病理。镜下见条索状肝组织,部分区域背景黏液水肿样,瘤细胞排列呈短条索状、小巢状、腺管样或散在单个细胞浸润(图 6-9C),肿瘤侵犯肝窦,与小胆管混杂,瘤细胞圆形、卵圆形或多边形,胞质淡染或嗜伊红色,部分胞质内可见水泡形成,瘤细胞核仁不明显,核分裂象少见(<2 个 /10HPF),未见明确肿瘤性坏死。免疫组化显示肿瘤细胞 CD31、CD34(图 6-9D)、ERG、FLI-1 阳性,CK7 灶阳性,D2-40、CK20、Villin 阴性,Ki-67 约 15% 阳性。FISH 检查见约 50% 的肿瘤细胞中出现 *WWTR1-CAMTA1* 融合信号(图 6-9E)。

【诊断】　肝脏上皮样血管内皮瘤。

【案例分析】　此病例为中年女性,右上腹隐痛,临床症状不特异,影像学检查示肝脏多发性结节,增强扫描呈渐进性化,怀疑肝脏上皮样血管内皮瘤可能。形态学上,肿瘤有黏液软骨样基质的背景,瘤细胞呈短条索状、小巢状、腺管样或散在单个细胞浸润,需与低分化腺癌,尤其胆管细胞癌鉴别。免疫组化显示肿瘤细胞为血管内皮细胞分化,FISH 检查也可见上皮样血管内皮瘤的特异性融合基因形成,故诊断明确。

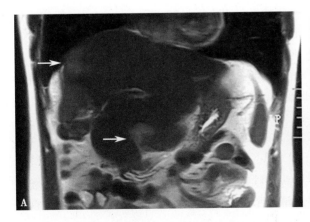
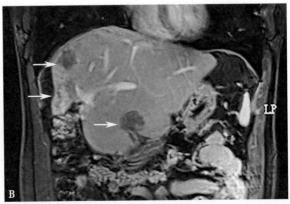

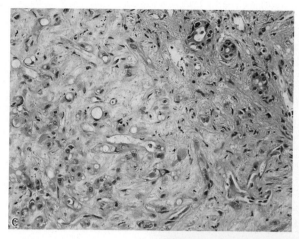
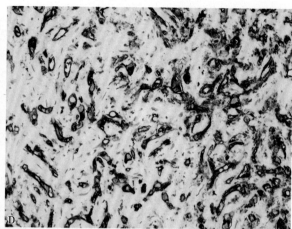
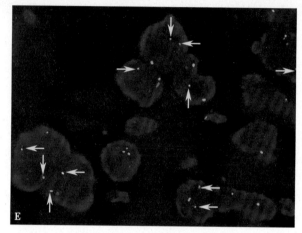

图6-9　肝脏上皮样血管内皮瘤

A. 肝实质内多发结节，T$_2$WI呈稍高信号；B. 肝内结节增强MRI延迟期呈渐进性轻中度强化；C. 肿瘤细胞细胞质丰富，可见多个细胞聚集，形成小管腔，由上皮样内皮细胞衬覆；也可单个细胞形成细胞内腔，核被挤压至边缘，呈印戒细胞样形态，细胞质内形成空泡样腔隙，偶见单个红细胞通过；图右上见少量残存的胆管，HE×200；D. CD34标记肿瘤细胞表达血管内皮标记，HE×200；E. FISH检测示在大于50%的EHE细胞中出现*WWTR1-CAMTA1*融合信号，HE×1 000。

案例6-2

【病史摘要】　患者，女，69岁，发现面部斑块1年余。1年前患者无明显诱因下出现右额颞暗红/紫红色斑块，斑块逐渐增多增大，形成丘疹或结节，伴破溃出血及结痂，病程反复迁延，后渐蔓延至面部、颈部及对侧额部，呈大片淤血青肿样。

【体格检查】　右面部及颈部见大片暗红/紫红色斑块及结节，大小22cm×6cm×1cm，部分结节突出于表皮，表面见痂皮，扪及质韧，边界不清，活动度欠佳。

【病理检查】　切开活检右面部结节。显微镜下真皮层内见多量裂隙状血管，管腔形状不规则，相互吻合沟通，在真皮组织内浸润性生长（图6-10A），部分累及皮下脂肪，部分包绕皮肤附件；高倍镜下见衬覆管壁的内皮细胞示轻-中度异型性，核/浆增高，核染色质深，呈钉突样凸出于管壁内侧，灶性区见内皮细胞复层排列（图6-10B），核分裂象0~1个/10HPF。免疫标记显示肿瘤细胞表达CD31、ERG、CD34，Ki-67增殖指数约5%。

【诊断】　皮肤高分化血管肉瘤。

【案例分析】　此病例为老年女性，面部斑片状肿块持续性生长，伴破溃出血，斑块累及范围逐渐增大，生物学行为呈侵袭性。体格检查示肿块境界不清，活动度欠佳，提示浸润性生长。病理检查显示真皮内见形态不规则的脉管组织增生,相互吻合沟通,内皮细胞有一定异形性,且浸润皮肤附件及皮下脂肪,结合形态学及临床所见,可符合皮肤高分化血管肉瘤。

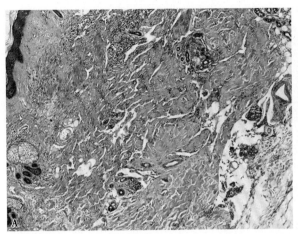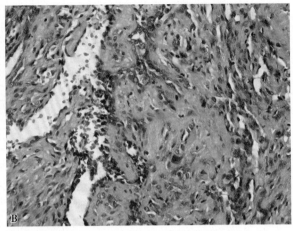

图6-10 皮肤高分化血管肉瘤

A. 低倍镜下,管腔沟通吻合,在真皮组织内浸润性生长,包绕皮肤附件,HE×40;B. 高倍镜下,内皮细胞有一定异型性,核/浆增高,部分呈复层排列,HE×200。

小 结

1. 脉管畸形的诊断主要依靠临床表现、体格检查及影像学检查。影像学检查帮助判断病变的部位、大小、范围、边界、血流量和流速,对病变性质作出初步诊断,在影像引导下的治疗也逐渐成为脉管疾病治疗的重要组成部分。

2. 脉管肿瘤的诊断主要依靠临床病史、影像学检查和病理检查。影像学检查确定肿瘤的部位、大小、数量、边界,对肿瘤的临床分期提供参考;病理学检查则是脉管肿瘤诊断的"金标准",形态学观察、结合必要的免疫组化及分子病理学结果,明确肿瘤性质和类型,推测其生物学行为,为后续治疗提供重要依据。

3. 掌握脉管畸形和常见脉管肿瘤的临床特征、影像学表现、病理类型及组织学特征,并根据需要开展相应的辅助检测以进行正确的诊断和鉴别诊断。

(贡其星 邵增务 林勇平 高振华)

第七章

间皮组织疾病

间皮组织疾病（disease of mesothelial tissue）是指发生于胸腔、腹腔、心包和睾丸鞘膜的一组以间皮细胞增生为特征的非肿瘤性和肿瘤性疾病，包括间皮增生和间皮瘤。间皮瘤是一种较罕见的肿瘤，以恶性胸膜间皮瘤最常见，占所有间皮瘤70%～80%，为腹膜的5倍，而发生于心包膜和睾丸鞘膜的不足5%。恶性间皮瘤进展快，难以治愈。

第一节 概　述

间皮组织疾病包括非肿瘤性间皮增生和间皮瘤。间皮增生是由各种刺激浆膜因素引起的间皮细胞增生，根据细胞形态，分为上皮型增生和梭形细胞增生。间皮瘤根据其生物学特性可分为良性间皮瘤，包括多囊性间皮瘤（multicystic mesothelioma）和腺瘤样瘤（adenomatoid tumor）；惰性或潜在低度恶性的高分化乳头状间皮瘤（well-differentiated papillary mesothelioma，WDPM）；恶性间皮瘤（malignant mesothelioma，MM），包括弥漫性恶性间皮瘤（diffuse malignant mesothelioma，DMM）和局限性恶性间皮瘤（localized malignant mesothelioma，LMM）。根据肿瘤发生部位不同又分为胸膜、心包膜和腹膜恶性间皮瘤等。

一、临床症状和体征

（一）间皮增生

间皮增生是由各种刺激浆膜因素引起的间皮细胞增生。多发生于胸膜，少数发生于腹膜，常因胸膜炎、腹膜炎、子宫内膜异位、非间皮性肿瘤等引起，常伴有胸腔积液和腹腔积液。发生胸膜时可出现咳嗽、胸痛及呼吸困难等症状，腹膜间皮增生时可出现腹痛及肠梗阻等症状。

（二）间皮瘤

间皮瘤依据发生部位和性质不同，其临床表现也各不相同，发生于胸腔和腹腔的间皮瘤通常表现为脏层和壁层胸腹膜弥漫性增厚或多发性肿块。良性间皮瘤多表现为局限性肿块，恶性间皮瘤往往呈弥漫性病变伴多发性肿块形成，可伴有数量不等胸腔积液和腹腔积液。

1. 良性间皮瘤　比较少见，常见有多囊性间皮瘤和腺瘤样瘤两种。

（1）多囊性间皮瘤：盆腹膜最好发，也可发生于胸膜、心包膜、精索，睾丸鞘膜及肝脏、脾脏、阑尾等各器官表面。以中青年女性多见。大多数患者为体检时偶然发现，或以其他疾病首诊检查时而发现。常由于下腹钝痛或不完全肠梗阻症状（如腹胀、恶心或呕吐）而引起注意。少数患者表现为急腹症或腹腔积液。症状没有特异性，很少能术前确诊。

（2）腺瘤样瘤：好发于男女生殖道，生殖道外偶可发生，可见于网膜、小肠系膜、腹膜后、脐带皮肤、胰腺、肾上腺、纵隔淋巴结、胸膜和心脏。30～60岁多见，多为无痛性肿块或偶然发现，生长缓慢。

2. 低度恶性潜能间皮瘤　主要为高分化乳头状间皮瘤（WDPM），常发生于30～40岁女性盆腹膜、网膜和肠系膜，少数发生在胸膜、心包膜，大多数病例为偶然发现，少数腹腔积液为首发症状，胸膜病变可引起呼吸困难和反复性胸腔积液，部分可有石棉接触史。呈惰性肿瘤或低度恶性肿瘤生长，临床进展缓慢，也可为良性肿瘤生长，但需临床长期随诊，少数侵袭性生长可引起死亡。

3．恶性间皮瘤　多为弥漫性恶性间皮瘤（DMM），少数也可表现为局限性恶性间皮瘤（LMM），为一种胸腹膜间皮细胞分化的恶性肿瘤。依据发生部位不同，其临床表现各异。

（1）恶性胸膜间皮瘤（malignant pleural mesothelioma，MPM）：约占所有间皮瘤病例的85%，通常表现为胸痛、呼吸短促、短期内体重明显下降。可引起长期咳嗽、发热、肩部放射痛。体检常发现胸廓活动受限，呼吸音减弱或消失，几乎所有患者均出现进展性的浆液性或血性胸腔积液，需要反复排放胸腔积液。5%～10%的病例可出现肺源性骨关节病伴关节痛和杵状指（趾）。恶性胸膜间皮瘤晚期常表现为消瘦、疲劳、恶病质、发烧、盗汗、血小板增多、血清蛋白减少、红细胞沉降率升高和贫血等"癌症综合征"。

（2）恶性腹膜间皮瘤（malignant peritoneal mesothelioma，MPM）：主要表现为腹痛、腹胀、腹腔积液、腹部肿块、胃肠道症状和全身改变。①腹痛是最常见的症状，表现为持续性隐痛、胀痛，也可为阵发性绞痛或突发性剧痛。②不同程度的腹胀，常继发于消化不良和肠梗阻等。③约90%患者出现腹腔积液，即使反复放水也不缓解。一部分病人腹腔积液增长迅速，腹腔积液可为黄色渗出液或血性黏稠液，此与肿瘤细胞具有活跃的分泌透明质酸功能有关。④腹部触诊可触及界限不清的包块，也有患者以腹部包块而就诊。腹部包块可为单发，也可为多发，质地偏硬，可以移动，有压痛。⑤少数患者还可出现食欲缺乏、恶心、呕吐、腹泻或便秘、泌尿道刺激症状、月经改变以及乏力、发热、消瘦、贫血等表现。

（3）恶性心包间皮瘤（malignant pericardiac mesothelioma，MPM）：可发生任何年龄，早期可出现心悸、胸痛、咳嗽；后期由于肿瘤侵袭或压迫心肌、大血管和纵隔淋巴结等，可出现心包积液、心律失常、心力衰竭以及心包填塞、心包缩窄、上腔静脉回流梗阻，临床误诊率高。除局部症状外，也可有发热不适、体重减轻等全身表现；体检有时可闻及心包摩擦音，还可有颈静脉怒张、肝大、下肢水肿等心包填塞体征；心包积液早期可为浆液性，后期多为血性。

二、病因和发病机制

良恶性间皮肿瘤的病因有所不同。其中良性间皮瘤发生可能与间皮细胞反应性增生或者是不良转化或性激素刺激相关。而恶性间皮瘤发生则与石棉接触和猿猴病毒40（simian virus 40，SV40）感染等有关。其发生机制尚不清楚。单个间皮细胞突变后增殖产生大量突变细胞，需要经过很多年才能导致肿瘤的发生。发生的过程包括癌基因激活或突变、抑癌基因缺失等。

（一）病因

1．石棉接触　20世纪60年代初通过对南非石棉矿区工作人员随访发现47例弥漫性间皮瘤后，确立了石棉接触与间皮瘤的因果关系，认为长期接触石棉为其发生的重要原因。所有种类的石棉纤维，几乎都与间皮瘤的发病机制有关。但每种纤维的危险性并不相同，最危险的是接触青石棉，危险性最小是接触黄石棉。第1次接触石棉到发病的潜伏期一般为20～40年，间皮瘤的发病率与接触石棉的时间和严重程度成正比。

2．猿猴病毒感染　在没有石棉接触史的患者中30%～50%可能与猿猴病毒SV40感染有关。SV40是一种与间皮瘤相关的DNA乳头瘤空泡病毒。约50%的间皮瘤患者活检标本中存在SV40，被SV40感染的间皮细胞，其端粒酶活性增加，使得间皮细胞不易凋亡，而形成肿瘤。SV40可以通过甲基化和灭活调节通路上的基因包括*DcR1*、*cyclinD2*和*HIC1*来发挥作用。

3．其他原因　接触天然矿物纤维（毛沸石），胸膜腔慢性感染（结核性胸膜炎）以及反复的肺部感染。长期接触放射线（电离辐射）也可引起胸膜间皮瘤，从接触放射线到患胸膜间皮瘤的时间为7～36年，平均16年。遗传因素也可能在恶性胸膜间皮瘤中起一定作用，一些家族携带*BRCA1*相关蛋白1（BRCA1-associated protein-1，*BAP1*）基因突变。

（二）发病机制

1. 染色体异常　　石棉可导致染色体突变和缺失发生，间皮细胞内可见异常染色体核型，染色体改变在恶性间皮瘤的发病中起十分重要的作用。常见非整倍体 22 号染色体缺失；基因结构重排以 1p、3p、9p 和 6q 多见。74% 的恶性间皮瘤有 1p 缺失。42%～62.5% 的恶性间皮瘤 3p 一个或多个位点杂合性缺失。*p16ink4* 基因所在的 9p 缺失亦较常见。

2. 癌基因与抑癌基因异常　　某些抑癌基因的突变以及经典信号通路的激活在恶性间皮瘤发病机制中可能发挥重要作用，分子遗传学分析显示，细胞周期素依赖性激酶抑制基因（cyclin dependent kinase inhibitor 2A，*CDKN2A*）/可变读框基因（alternative reading frame，*ARF*）、神经纤维瘤病 2 型基因（neurofibromatosis type 2，*NF2*）以及 *BAP1* 的突变是恶性间皮瘤细胞中被检测到的最常见的肿瘤抑制基因突变，这几个关键基因的变异与其的发生、发展密切相关。

三、临床诊断和鉴别诊断

（一）诊断标准

间皮组织疾病可借助患者临床表现和影像学改变进行初步诊断，但最终确诊仍依赖病理学诊断。尤其间皮增生与恶性间皮肿瘤的鉴别，恶性间皮瘤与转移性腺癌等其他恶性肿瘤的鉴别，通常需要病理形态学并结合辅助指标进行诊断。

1. 间皮增生　　是由于各种刺激因素引起浆膜间皮细胞反应性增生。患者多有炎症或其他病变的伴随表现，常伴有胸腹腔感染、气胸、子宫内膜异位、手术、外伤和非间皮性肿瘤等相应疾病。多表现为胸膜或腹膜表面散在小结节。影像学检查可出现胸腹腔积液，部分病例也可表现为胸、腹膜轻度增厚或肿块形成。

2. 良性肿瘤　　为一种良性或惰性的肿瘤，主要起源于盆腹膜区和男女生殖道。包括多囊性间皮瘤和腺瘤样瘤。多囊性间皮瘤主要发生于中青年女性盆腔，通常为多灶性改变，超声与 CT 显示多囊状或蜂窝状病变，也可伴有腹腔积液或胸腔积液。术中见无数透明薄壁、透明的囊肿不均匀地分布于壁层和脏层腹膜的浆膜面和浆膜下组织，形成多囊性结节。囊肿从数毫米至数厘米不等，内含清亮或血性液体。腺瘤样瘤通常发生于男女均可发生，男性附睾最常见，女性以子宫和输卵管多见，也可位于生殖道外。临床表现为小的无痛性硬结或局部肿胀，生长缓慢。结节多呈圆形或卵圆形，境界清楚，质地偏硬。少数病例可呈囊性变。

3. 低度恶性潜能间皮瘤　　为一种具有潜在低度恶性的间皮肿瘤。多发生于盆腔腹膜表面，可呈局限性结节，也可多结节生长，结节大小 0.2～2.0cm。也可与腺瘤样瘤或多囊性间皮瘤可同时存在。

4. 恶性肿瘤　　主要包括恶性胸膜间皮瘤和恶性腹膜间皮瘤，分为弥漫型和局限型两种类型，初诊主要依靠临床表现和相应影像学检查，并与其他肿瘤如腺癌等进行鉴别。最后确诊应始终基于适当的活检标本之上组织学与免疫组织化学等手段（见第二节内容）。

（1）恶性胸膜间皮瘤：占绝大多数，影像学具有胸膜增厚、胸膜肿块和胸腔积液三大特征。诊断要点为：①弥散性胸膜增厚，多为单侧侵犯，少数可为双侧侵犯，可同时累及脏层和壁层胸膜。表现为椭圆形、驼峰状、结节状、波浪状和环状增厚，胸膜厚度≥1cm 对其诊断有特征性意义。②大量胸腔积液，严重者积液可占据整侧胸腔高达肺尖，部分病例可见叶间裂积液，少数患者可侵犯心包致心包积液。③肿瘤浸润纵隔致纵隔固定，患侧胸腔体积缩小，表现为"冰冻"征。④其他表现包括肿瘤浸润肋骨可见骨质破坏；有石棉接触史者可出现胸膜斑、胸膜钙化；淋巴转移可致纵隔及肺门淋巴结肿大。⑤增强 CT 显示增厚的胸膜明显强化，形成较大肿块，可出现坏死囊变。

（2）恶性腹膜间皮瘤：起病隐匿，临床表现多种多样，根据临床表现，恶性腹膜间皮瘤分为以下三种类型，经典型以腹痛、腹胀、腹腔积液、腹部肿块表现为主，外科型主要为绞窄疝、肠梗阻表现，内科型则以腹痛、腹泻、体质量减轻、发热表现。其诊断要点为腹膜不规则增厚、大网膜呈饼状受累、肠系膜密度增高、腹部脏器浸润、心隔膜区淋巴结肿大、肠壁粘连固定、腹膜多结节样病变、肠系膜增厚。根据影像学改变可分为三种类型：①湿型，主要表现为腹膜弥漫性小结节，腹腔积液，肠梗阻；②干型，主要表现为腹腔内单发或多发的较大肿块，无腹腔积液；③混合型，同时兼有上述两种影像学表现。

（二）诊断流程

间皮组织疾病诊断应结合患者的临床表现和病变部位进行相应影像学和病理学检查。当患者出现胸、腹腔积液症状时，临床医生应进行胸腹腔穿刺术，并将积液的细胞学检查结果作为间皮瘤初步评估；所有怀疑间皮瘤患者均应行病理组织学诊断，同时需辅以免疫组化和／或分子检测最终确诊。诊断流程详见图 7-1。

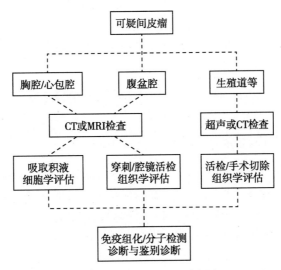

图 7-1　间皮病变与肿瘤诊断流程

（三）鉴别诊断

间皮组织疾病中主要鉴别诊断包括良性间皮细胞增生与恶性间皮瘤、上皮样间皮瘤与腺癌、肉瘤样间皮瘤与肉瘤样癌和其他软组织肉瘤等鉴别。

1. 良性间皮增生　间皮增生与恶性间皮瘤鉴别诊断是临床病理实际工作中难点之一。因两者起源于同样细胞，临床和影像学有时难以鉴别，必须通过病理形态与适当免疫组化标记进行鉴别诊断（表 7-1）。

表 7-1　良性间皮增生与恶性间皮瘤主要鉴别点

	良性间皮增生	恶性间皮瘤
间质浸润	没有侵袭基质	常见侵袭基质
形态结构	简单的乳头状突起，单细胞层	复杂的乳头状突起，细胞分层
细胞排列	散状成片的细胞没有基质	细胞密集，周围存在基质
生长方式	生长一致	结节变大，生长紊乱
坏死	罕见	可见
炎症反应	常见	通常较弱
免疫组化	desmin++, p53−, GLUT1−, IMP3−	desmin−/+, p53+, GLUT1+, IMP3+

2. 腺癌　与上皮样间皮瘤鉴别是常见的难题。主要包括胸膜转移性肺腺癌、腹膜原发或转移性乳头状腺癌等。周围型肺腺癌可以表现为广泛胸膜受累致显著增厚，酷似恶性间皮瘤。借助影像学观察，若肺实质存在肿块，可倾向肺癌。实际上发生于胸膜、心包膜的腺癌，以及腹腔转移性胃肠道腺癌和卵巢癌等，无论影像学和肉眼观，以及镜下肿瘤细胞特征有时均与间皮瘤难以区分。通常除

病理形态观察外，根据不同特征均还要采用多种间皮和腺癌相关免疫组化标记物染色进行鉴别诊断，鉴别困难时还需行基因检测。

3. 肉瘤　肉瘤型弥漫性间皮瘤与肉瘤样癌、滑膜肉瘤、纤维肉瘤、恶性孤立性纤维瘤以及其他高级别肉瘤容易混淆，通常均缺乏胸腹腔积液，影像学都表现为肿块，鉴别诊断比较困难。此类肿瘤病理形态学都呈梭形瘤细胞，伴深染、多形性细胞核；细胞均存在异型性，核分裂活性增加，坏死，浸润性生长和骨化与软骨化生等。滑膜肉瘤或癌肉瘤还需与双相性间皮瘤鉴别，这些肿瘤均可由上皮样和肉瘤样成分混合组成，并可见移行区。因此，对于肉瘤样和双相性间皮瘤与其他肉瘤或肉瘤样癌鉴别诊断只有依赖特征性的免疫组化标记和分子检测。

4. 纤维性胸膜炎　主要应与促结缔组织增生型间皮瘤鉴别。反应性胸膜炎表现为胸膜一致性生长、厚度均匀、表面异型性和垂直的薄壁血管。而促结缔组织增生型间皮瘤则表现为无序生长和厚度不均匀，出现膨大结节是其主要特征，伴有结节和周围组织间细胞结构的突起变化。

第二节　实验室及其他检查指标与评估

一、实验室及其他检查指标

间皮组织疾病诊断应充分利用临床信息、影像学与实验室检查三结合。其中实验室检查指标包括临床检验指标和临床病理检测指标两部分。临床检验主要针对血液和浆膜腔积液检测，但在间皮疾病诊断中缺乏特异性，大多数患者的检验指标可能只有轻度改变或无明显改变。病理检测指标主要为针对细胞和活检组织的病理形态学观察，以及免疫组化及分子检测，是间皮增生和肿瘤确诊的关键技术。影像学检查检查在病变定位、定性诊断方面也有较高准确率。

（一）实验室检查指标

1. 常规检查　血红蛋白降低、血沉加快、大部分患者伴血小板数增多，个别患者血小板高达 $1\,000\times10^9/L$。血清 IgG、IgA 或 IgM 升高，血清抗利尿激素增高、高钙血症、低血糖等。血纤维蛋白降解产物增高及高免疫球蛋白血症。胸腹腔积液糖含量和 pH 值可能降低，Rivalta（+）。

2. 肿瘤标志物　目前发现的可能有意义的血清标志物还包括糖类抗原 CA125、CA15-3 和透明质酸检测，可溶性间皮素相关肽（SMRP）水平升高。血清甲胎蛋白（α-fetoprotein，AFP）一般正常。恶性间皮瘤血清硫氧还蛋白-1（thioredoxin-1，TRX1）、高迁移率族蛋白 B1（high-mobility group box 1，HMGB1）均显著升高。最近发现骨调素（osteopontin）也可能为恶性胸膜间皮瘤的标志物。胸腹腔积液 CEA、CA15.3、CA72.4、CA19.9、CA549、NSE、CYFRA 21-1 的水平升高。积液中透明质酸＞0.8mg/ml。

（二）病理检查指标

1. 积液细胞学检测　间皮瘤常反复出现严重的渗出，有利于通过胸、腹腔积液开展细胞学的诊断评价。也可采用细胞蜡块技术通过免疫化学和分子标记进行诊断与鉴别诊断。

（1）上皮型恶性间皮瘤：外形呈浆果样的较大细胞团或成簇状的细胞团，可见多核细胞及核异型性，多数恶性间皮瘤细胞直径不仅大于一般的间皮细胞，而且其胞质、核及核仁也明显增大。

（2）透明细胞型恶性间皮瘤：罕见，特征性表现为大量富含透明细胞质的非典型细胞。

（3）蜕膜样型恶性间皮瘤：非常罕见，其细胞学特征为多角形细胞呈小梁状排列和含有小囊腔的巢状结构，偶有槽形核和小核仁。

2. 组织病理学检测　是间皮组织疾病诊断最重要的手段，组织学诊断包括穿刺活检组织、胸腹腔镜活检和手术切除组织的病理形态学评估，也是间皮瘤确诊必不可少的环节，通过组织学观察各种病变的形态特征，辅以免疫组化和分子遗传学检测进一步达到诊断与鉴别诊断的目的。

（1）间皮增生：为间皮细胞受各种刺激引起的反应性增生改变，包括上皮型增生和梭形细胞增生两种。上皮型间皮增生的典型表现是细胞呈扁平或立方形，可单个、簇状规则分布于胸膜或腹膜表面，可形成分支腺体或实性结节，偶尔增生的细胞可能乳头状分布，但乳头一般缺乏轴心。细胞多缺乏异型性，偶有不同程度的异型性。因此，单凭细胞学不能有效判断间皮增生与间皮瘤。梭形细胞样间皮增生为致密的纤维组织增生，稀少梭形细胞，常缺乏异型性及核分裂。梭形细胞弥漫分布，一般不形成结节性病灶，并缺乏坏死及席纹状结构。病变内，一般毛细血管较丰富，垂直于胸膜表面生长。

（2）多囊性间皮瘤：镜下可见一个或多个大小不等的圆形或不规则囊腔，囊腔内衬形态温和的单层立方或扁平间皮细胞，有时可见刷状缘（图7-2）。细胞胞质多红染，偶尔呈透明改变或可见乳头状增生。囊腔被疏松、水肿的组织所分隔，常有慢性炎症细胞、纤维素沉积，有时间皮细胞内陷而类似浸润癌（所谓附壁结节）。少见情况下，细胞丰满，呈鞋钉样或乳头状突向囊腔。偶见局灶鳞状上皮化生。其他特征包括出现外或细胞内玻璃样小球和钙化囊腔内分泌物呈奥辛蓝（alcian blue，AB）和胶体铁染色阳性，而过碘酸希夫染色（PAS）染色阴性。少数病例可见腺瘤样瘤的区域，可见多囊性间皮瘤与腺瘤样瘤移行。也可合并高分化乳头状间皮瘤。

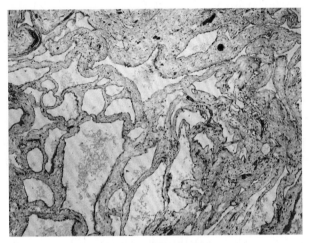

图7-2　多囊性间皮瘤
多个大小不等的不规则囊腔，囊腔内衬形态温和的单层立方
或扁平间皮细胞，HE×40。

（3）腺瘤样瘤：镜下检查显示，肿瘤呈现各种形态结构，从衬覆扁平或立方上皮的不规则扩张腺管或腺体到由富于嗜酸性细胞质的肥胖细胞构成的实性巢状和条索状结构。即瘤细胞呈不规则腺样、条索状或囊性结构，少数为梁状或片状排列，内衬扁平或立方形间皮细胞。细胞胞质丰富红染，常可见胞质内管腔样空泡形成。腺腔之间多为纤维性间质，多少不一，可有淋巴细胞聚集。少见为平滑肌间质，为残留的平滑肌。一些病例可见明显的囊性变，与多囊性间皮瘤相似。少数情况下，肿瘤梗死掩盖其特征，甚至会误诊为恶性。

（4）高分化乳头状间皮瘤：组织学特征性包括一致性的单层扁平立方或立方形间皮细胞增生，细胞排列成形状良好的乳头状结构。间皮细胞分化良好，形态一致，核位于中央，无明显异型性，核仁不明显，核分裂象罕见或缺如，没有间质浸润。部分病例，肿瘤细胞在结缔组织中形成实性巢、管状或条索结构（图7-3）。部分病例中可见沙砾体，少数可发生黏液变性。也可和腺瘤样瘤或多囊性间皮瘤可同时发生，乳头状间皮瘤的特征与腺瘤样瘤相似，可见核排列成花环状的多核间质巨细胞，核分裂象缺乏或少见。有些病例显示明显的黏液变性。

（5）弥漫性恶性间皮瘤：好发于胸腹膜，显示间皮细胞分化，并呈弥漫性生长的恶性肿瘤。组织学上分为上皮样、肉瘤样和双相型或混合型三种亚型。

上皮样间皮瘤为最常见组织学类型。瘤细胞多为一致的瘤细胞呈立方状、多边形或扁平状，瘤细胞胞质丰富，呈嗜酸性细胞质，也可呈空泡状，细胞界限清晰。细胞核形也比较规则，空泡状，常可

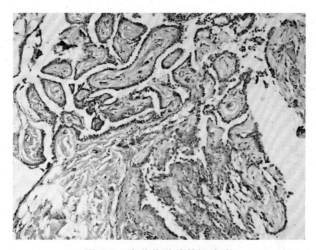

图7-3　高分化乳头状间皮瘤
由分化良好单层立方或立方状细胞构成，呈乳头状或管状结
构，无间质浸润，HE×100。

见1～2个核仁，但也有一些病例核仁并不明显，核分裂少见或罕见。细胞排列成乳头状、管状、腺泡
样或囊状结构。除了典型的管状乳头和腺管状结构外，有些肿瘤由小细胞排列成条索样结构，有些
肿瘤可含大量空泡状细胞，酷似脂肪肉瘤。还有些肿瘤呈裂隙状或大的囊腔结构，囊腔内充满乳头
状突起，类似乳头状癌。分化低的上皮样间皮瘤缺乏管状乳头结构，瘤细胞呈由小圆形或多角形细
胞，实性巢、条索状或片状排列，酷似低分化癌。均需要辅助性免疫组化等明确诊断。依据瘤细胞的
形态和生长方式可将上皮样间皮瘤再分为以下多种形态学变型，包括管状乳头状型、微乳头型、梁状
型、小腺泡状/腺样型、腺瘤样/微腺型、实体型、腺样囊性型、小细胞变型、透明细胞变型、蜕膜样变
型、多形性变型、印戒细胞样、横纹肌样、黏液样型、淋巴组织细胞样间皮瘤等。以上多种变异型分类
对识别和诊断恶性间皮瘤有帮助，但无预后意义。

　　肉瘤样间皮瘤由束状或杂乱状排列的梭形细胞所组成，可显示轻～重度异型性，核分裂象多少
不等（图7-4）。少数病例可类似多形性未分化肉瘤。也有些肿瘤中可呈现异源性分化，包括平滑肌肉
瘤、骨肉瘤、软骨肉瘤或其他类型肉瘤。促结缔组织增生性间皮瘤为肉瘤样间皮瘤的一种特殊罕见
亚型，镜下特点表现为大片致密的胶原纤维，超过整体肿瘤的50%以上，异型程度不等的瘤细胞夹杂
于胶原纤维之间，部分区域可见坏死。

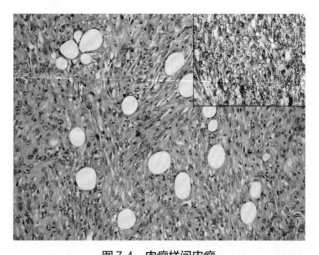

图7-4　肉瘤样间皮瘤
由束状或杂乱状排列的梭形细胞组成，细胞明显异型性，易
见核分裂象，HE×200（插图示calretinin核浆阳性）。

双相性或混合性间皮瘤由上皮样和肉瘤样两种成分混合而成,每种成分至少超过肿瘤的10%。

(6)局限性恶性间皮瘤:多为结节状,界限相对清晰,与胸膜或腹膜相连。组织学特征与弥漫性恶性间皮瘤基本一致,多数病例为上皮性间皮瘤,部分为双相性,少数病例为肉瘤样。

3. 组织化学染色 恶性间皮瘤消化后 PAS 染色为阴性,间皮细胞可能含有透明质酸空泡,AB染色阳性,也可被透明质酸酶消化,恶性间皮瘤中黏蛋白胭脂红染色亦呈阳性。

4. 免疫组化指标 日常工作中间皮组织病变的诊断与鉴别,免疫组化是必不可少的检测指标。免疫组化染色主要用途包括恶性间皮瘤与其他恶性肿瘤的鉴别以及良恶性间皮病变的鉴别两方面作用。对恶性间皮瘤免疫组化标志物的选用取决于间皮瘤的组织学类型(上皮样型和肉瘤样型)、肿瘤的位置(胸膜与腹膜)以及需要鉴别诊断的肿瘤类型(腺癌、鳞状细胞癌、恶性黑素瘤、软组织肉瘤等)。双相性间皮瘤有上皮成分,鉴别诊断与上皮样间皮瘤相似。

(1)间皮标志物:间皮细胞与各种癌很相似,通常表达多种上皮性标志物,两者鉴别非常困难,是日常工作中常困扰病理医师的问题。因此,两者鉴别诊断需采用相对特异的标志物进行免疫组化染色(图7-5)。目前,相对比较公认的特异性间皮肿瘤标志物有钙网膜蛋白(calretinin)、细胞角蛋白5/6(cytokeratin 5/6,CK5/6)、WT1(Wilms' tumor 1,WT1)、平足蛋白(podoplanin,也称D2-40)和血栓调节蛋白(thrombomodulin)等。常见间皮标志物见表7-2。

表7-2 常见间皮标志物及阳性表达疾病

抗体	染色阳性定位	疾病表达情况
AE1/AE3	细胞质	间皮细胞,间皮瘤,癌,滑膜肉瘤
Calretinin	胞核和细胞质	上皮样间皮瘤的一线标记物,对肉瘤样型诊断也有一定帮助,某些转移性肾细胞癌和结肠腺癌、一些腺泡型肺癌、大细胞癌、肺神经内分泌癌、鳞癌和巨细胞癌亦可阳性
CK5/6	细胞质	恶性间皮瘤阳性率高,而肺腺癌阴性,正常及肿瘤性间皮细胞、鳞状细胞癌和移行细胞癌均可阳性
D2-40	细胞质	恶性间皮瘤阳性率高,而肺腺癌阴性,胸膜恶性血管肉瘤可阳性
WT1	胞核和细胞质	恶性间皮瘤阳性率高,而肺腺癌阴性,卵巢浆液性癌呈恒定阳性
CK7	细胞质	间皮瘤
H-CAD	细胞质	间皮瘤弥漫性阳性
EMA、MUC1	胞膜和细胞质	恶性间皮瘤弥漫性阳性,反应性间皮细胞局灶阳性
Mesothelin	细胞膜	上皮样间皮瘤阳性,肉瘤样间皮瘤和腺癌阴性
Thrombomoduli	细胞膜	间皮瘤阳性

(2)癌性标志物:包括胸腹腔转移性癌和其他肉瘤标志物,其中转移性癌相对特异的标志物有MOC-31、Ber-EP4、癌胚抗原(carcinoembryonic antigen,CEA)和血型8抗原(blood group 8,Bg8)。其他器官特异性标志物包括 TTF1、PAX8、GATA3、CK20、CDX2、SATB2、HepPar1、PSA、NKX3.1 等(表7-3)。

由于目前仍缺乏间皮特异的标志物,对于恶性间皮瘤的诊断,国际间皮瘤学会(International Mesothelioma Interest Group,IMIG)推荐大多数病例应至少采用2种间皮瘤阳性标记物和2种癌阳性标记物,加上广谱 CK 抗体进行染色,基本上就可达到间皮瘤诊断,并可与其他癌鉴别。

(3)其他标志物:胸腹腔肿瘤诊断与鉴别诊断除最常见的恶性间皮瘤与上皮性癌外,仍有一些形态特殊的软组织肿瘤和淋巴造血肿瘤有时需与恶性间皮瘤相鉴别。诊断中应依据肿瘤形态选用免疫组化抗体组合协助诊断与鉴别诊断:①浆膜腔呈梭形细胞肿瘤时,除选择上皮标志物 CK(AE1/AE3)、CAM5.2、MNF116 和间皮标志 calretinin、D2-40、WT1 外,还需选用 p63、CK5/6、β-catenin、TLE1、

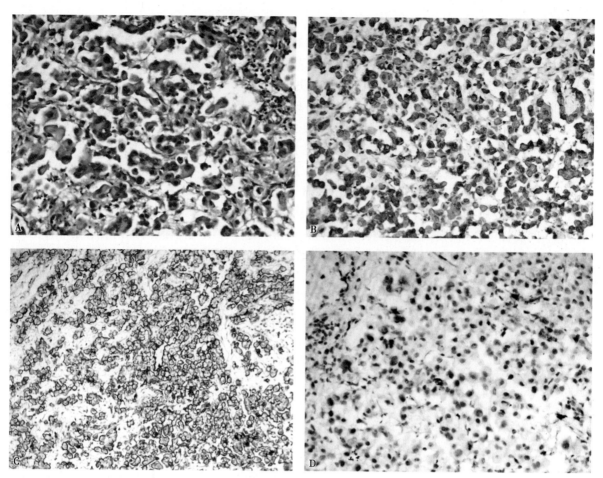

图7-5　上皮样间皮瘤

A. 瘤细胞呈异型上皮样,乳头状排列,酷似乳头状癌,HE×200;B. 免疫组化 calretinin 核浆阳性,IHC×200;C. 免疫组化 D2-40 膜阳性,IHC×200;D. 免疫组化 WT1 核阳性,IHC×200。

表 7-3　其他上皮性标志物与癌相关标志物

抗体	染色阳性定位	疾病表达情况
AE1/AE3	细胞质	间皮细胞,间皮瘤,癌,滑膜肉瘤均阳性
EpCAM/Ber-EP4	胞膜	腺癌阳性,恶性间皮瘤少数阳性
MOC-31	胞膜	肺腺癌阳性,恶性间皮瘤阴性
CEA	细胞质	腺癌阳性,恶性间皮瘤阴性
BG8	细胞质	肺腺癌阳性,恶性间皮瘤阴性
TTF1	核	肺、甲状腺癌弥漫性阳性,间皮瘤阴性
PAX8	核	卵巢癌、甲状腺癌、肾细胞癌阳性,间皮瘤阴性
p63 或 p40	核	鳞状细胞癌阳性,间皮瘤阴性
GATA3	核	乳腺癌、尿路上皮癌阳性,间皮瘤阴性
CK20	细胞质	结肠癌、黏液性癌、麦克尔细胞癌阳性,间皮瘤阴性
CDX2	核	结肠癌、黏液性癌阳性,间皮瘤阴性
SATB2	核	结肠癌阳性,间皮瘤阴性,部分骨肉瘤阳性
HepPar1	细胞质和胞膜	肝细胞阳性,间皮瘤阴性
PSA	细胞质	前列腺癌阳性,间皮瘤阴性
NKX3.1	核	前列腺癌阳性,间皮瘤阴性

CD34、Bcl-2 和 CD99 等，以排除肉瘤样癌、滑膜肉瘤、A 型胸腺瘤、孤立性纤维性肿瘤和侵袭性纤维瘤等；②多形性肿瘤推荐选择 CK、CD45、calretinin、HMB-45、S-100、间皮和上皮性标记物（CEA、MOC-31、CD15、BG8、Ber-EP4），以鉴别肉瘤样间皮瘤、间变性癌、间变型淋巴瘤、黑色素瘤等；③小细胞肿瘤可推荐 CK、CD45、calretinin、WT1、D2-40、CD56、CgA 和 desmin 等，在诊断小细胞性间皮瘤同时，排除促纤维增生性小圆细胞肿瘤、小细胞神经内分泌癌、非霍奇金淋巴瘤（NHL）、腺泡状横纹肌肉瘤等；④透明细胞性肿瘤推荐选择 CK、间皮标志物、CD45、HMB-45 和 PLAP 等，以鉴别透明细胞间皮瘤与透明细胞癌、外周 T 细胞淋巴瘤、软组织透明细胞肉瘤、生殖细胞瘤、血管周上皮样细胞肿瘤。

5. 电镜检查　间皮瘤表面及瘤细胞内腔面的微绒毛细而长，有分支，无微绒毛的小根和片装体，胞质内丰富的张力微丝及糖原颗粒，有双层或断续的基底膜，瘤细胞间有较多的桥粒为弥漫性胸膜间皮瘤的超微结构特征。微绒毛、中间丝和胞质内腔为间皮瘤的特征表现。

6. 分子病理检测　间皮瘤最常见的基因突变是 9p21 位点纯合子缺失，涉及基因包括细胞周期酶依赖抑制剂 2A（CDKN2A）、CDKN2B、甲硫腺苷磷酸酶（MTAP）等。间皮瘤内存在 p16/CDKN2A 高缺失，p16/CDKN2A 缺失只发生于恶性间皮瘤。FISH 检测 p16/CDKN2A 缺失可用于鉴别良恶性间皮增生，但对鉴别恶性间皮瘤和腺癌无用。p16 基因纯合子缺失可用于诊断。BAP1 是恶性间皮瘤中最常见的突变基因。

（三）影像学检查指标

1. 超声　多用于腹膜间皮瘤诊断，腹膜间皮瘤常见的超声表现包括：①腹膜不规则增厚，部分为较大的实质性肿块，形态不规则，部分呈分叶状；②可伴有腹腔积液，腹膜后淋巴结肿大或其他脏器的转移声像；③伴有大网膜、肠系膜的增厚以及肠道受推压致不完全性肠梗阻和肠粘连的改变；④彩色多普勒超声检查，肿块周边和内部见较丰富的血流。超声检查对腹膜间皮瘤有一定的诊断价值，超声引导下穿刺活检可获得确切的病理诊断。

2. X 线片　多用于胸膜间皮瘤初步诊断，X 线片检查容易发现胸腔积液，偶尔还发现胸膜肿块。壁层胸膜上的局限性纤维瘢痕斑块（胸膜斑），提示曾有石棉暴露可能。

3. CT　是恶性胸腹膜间皮瘤诊断常用检查的手段，CT 检查常表现为单纯的胸腹腔积液或宽基底贴于胸腹膜的肿块，伴或不伴叶间胸膜的增厚。

4. MRI　有助于确定恶性间皮瘤的病变范围，为患者提供更多的分期信息。

5. PET-CT　对鉴别良恶性胸腹膜病变有一定价值，对判断胸外病变特别是淋巴结受累的情况，PET 检查也有独到之处，而且有助于肿瘤的分期。

（四）穿刺与腔镜检测

间皮组织疾病诊断离不开活检病理诊断。超声引导下穿刺为安全、简便，较准确的手段，可作为积液吸取和穿刺活检的首选方法。腔镜检查是早期诊断恶性间皮瘤的最有效方法。胸腹腔镜可窥视整个胸腹腔，直观了解胸腹膜、肺表面以及心包病变的形态、分布和累及的范围和程度，而且能在直视下精确选择活检部位，有助于精确分期或手术切除方式，也可鉴别恶性间皮瘤和胸腹膜转移瘤，取代诊断性剖胸活检，为选择治疗方案提供依据。腔镜检查对恶性间皮瘤的诊断率高。

二、检查指标的评估

间皮组织疾病尤其是恶性间皮瘤的诊断应始终基于适当的活检标本之上，并结合临床、影像学和外科学发现。病理诊断恶性间皮瘤时一般不应考虑石棉暴露史。肿瘤的位置（胸膜与腹膜）以及患者的性别会影响鉴别诊断。恶性间皮瘤的组织学诊断不仅要基于正确的形态学，也要基于正确的免疫组织化学。分子学检测目前已被广泛应用，有助于特殊病例的诊断。

（一）临床检验指标

间皮肿瘤具有分泌 CA125 的能力，约 25% 的腹膜间皮瘤患者中血 CA125 升高。CA125 增高也可见于卵巢癌、胰腺癌、胃癌、结肠癌及乳腺癌,因此血 CA125 测定对腹膜间皮瘤的鉴别诊断意义不大。由于间皮瘤细胞具有活跃的分泌透明质酸的功能,其浆膜渗出液中透明质酸浓度可达 $0.2\sim0.8g/L$(浊度试验),虽然感染、转移性肿瘤以及心力衰竭引起浆膜腔积液中透明质酸浓度也可升高,但大于 $0.8g/L$ 者只见于恶性间皮瘤。84% 的恶性间皮瘤患者可溶性间皮素相关肽(SMRP)水平升高,而其他肺或胸膜疾病只有不到 2% 者升高。但 SMRP 对于早期疾病敏感度缺乏。60% 的恶性胸膜间皮瘤患者确诊时 SMPR 升高。间皮瘤组织中缺乏癌胚抗原(CEA),腹腔积液中 CEA 含量高于 $10\sim15\mu g/L$,对排除恶性间皮瘤的诊断有一定意义。肿瘤标记物 CEA、CA15.3、CA72.4、CA19.9、CA549、NSE、CYFRA 21-1 的水平可区分胸腔积液良恶性,但在区分肿瘤类型方面证据甚少。

（二）病理检测指标

1. 积液细胞检测　浆膜腔积液也称为胸腔积液和腹腔积液,间皮组织疾病往往伴有浆膜腔积液,临床易于抽吸积液,可经沉淀和离心后进行细胞学制片进行观察诊断,也可通过包埋细胞制备细胞蜡块手段进行切片和辅助染色方法。此种技术目前已广泛应用于常规浆膜腔积液分类和定性诊断,尤其对间皮性肿瘤与浆膜腔转移性腺癌鉴别诊断具有重要价值。通过胸、腹腔积液细胞学检查,间皮瘤细胞学诊断灵敏度为 32%~76%。采用细胞蜡块技术,进行的免疫化学和分子标记物与组织中使用的相似,可明显提高诊断的准确性,确诊率可达 84%。但并非所有间皮瘤都有渗出液,如肉瘤样间皮瘤,细针穿刺结合组织活检(或大组织样本)是确诊所必需的。胸腔积液的细胞学评估可以作为间皮瘤的初步筛查试验,但敏感度不够。当需要明确的组织学诊断时,必须通过胸腔镜或 CT 引导的活组织检查以明确诊断。

2. 病理组织学检测　是间皮组织疾病诊断的主要手段和依据,但病理诊断准确与否也受到诸多因素影响,包括样本类型和取样规范性,以及诊断医师经验和辅助诊断技术应用等原因。为此,间皮病变诊断应遵循以下原则和标准。

（1）穿刺活检样本:对于胸腹膜弥漫性增厚性病变和局限性生长肿块,临床怀疑间皮肿瘤时,常采用 CT 或超声引导下穿刺活检,样本处理中应尽量有效包埋所有活检组织,同时充分结合临床和影像学资料,对常规 HE 染色切片观察应首先结合间皮细胞形态特点与间皮肿瘤生长方式确定其大致类型和良恶性状态等,再通过适当的免疫组化染色手段等观察间皮标志物表达情况,重要的是排除转移性腺癌,作出准确的病理诊断,为临床进一步处理提供有价值的参考意见。比如一中年女性患者穿刺活检组织显示微乳头型改变肿瘤,对其诊断应重点考虑微乳头型恶性间皮瘤与卵巢浆液性乳头状癌的诊断与鉴别诊断。

（2）手术切除病变:应仔细观察病变形态与大小,间皮增生通常表现为胸腹膜一致性轻度增厚,表面相对均匀,而间皮肿瘤常常呈胸腹膜广泛增厚,表面粗糙不平,颗粒状或结节状,缺乏浸润性生长。尤其是腹膜恶性间皮瘤可表现冰冻样腹膜改变。应对样本多处取材制片,避免遗漏重要病变。病理诊断除明确病变性质外,还应判断间皮肿瘤与邻近器官浸润关系等。

（3）组织学观察:首先应详细观察常规染色切片,仔细观察所有切片,充分寻找有诊断价值的形态。结合间皮增生与间皮肿瘤的主要形态学特征进行初步诊断与鉴别诊断。对于细胞形态相对温和的病变,首先应判断是否为间皮增生?还是间皮肿瘤?如果为肿瘤,再结合瘤细胞形态,细胞核异型程度、排列结构与生长模式等确定其良恶性。若组织学明确为恶性,则应进一步区分恶性间皮瘤与浆膜腔转移性腺癌。恶性间皮瘤报告应明确是上皮样,肉瘤样或者混合型,因为这些亚型具有明确的预后意义。上皮样恶性间皮瘤应与反应性间皮细胞区别。肉瘤样间皮瘤可能由淋巴组织细胞瘤样细胞组成,也可能含有不同的横纹肌肉瘤、骨肉瘤或软骨肉瘤成分。混合(双相)型的恶性间皮瘤肿块内有上皮样和肉瘤样的区域。恶性间皮瘤的鉴别诊断取决于它的基本组织学类型。腹膜恶性间皮瘤的形态学与胸膜间皮瘤相似,有上皮样和肉瘤样,但双相型肿瘤的发生率较胸膜低,纯肉瘤样肿瘤很少。

（4）组织化学检查:可用于上皮样间皮瘤与腺癌鉴别。腺癌分泌中性黏蛋白,PAS-D 染色阳性,阳性率为 50%~60%，间皮瘤 PAS-D 染色为阴性。间皮瘤分泌透明质酸，可被奥辛蓝或胶质铁染色，阳性率为 30%~50%，腺癌呈阳性反应罕见。因此，组织化学染色 PAS-D 染色和奥辛蓝染色合并透明质酸酶消化可用于恶性间皮瘤和腺癌鉴别诊断，胭脂红染色则不推荐。

（5）免疫组织化学检查：免疫组织化学是恶性间皮瘤诊断与鉴别诊断中最常用的辅助诊断方法。恶性间皮瘤特异性抗体有 calretinin、CK5/6、D2-40、WT1 和 thrombomodulin 等，恶性间皮瘤各种抗体的敏感性与其组织学类型相关，calretinin、CK5/6、D2-40、WT1 敏感性在上皮样间皮瘤分别为 96%、92%、88%、68%；在肉瘤样间皮瘤分别为 55%、28%、55%、21%。Thrombomodulin 在恶性间皮瘤敏感性为 67%，癌标记比较特异性的抗体包括 CEA、B72.3、Ber-EP4 和 BG8。CEA 虽对腺癌有 100% 的特异性，但 CEA 检测常有假阴性，因此最好选用两种癌的标志物，一般使用 CEA 或 B72.3 等，两项同时阳性对腺癌的特异性为 100%，敏感性为 88%；两项同时阴性对间皮瘤的特异性为 99%，敏感性为 97%。CEA、B72.3 和 Ber-EP4 一起应用可使 90% 以上的间皮瘤和腺癌得以区分。CEA、BG8 和 Ber-EP4 联合应用几乎可将所有的上皮样间皮瘤与腺癌正确区分开来，是区分上皮样间皮瘤与腺癌的最佳标志物。免疫组化染色的选用还取决于间皮瘤的组织学类型（上皮样和肉瘤样）、肿瘤的位置（胸膜与腹膜）以及需要鉴别诊断的肿瘤类型（腺癌、鳞状细胞癌、恶性黑素瘤、其他肉瘤）。由于不同的克隆抗体和实验室之间染色方法的不同，一般不推荐特定的抗体试剂组合。每个实验室最好试验抗体染色条件以选择合适的对照，应该选择灵敏度和特异性至少达 80% 的抗体。有时，肿瘤组织可能不会染上任何标记，这种染色缺失可能由多种原因引起，包括甲醛过度固定，即使抗原修复免疫反应也可能出现阴性。用于恶性间皮瘤诊断的抗体数量并无严格规定。在考虑形态学的基础上首先推荐用 2 个间皮瘤标记物和 2 个其他肿瘤标记物（腺癌和鳞状细胞癌等），如果结果一致，可确定诊断。如果结果不一致，则应扩大抗体组合。对某些抗体而言，免疫组化染色方式是非常重要的，例如钙网膜蛋白、胞质和核同时染色是支持间皮瘤诊断所必需的，而 WT-1 应仅仅是核染。肿瘤细胞阳性的比例并无统一标准，但有人用 10% 作为膜染和质染的阳性判定界限。

（6）电镜检查：恶性间皮瘤尚无单一的超微结构特征，电镜观察某些超微结构特征有助于鉴别上皮样间皮瘤与腺癌，但肉瘤样间皮瘤并无特异性的超微结构特征，因此电镜检查对其诊断价值不大。

（7）分子病理检测：原发性胸膜间皮瘤内 *p16/CDKN2A* 缺失率高达 80%（90%~100% 肉瘤样型、70% 上皮样型和混合型）。腹膜间皮瘤中该基因的缺失率约为 25%。恶性间皮瘤只发生 *p16/CDKN2A* 缺失，良性间皮细胞发生点突变和 DNA 甲基化。因此，基因缺失的检测是鉴别良性和恶性间皮增生的有效方法，但这种方法对鉴别恶性间皮瘤和腺癌无用。虽然胸膜间皮瘤的肿瘤基因组测序目前已经完成，可能在不久的将来会应用于临床，但目前尚不推荐。

（三）影像学检查

1. X 线检查　为初步发现恶性胸膜间皮瘤及石棉相关性胸膜异常的手段，如单侧胸腔积液、弥漫性胸膜增厚或胸膜肿块、胸膜钙化等。当怀疑胸膜病变时，应针对性选择进一步的影像学检查方法，首选 CT 检查。

2. CT 检查　是恶性间皮瘤诊断、鉴别诊断、分期、疗效评价及预后判断最重要和最常用的影像学手段，推荐使用胸部和腹部 CT 平扫和静脉注射对比剂后 CT 增强检查。

3. 超声检查　可发现腹腔异常，定量测定胸腹腔积液量和胸膜厚度，超声可用于胸腹腔积液及心包积液抽取定位的引导。

4. MRI 检查　并非常规用于评价恶性间皮瘤，但可提供更多准确的分期信息。在判定侵袭方面较其他影像学方法具有更高的敏感性，MRI 尤其是增强 MRI 检查可以进一步评估肿瘤是否侵入膈肌、胸壁、纵隔和其他区域。

5. PET/CT 检查　是恶性间皮瘤诊断、分期、疗效评价和预后评估的最佳方法，对有条件者推荐使用。

第三节   实验室及其他检查指标的临床应用

一、检查指标的筛选原则

实验室检查指标的筛选使用应该遵循快速、准确、实用和可行的原则。依据自身单位的实验条件和患者经济状况，选择最合适的检查步骤。对于间皮组织疾病的诊断应根据患者临床表现，在结合影像学检查和适当的检验指标基础上，通过活检进行病理学检查，最终达到诊断目的。

第一步是必要的影像学检查，对于胸腹腔病变可采用 CT 或 MRI 检查，对病变定位和范围进行初步判定；对于生殖道病变或胸腹腔积液病变宜采用超声和 CT 检查；对浆膜腔积液可在超声引导下吸取积液，进行相关临床检验指标检测，了解积液类型。

第二步在超声或 CT 引导下穿刺活检或腔镜下活检是诊断间皮疾病最关键的步骤。

第三步活检病理组织学与辅助免疫组化诊断是间皮疾病"金标准"诊断。

（一）影像学检查

1. X 线片   主要针对有胸部异常表现患者，应选择胸部正位和侧位 X 线片以清楚显示患侧胸腔积液。约半数以上病人除了胸腔积液外，胸片上还可见到沿胸膜侧壁呈现波浪形的多发胸膜团块影、弥漫性胸膜结节性增厚可伴有胸膜钙化，这对恶性弥漫性胸膜间皮瘤的诊断提供了有价值的线索。

2. 超声和 CT   对于胸腹腔积液患者可首先选择，以了解浆膜腔积液情况，也可进行浆膜腔穿刺吸取积液进行临床检验和细胞学检查。胸部 CT 还能清楚显示沿胸膜增厚情况和胸膜表面肿块生长方式以及钙化情况等。腹部 CT 也可评估腹膜增厚、大网膜受累与粘连情况，有助于恶性腹膜间皮瘤诊断，并与卵巢癌、胃肠道肿瘤转移和腹腔慢性感染等疾病进行鉴别诊断。CT 引导下对胸腹腔病变穿刺活检也是间皮瘤诊断的主要手段。定期复查 CT 对观察病变进展和疗效也是非常有用的。

3. MRI   与 PET/CT 有助于确定恶性间皮瘤的范围，对于可行手术的患者，MRI 能提供更多的分期信息，通常用于 CT 诊断肿瘤局部侵犯不明确时。PET/CT 可用于判断肿瘤性质与远处转移。

（二）检验指标检测

胸腹腔恶性间皮瘤的积液多为淡黄色渗出液，不同于腺癌相关的血性胸腔积液。积液中透明质酸、CEA 等其他肿瘤标记物检查对恶性间皮瘤诊断可能有所帮助。

（三）腔镜检查

胸腹腔镜检查是一种简单、有效的诊断恶性间皮瘤的手段。腔镜可见胸腹膜增厚及肿块形成，同时腔镜直视下胸膜活检可以获取满意的组织供病理学检查。

（四）病理学检查

活检组织病理诊断首先应通过 HE 染色切片观察，提示间皮瘤时进行免疫组化染色，可选取 2 个间皮瘤阳性标记物和 2 个间皮瘤阴性标记物，如结果一致则可诊断。如果免疫组化染色结果不一致，则应扩大抗体组合。间皮瘤病理诊断仍然存在诸多的影响因素。

1. 间皮瘤组织学诊断过程应注意的问题   免疫组化标记物的选择应考虑多方面因素，如：①肿瘤的位置，胸膜或腹膜；②表型的问题，良性或恶性、上皮型、梭形、双相型、小细胞型、多形性等；③实验室的经验，一个实验室使用免疫组化染色应反复操作，有良好的规程以及较高的灵敏度和特异度。在使用抗体诊断前，实验室应开展广泛的检查，以找到常规使用的理想条件。不同实验室阳性判定标准亦可能不一致，如一些实验室认为钙网膜蛋白仅核染色阳性，而一部分实验室则认为是胞质染色阳性。这可以显著影响灵敏度和特异性。

2. 病理样本的类型的影响   例如，穿刺的细针活检样本可能显示被挤压假象和用不同的抗体免疫染色呈假阳性。同时，活检标本的边缘可能显示免疫染色的人为阳性。与免疫组化有关的另一个问题是过于强调局部阳性。建议低于 10% 细胞数的弱染或局染应视为阴性。

3. 个别标记物染色阳性的意义　例如，WT-1 和 D2-40 可在内皮细胞显示阳性，不应误解为肿瘤的阳性染色。同样，"间皮瘤标记物"在非间皮瘤的肿瘤中可能显示阳性。例如，WT-1 在卵巢浆液性肿瘤和黑素瘤，钙网膜蛋白在滑膜肉瘤和一些生殖细胞肿瘤，以及 CK5/6 在鳞状细胞癌均可能显示阳性。因此，个别标记物阳性染色的意义应该在总的免疫组化、形态学和临床结果背景下综合解释。

二、检查指标的实际应用

（一）在肿瘤诊断与鉴别诊断中的应用

恶性间皮瘤好发于胸腹腔，常与胸腹腔转移性癌容易混淆，由于两者治疗方案和预后可能完全不同，因此鉴别诊断十分重要。采用以上实验室检测指标可准确诊断恶性间皮瘤，为临床精准治疗提供重要依据。

（二）在肿瘤临床精准分期中的应用

影像学（CT、MRI 和 PET/CT）检查均有助于了解恶性间皮瘤局部侵犯范围与转移状态，有助对肿瘤明确分期，尤其 MRI 对判定恶性胸膜间皮瘤胸壁、纵隔和膈肌是否受侵时更敏感有效，PET/CT判断其远处转移的敏感性和特异性都较高。

（三）在肿瘤和随访与预后判断中的应用

恶性间皮瘤治疗过程中的疗效评估，可采用对浆膜腔积液临床检验指标和细胞学检查以及定期影像学检查，通过以上指标检测可动态监测肿瘤的进展情况，更好达到随访目的，有利于全程管理肿瘤。

案例 7-1

【病史摘要】　患者，女，45 岁。右下腹持续性隐痛、胀痛 3 个月，腹胀加重伴消瘦 1 月余。查体：腹部明显膨隆，叩诊移动性浊音，腹腔积液征阳性。

【实验室检查】　外周血：血红蛋白、血糖降低，血小板数增多，血纤维蛋白降解产物和免疫球蛋白增高。腹腔积液：CA125 升高，CEA 正常。

【影像学检查】　经腹超声探及盆腹腔内多个低回声包块伴腹腔积液（图 7-6A）。CT 示腹腔广泛积液，下腹结节状肿块（图 7-6B）。

【病理检查】　巨检：腹腔积液 500ml，呈淡红色，较浑浊。沉淀后置入 50ml 离心管离心，取沉淀物行石蜡包埋制作细胞块、切片染色。细胞块切片镜下见大量多边形和多角形异型细胞，个别呈印

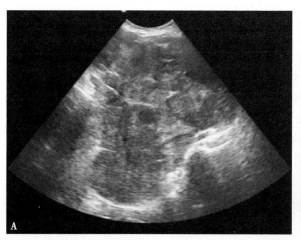
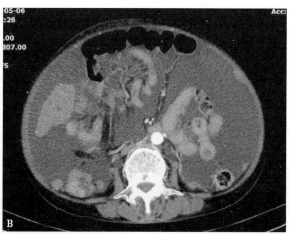

图 7-6　腹膜恶性间皮瘤超声和 CT
A. 超声探及盆腹腔内多个低回声包块伴腹腔积液；B. CT 示腹腔广泛积液，下腹结节状肿块。

戒样，散在分布，少数呈簇状和乳头状。细胞核圆形、卵圆形、染色质粗，可见核分裂象（图 7-7A）。免疫标记：细胞块异型细胞 CK 阳性，calretinin、D2-40 和 WT1 阳性（图 7-7B，C，D），Ki-67 阳性细胞 40%，CEA、CA125、PAX8 和 TTF1 阴性。CD68 个别细胞阳性。

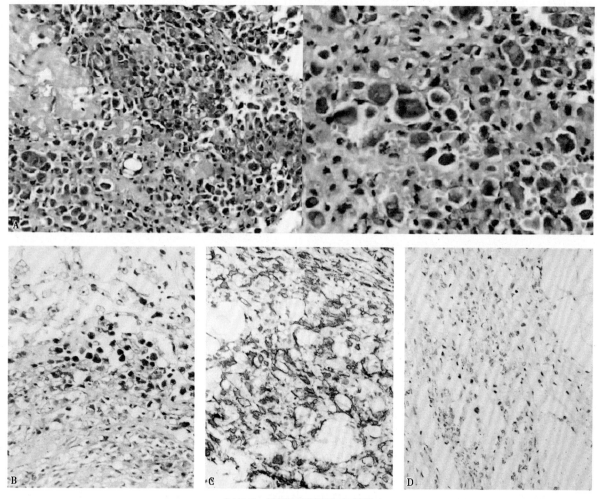

图 7-7　腹膜恶性间皮瘤病理

A. 腹腔积液细胞块显示单个或成簇异型细胞，核大，细胞质呈印戒样，HE×200；B. 免疫组化 calretinin 核浆阳性，IHC×200；C. 免疫组化 D2-40 膜阳性，IHC×200；D. 免疫组化 WT1 核阳性，IHC×200。

【诊断】　腹膜恶性间皮瘤。

【案例分析】　该患者以持续性腹痛、胀痛伴消瘦症状就医，查体发现腹部明显膨隆，叩诊移动性浊音，腹腔积液征阳性。临床高度怀疑腹膜病变，经超声和 CT 检查证实大量腹腔积液，并见盆腹腔多发性包块。故首先选择抽吸腹腔积液，吸取腹腔积液较浑浊，可采用离心沉淀法进行石蜡包埋制作细胞块切片染色观察。显示细胞成簇分布具有明显异型性。提示腹腔恶性肿瘤，尚需进一步分型。采用免疫组化染色间皮标志物 calretinin、D2-40 和 WT1 均阳性，其他可能的癌性标志物均阴性，最后诊断腹膜恶性间皮瘤。

案例 7-2

【病史摘要】　患者，女性，52 岁。左侧胸痛 8 个月，呼吸困难 2 星期。查体：呼吸时左侧胸廓受限，叩诊呈左下肺浊音。

【实验室检查】　外周血：血红蛋白降低、血沉加快、血小板数增多。

【影像学检查】　CT 显示左侧胸壁增厚，前胸壁及后胸壁多处胸膜结节样肿块，后胸壁肿块与后纵隔分界不清。双肺内未见明显病变（图 7-8A，B）。行 CT 引导下胸膜肿块穿刺活检。

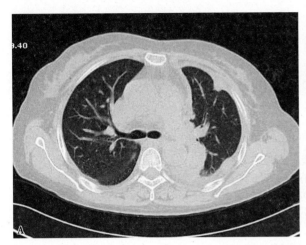
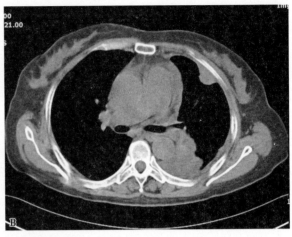

图 7-8　左侧胸膜恶性间皮瘤 CT

A. CT 肺窗显示左侧胸膜不规则增厚，肺内未见病变；B. CT 纵隔窗显示左侧胸腔前部胸膜结节及后部胸膜肿块。

【病理检查】　肉眼观察灰白色灰黄色线样组织 3 条，总长 2.4cm，质地均一。组织学观察显示病变由上皮样细胞和梭形细胞构成，细胞具有异型性，核圆形，大小不一，可见核分裂象，上皮样细胞呈不规则条索状、巢团状排列（图 7-9A）。异型梭形细胞穿插上皮样细胞间。可见坏死灶。免疫组化染色上皮样和梭形瘤细胞 CK、CK5/6 阳性，calretinin、D2-40（图 7-9B，C，D）和 WT1 阳性，Ki-67 阳性细胞 50%，CEA、TTF1、NapsinA、CD99、Bcl2、TLE1 和 p63 阴性。

【诊断】　左侧胸膜恶性间皮瘤（双相型）

【案例分析】　本例患者以胸痛、呼吸困难为首发症状，经血常规检查基本排除肺部感染，CT 检查发现左侧胸壁增厚并多处结节样肿块形成，初步考虑胸膜肿瘤。故直接选择经皮肺肿块穿刺活检。活检病理组织学形态为异性增生的上皮样与梭形瘤细胞混合性肿瘤，结合影像学局限性胸膜改变，倾向恶性胸膜间皮瘤，但需与肉瘤样癌、滑膜肉瘤等鉴别。因此，免疫组化染色选择较特异间皮标志物 4 个，癌与滑膜肉瘤相关标志物 7 个，染色结果均显示间皮标记阳性，结合细胞异型性和高增殖活性，最后诊断为胸膜恶性间皮瘤（双相型）。

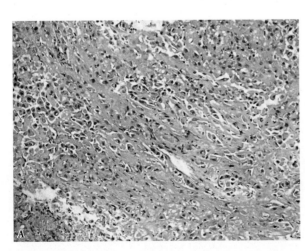
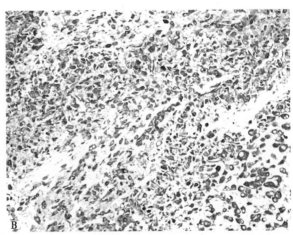

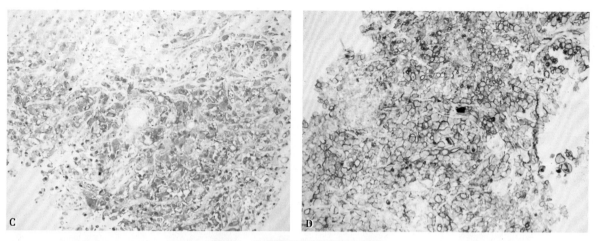

图7-9   左侧胸膜恶性间皮瘤病理

A. 组织学显示异型细胞增生，呈上皮样和梭形瘤细胞混合存在，HE×200；B. 免疫组化 CK5/6 细胞质阳性，IHC×200；C. 免疫组化 calretinin 核浆阳性，IHC×200；D. 免疫组化 D2-40 膜阳性，IHC×200。

小   结

　　间皮组织病变的诊断主要依赖病理学诊断，需密切结合临床表现和影像学改变，也需要参考相关的实验室检查。恶性间皮瘤诊断的病理样本通常有浆膜腔积液、穿刺或腔镜活检组织和广泛切除标本，采用不同样本诊断，差异也较大。病理诊断中应充分考虑到不同样本对疾病诊断的价值和影响。恶性间皮瘤最重要的鉴别诊断是转移性腺癌，但实际工作中两者鉴别往往非常困难，必须依赖免疫组化与分子检测技术等辅助手段进行鉴别诊断。

（阎晓初　同志超　林勇平　高振华）

第八章

周围神经组织疾病

本章介绍临床较为常见的周围神经组织疾病，包括肿瘤和炎症性病变两大类。周围神经系统是指脑和脊髓以外的所有神经结构。周围神经病变可累及从脊髓前角细胞或感觉神经节到神经－肌接头或感觉神经末梢的任何部位。

第一节　概　　述

一、临床症状和体征

（一）神经鞘瘤

神经鞘瘤（neurilemmoma）又名神经膜细胞瘤（Schwannomas），肿瘤多为孤立性无痛性肿块，有时多发，通常无自觉症状，生长缓慢，可在查体时偶尔发现，但有时伴有疼痛及压痛。肿瘤发生部位以头颈部和四肢多见，在尸检病人中，发生率3%～4%，最常见的是前庭神经鞘瘤，是一种听神经瘤，能引起耳鸣和听力损害。此外，神经鞘瘤好发于肢体的屈窝部位，尤其是屈侧较大神经所在的部位。其他部位包括眼眶部、舌、骨、后纵隔及腹膜后腔。文献报道偶尔会发生在阴茎。神经鞘瘤多发生于感觉神经，但运动神经和自主神经也可累及。如肿瘤累及神经组织时，则可发生感觉障碍，特别是在相应的部位发生疼痛与麻木。运动障碍很少见到，最多是受累部位表现力量减弱。听神经的神经鞘瘤可引起耳鸣、听力下降、面部麻木或疼痛等症状，病变体积较大，还可引起面瘫、饮水呛咳、吞咽困难、脑积水等症状。

受累神经干途径上触及圆形或椭圆形的实质性包块，质韧，包块表面光滑，界限清楚，与周围组织无粘连。除肿瘤与神经连接点之外，与神经干垂直的方向可以推动，但纵行活动度较小，Tinel征为阳性。发生于大神经干的肿瘤可以引起神经支配肌群的萎缩。神经鞘瘤可以压迫神经或者挤压神经向骨质结构而引起神经损害或骨质破坏。体表的神经鞘瘤体积一般较小，而发生于腹膜后腔的神经鞘瘤体积较大，同一神经可同时生长多个肿瘤。

（二）神经纤维瘤病

神经纤维瘤病（neurofibromatosis）是一组生长于神经系统的肿瘤，分为三型，包括神经纤维瘤病1型（NF1）、神经纤维瘤病2型（NF2）和神经鞘瘤。神经纤维瘤病1型的临床表现包括皮肤的浅棕色斑、腋窝及腹股沟区雀斑、神经的小肿块，以及脊柱侧弯。神经纤维瘤病2型的临床表现包括听力丧失、白内障、平衡失调、皮肤的肉色肿块以及肌萎缩。发病原因为常染色体显性遗传病，50%的患者由父母遗传而来，其余的患者发生于早期发育过程中。肿瘤涉及神经系统的支持细胞，而不是神经元，神经纤维瘤病1型以神经纤维瘤（外周神经瘤）多见，而2型和神经鞘瘤以施万细胞更为常见。

常见症状为皮肤多发性神经纤维瘤，皮肤肿瘤呈串珠状或孤立性生长，大小不一，常达数十个、数百个，病变累及广泛，以躯干和下肢多见。肿瘤常伴有增粗的神经纤维，肿瘤可带蒂，悬垂于皮肤表面。几乎所有的患者都有皮肤色素斑，呈淡棕色、暗褐色或咖啡色。腋窝或腹股沟区出现雀斑样色素沉着，生理变化如发育、妊娠、绝经、精神刺激均可使之加重，有时皮疹出现较迟，在发育期才开始发病,缓慢发展。色素斑大小不一,颜色深浅不一,有诊断价值。30% 的患者出现骨骼改变,如骨质缺损、骨膜下囊肿、骨骼发育异常、脊柱侧弯、胫腓骨假关节形成等。生长于胸腔、纵隔、腹腔或盆腔的神经纤维瘤可引起内脏症状,其中消化道受累可引起胃肠出血或梗阻,还可引起内分泌异常。腹膜后神经纤维瘤可造成肾脏、输尿管、膀胱等脏器的移位。中枢神经系统的患者有约 1% 伴发嗜铬细胞瘤。

(三)颗粒细胞瘤

颗粒细胞瘤(granular cell tumor)也称施万细胞瘤,起源于施万细胞,为罕见的软组织肿瘤之一。发病年龄一般为 30~70 岁,女性发病率较高(男女比例为 2∶3)。此肿瘤绝大部分为良性,只有 0.5%~2% 颗粒细胞瘤为恶性肿瘤。通常位于皮下组织,偶可见于黏膜下、平滑肌和横纹肌。这些肿瘤也可见于内脏,特别是上呼吸道。颗粒细胞瘤通常表现为皮下缓慢生长的结节,可为单发或多发。这些结节一般无疼痛,但局部可发痒或对触碰敏感。局部皮肤可有色素沉着或稍红。良性肿瘤预后很好,但恶性者复发率和转移率高,常见的转移部位为淋巴结和肺,死亡率高达 40%。

(四)恶性外周神经鞘瘤

恶性外周神经鞘瘤(malignant peripheral nerve sheath tumor,MPNST),曾称恶性神经鞘瘤、神经纤维肉瘤、神经肉瘤,是一组起源于神经细胞成分的恶性肿瘤,包括施万细胞、周围神经细胞或者预先存在的良性神经鞘肿瘤。通常表现为肢体的无痛性肿块,少数表现为疼痛性肿块,或者肿块压迫神经出现神经症状,包括麻木、烧灼痛及针刺样疼痛,患肢活动受限,肢体或肿瘤部位的疼痛,发生于脑神经者可出现眩晕或平衡失调,伴有 NF1 的患者出现症状时容易诊断。恶性外周神经鞘瘤是一种少见的软组织肿瘤,但是儿童最常见的软组织肉瘤之一,约半数患者合并神经纤维瘤病,合并横纹肌肉瘤成分的 MPNST 称作恶性蝾螈瘤。伴有 NF1 的患者终身发展为 MPNST 的风险 8%~13%,而正常人只有 0.000 1%。该肿瘤相对少见,在三种情况下(散发、放疗后、和 NF1 相关)表现为高度侵袭性的软组织肉瘤。研究显示,在 MPSNT 临床亚组中,大部分通过 *EED* 和 *SUZ12* 的突变导致常见复发性染色质重塑复合体 PRC2 失活。与传统的 MPNST 相比,通常认为与 NF1 无关的上皮样 MPNST 的肿瘤抑制剂 INI1 的缺失(影响肉瘤亚型治疗方案的选择)遮挡了不同的表观遗传性特征。

(五)多发性神经病

多发性神经病(polyneuropathy)又称末梢神经病,以往也称为周围神经炎、末梢神经炎,是多种病因引起的四肢远端对称性或非对称性的运动、感觉以及自主神经功能障碍性疾病。临床表现可因不同病因而异,呈急性、亚急性和慢性病程,可见复发病例。一般均有周围神经的感觉、运动和自主神经纤维的共同症状。

1. 感觉障碍 受累肢体远端可见感觉异常,如针刺、蚁走、烧灼感、疼痛等刺激症状。与此同时或稍后出现肢体远端对称性深浅感觉减退或缺失,呈手套袜子形分布,可见感觉异常、感觉过度和疼痛等刺激症状。

2. 运动障碍 肢体远端对称性无力,轻重不等,可为轻瘫以至全瘫。肌张力低下,四肢腱反射减弱或消失。上肢骨间肌、蚓状肌、鱼际肌和下肢的胫前肌、腓骨肌肌肉萎缩明显。可出现手、足下垂和跨阈步态,后期可出现肌肉、肢体挛缩及畸形。

3. 自主神经障碍 包括直立性低血压、肢体末端皮肤菲薄、光亮或脱屑,肢冷、苍白或青紫、汗多或无汗,指(趾)甲粗糙、松脆甚至溃烂等。

上述症状通常同时出现,呈四肢远端对称性分布,由远端向近段扩展。

(六)急性炎性脱髓鞘性多发性神经病

急性炎性脱髓鞘性多发性神经病(acute inflammatory demyelinating polyneuropathy,AIOP)又称急性感染性多发性神经病(acute inflammatory polyneuropathy)或急性炎性脱髓鞘性多发性神经炎(acute inflammatory demyelinating polyneuritis),即吉兰-巴雷综合征(Guillain-Barré syndrome,GBS)的经典类型。主要病变为神经根周围神经广泛的炎症性脱髓鞘,有时也累及脊膜、脊髓及脑部。临床特征以发展迅速的四肢对称性无力伴腱反射消失为主。病情严重者出现延髓和呼吸肌麻痹而危及生命。

本病可发生于任何年龄，男女发病率相似。多数患者起病前 1~3 周有上呼吸道或胃肠道感染的症状。首发症状常为四肢远端对称性无力，迅速加重并向近端发展，或自近端开始向远端发展，可累及躯干和脑神经，严重病例出现呼吸肌瘫痪（偶为累及延髓的呼吸中枢）而致呼吸麻痹。瘫痪为四肢对称性、弛缓性，全身腱反射减弱或消失，病理反射阴性。初期肌肉萎缩可不明显，后期肢体远端有肌萎缩。

感觉障碍一般比运动障碍轻，表现为肢体远端对称性感觉异常和手套、袜子样感觉减退，或无感觉障碍。某些患者疼痛可很明显，肌肉可有压痛，尤其是腓肠肌的压痛。常有双侧性（少数单侧）运动性脑神经受累，以双侧面神经麻痹最常见，其次为舌咽和迷走神经麻痹，表现为周围性面瘫、声音嘶哑、吞咽困难。动眼、外展、舌下和三叉神经的损害较为少见；偶可见视盘水肿。自主神经功能损害有出汗、皮肤潮红、手足肿胀、心动过速等症状。多数病例病情发展迅速，3~15 天内达高峰，90%以上患者的病情在 4 周内停止进展，但其余仍可继续加重。1~2 个月后开始恢复。本病常见的并发症是肺部感染和肺不张。

（七）慢性炎性脱髓鞘性多发性神经病

慢性炎性脱髓鞘性多发性神经病（chronic inflammatory demyelinating polyradiculoncuritis，CIDP）是一种慢性病程进展或呈缓解-复发病程的、临床表现与 AIDP 相似的自身免疫性运动感觉性周围神经病，约占总 GBS 病例的 15%。任何年龄均可发病，主要见于成人，发病高峰年龄在 40~60 岁，男性略多见。60 岁以下者，发病率随年龄的增长而增加，但 70 岁后此现象不复存在，并且发病率降低。

CIDP 起病较隐袭或呈亚急性病程，常无前驱感染史；约 15% 病者以急性 GBS 形式起病。临床主要表现为感觉运动神经病（sensory motor neuropathy，SMNP），即感觉与运动均有累及的周围神经病。患者表现为进行性四肢肌无力，以近端肌无力为突出特点。步行困难，举臂、上楼困难，并可逐步出现梳头、提物等困难，但一般不累及延髓肌而出现吞咽困难，亦极少累及呼吸肌。体格检查可见四肢肌力减退，伴/或不伴肌肉萎缩；肌张力降低，腱反射减弱或消失；大部分患者表现为四肢麻木，部分伴疼痛。四肢末梢型感觉减退，痛触觉和深感觉均可减退；腓肠肌常有明显压痛，克尼格征可阳性；小部分患者会出现面瘫或眼肌麻痹，支配延髓肌的脑神经偶可累及，可出现构音障碍，吞咽困难；自主神经功能障碍可表现为直立性低血压、括约肌功能障碍及心律失常等。

二、病因和发病机制

（一）神经鞘瘤

普遍认为神经鞘瘤是一种神经鞘的肿瘤，但究竟是起源于 Schwann 细胞，还是起源于神经鞘的成纤维细胞，尚有争论。可以自然发生，也可能为外伤或其他刺激的结果。本病也可与多发性神经纤维瘤伴发。

（二）神经纤维瘤病

神经纤维瘤病是常染色体显性遗传病。NF1 其致病基因位于常染色体 17q11.2。在发病者中，此染色体位点缺失，致使患者不能产生相应的蛋白即神经纤维瘤蛋白。神经纤维瘤蛋白是一种肿瘤抑制因子，通过加快降低原癌基因 *p21-ras*（在细胞内有丝分裂信号转导系统中起主要作用）的活性从而减缓细胞增殖。NF2 致病基因定位于常染色体 22q11.2，患者此基因位点缺失，致使患者体内不能产生神经鞘瘤蛋白。该蛋白是否是抑癌基因及其作用机制目前尚不清楚，但它可能在细胞周期的运行、细胞内及细胞外信号转导系统中起作用。神经纤维瘤由施万细胞和成纤维细胞组成。其细胞外基质嵌入神经束膜细胞、轴突和肥大细胞。丛状神经纤维瘤病和皮肤神经纤维瘤病的细胞组成相同。但是丛状神经纤维瘤病有更为广泛的细胞外基质，而且往往含有丰富的血管网。神经纤维瘤病可累及多个神经或神经束，向周围结构延伸从而导致相应的功能障碍以及软组织和骨结构的增生。丛状神经纤维瘤病偶尔会恶变成纺锤细胞瘤（周围神经鞘恶性肿瘤）。每种细胞类型在神经纤维瘤病的发生、发展过程中扮演的角色仍不清楚。

（三）颗粒细胞瘤

颗粒细胞瘤病因不明。

（四）恶性外周神经鞘瘤

因为软组织肉瘤常具有家族史，所以恶性外周神经鞘瘤可能是遗传性的，尽管研究者们尚未确定本病的准确原因。越来越多的证据支持这一假说，包括 17p 染色体杂合性丢失。患者 17p 染色体上 $p53$ 基因（肿瘤抑制基因）的突变增加了患癌风险，在正常人群中，$p53$ 基因调节细胞生长和抑制失控细胞的生长，而 $p53$ 基因在恶性外周神经鞘瘤患者中是失活的，$p53$ 基因的失活使患者更易形成肿瘤。

（五）多发性神经病

多种急性或慢性感染、药物、农药、重金属中毒、代谢性疾病及内分泌障碍、营养缺乏、结缔组织疾病及遗传因素等均能引起本病。如糖尿病，尿毒症，应用异烟肼、呋喃类及抗癌药，重金属或化学药品中毒，红斑狼疮，慢性胃肠道疾病及术后，麻疹，白喉，血卟啉病等。部分病因不清。

（六）急性炎性脱髓鞘性多发性神经病

尚未充分阐明。一般认为是神经系统由体液和细胞共同介导的单相性自身免疫性疾病。由于病原体（病毒、细菌）的某些组分与周围神经髓鞘的某些组分相似，机体免疫系统识别错误，产生自身免疫性 T 细胞和自身抗体，并针对周围神经的组分发生免疫应答，引起周围神经脱髓鞘。

（七）慢性炎性脱髓鞘性多发性神经病

病因不明。自身免疫为其发病的主要机制。CIDP 患者相关病毒细菌的检出率很低，至今尚未找到特异性致敏抗原，但病人血清中多种髓鞘成分抗体升高。有意义的是高滴度（1∶1 000）的抗 β-tubulin 抗体的出现，对 CIDP 具有特别的诊断意义。

三、临床诊断和鉴别诊断

（一）诊断标准

1. 神经鞘瘤　根据病史、临床表现和影像学表现，多数可以在术前得以明确诊断，必要时穿刺或切除活检病理诊断。

2. 神经纤维瘤病　通过临床表现、影像学检查多数病例可以明确诊断，少数病例需要手术切除行病理学检查。

1987 年美国 NIH 制订了诊断标准：

（1）NF1：①6 个或以上的牛奶咖啡斑，青春期前最大直径 5mm 以上，青春期后 15mm 以上；②2 个或以上任意类型神经纤维瘤或 1 个丛状神经纤维瘤；③腋窝或腹股沟区褐色雀斑；④视神经胶质瘤；⑤2 个或以上 Lisch 结节，即虹膜错构瘤，通过裂隙灯眼科检查可见虹膜粟粒状、棕黄色圆形小结节；⑥明显的骨骼病变：如蝶骨发育不良，长管状骨皮质菲薄，伴有假关节形成；⑦一级亲属中有确诊 NF1 的患者。

上述标准符合 2 条或以上者可诊断 NF1。

（2）NF2：①双侧听神经瘤；②有 NF2 家族史（一级亲属中有 NF2 患者），患单侧听神经瘤；③有 NF2 家族史（一级亲属中有 NF2 患者），患者有以下病变中的 2 种，神经纤维瘤、脑膜瘤、胶质瘤、神经鞘瘤、青少年晶状体后囊浑浊斑。

上述标准符合 1 项即可诊断 NF2。

3. 颗粒细胞瘤　临床表现和影像学表现均无特异性，确诊该疾病需要病理学检查。

4. 恶性外周神经鞘瘤　通过病史、临床表现、影像学检查可初步诊断，确诊需要病理学检查，X 线、CT 检查、MRI 检查及骨扫描可以辅助诊断。

5. 多发性神经病　根据肢体远端呈手套 - 袜子样分布的对称性感觉障碍，下运动神经元瘫痪及自主神经障碍等临床特点。肌电图可见神经源性改变。不同神经传导速度检查可有不同程度的传导阻滞。

6. 急性炎性脱髓鞘性多发性神经病　诊断要点是起病前 1～3 周有感染史、急性或亚急性起病并在 4 周内进展，表现为四肢对称性弛缓性瘫痪，有些病例有脑神经损害；轻微感觉异常。肌电图检查见早期 F 波或 H 反射延迟或消失。神经传导速度减慢，远端潜伏期延长，动作电位波幅正常或下降。

7. 慢性炎性脱髓鞘性多发性神经病　根据《中国 2010 年慢性炎性脱髓鞘性多发性神经根神经病诊疗指南》，CIDP 的诊断目前仍为排除性诊断，符合以下条件的可考虑该病：

（1）症状进展超过 8 周，慢性进展或缓解 - 复发。

（2）临床表现：不同程度的肢体无力，多数呈对称性，少数为非对称性，近端和远端均可累及，四肢腱反射减低或消失，伴有深、浅感觉异常。

（3）脑脊液：蛋白 - 细胞分离。

（4）电生理检查：神经传导速度减慢、传导阻滞或异常波形离散。

（5）神经活检：除外其他原因引起的周围神经病。

（6）糖皮质激素治疗有效。

（二）诊断流程

1. 根据患者主诉，详细采集病史资料。

2. 全面系统的体格检查，重点是病变所在位置的体征。

3. 选择合适的辅助检查，影像学检查可提供周围神经组织肿瘤的定位、定量分析，并辅助定性诊断和鉴别诊断。周围神经组织的炎症性病变的诊断需要实验室检查及肌电图检查等综合判断。

4. 组织病理学检查　主要用于周围神经组织肿瘤的明确诊断，包括巨检观察、镜下形态学观察，必要时辅以免疫组化及分子病理学检测。神经病理活检可作为周围神经组织炎症性病变的支持诊断、排除诊断或用于确定病变性质和程度。

5. 临床诊断　根据患者病史、体格检查、实验室检查，影像学资料和病理学检查，一般可确诊。

（三）鉴别诊断

1. 神经鞘瘤需要与纤维瘤、神经纤维瘤、脂肪瘤、表皮样囊肿、血管瘤、血肿等鉴别。

2. 神经纤维瘤需要与结节性硬化、McCune-Albright 综合征、Proteus 综合征、LEOPARD 综合征、Legius 综合征和脑转移瘤等鉴别。

3. 恶性外周神经鞘瘤需要与纤维肉瘤、滑膜肉瘤、平滑肌肉瘤、神经鞘瘤等鉴别。

4. 颗粒细胞瘤应注意与横纹肌瘤、棕色瘤、纤维黄色瘤、副节瘤和腺泡状软组织肉瘤相鉴别。

5. 多发性神经病需要与急性脊髓炎、急性脊髓灰质炎、周期性瘫痪等鉴别。

6. 急性炎性脱髓鞘性多发性神经病需要与脊髓灰质炎、急性脊髓炎、周期性瘫痪、重症肌无力及白喉和肉毒中毒等鉴别。

7. 慢性炎性脱髓鞘性多发性神经病需要与急性炎性脱髓鞘性多发性神经病、多灶性运动神经病、中枢神经系统脱髓鞘性疾病、遗传性周围神经病、副肿瘤性神经病、多发性骨髓瘤、HIV 感染等相鉴别。

第二节　实验室及其他检查指标与评估

一、实验室及其他检查指标

（一）实验室检查指标

1. 血常规　神经炎症时，白细胞总数增高；叶酸缺乏引起的巨幼细胞性贫血所致的多发性神经病，红细胞平均体积 MCV 升高；职业性铅中毒所致的多发性神经病，可出现嗜碱性点彩红细胞。

2. 脑脊液常规　多发性神经病患者可出现脑脊液淋巴细胞计数增高，许多神经系统疾病都能引起血液和脑脊液细胞成分改变,尤其脑脊液细胞成分异常更为敏感。少数患者可见脑脊液蛋白增高,而正常或略高,即出现蛋白-细胞分离现象。糖尿病多发性周围神经病变和大部分多发性骨髓瘤或单克隆丙种球蛋白伴发的多发性神经病患者脑脊液蛋白也增高。

3. 脑脊液及血清蛋白电泳　蛋白电泳与免疫电泳结果有助于单克隆丙种球蛋白伴发的多发性神经病和糖尿病多发性周围神经病变患者的诊断。

4. 红细胞沉降率(ESR)　高球蛋白血症、重金属中毒所致的多发性神经病,红细胞沉降率可升高;红细胞沉降率在许多病理情况可以明显增快,受影响的理化因素较为复杂,是一种常用而缺乏特异性的试验。

5. 葡萄糖测定　糖尿病患者常见并发症糖尿病多发性周围神经病变,血液、尿液葡萄糖检测可以确诊糖尿病。

6. 肌酐、尿素氮、内生肌酐清除率　肌酐、尿素氮是反映肾脏功能的检测指标,内生肌酐清除率是判断肾小球滤过功能损害的敏感指标,尿毒症性多发性神经病患者肌酐、尿素氮升高,内生肌酐清除率下降。

7. 类风湿因子(RF)、抗链球菌溶血素(ASO)、抗核抗体(ANA)、RF、ASO、ANA　有助于变态反应性神经炎、结缔组织病引起的神经病及单克隆丙种球症等诊断。

8. 纤维蛋白(原)降解产物(FDP)、第8因子活性及相关抗原　是用于 POMES 综合征引起的多发性神经病患者病情恶化的监测指标。

9. 甲状腺功能　有较高的神经肌肉疾病发生率,但是,甲状腺功能减退相对少见,筛查周围神经病患者,发现患有甲减的患者比率并不高,因此应该评价周围神经病患者有无甲减的其他临床证据,再决定是否做甲状腺功能的测定。

10. 维生素 B_{12} 和叶酸　用于诊断因维生素 B_{12} 和叶酸缺乏引起的多发性神经病。

11. 点彩红细胞计数　点彩红细胞是在某些重金属或有机物中毒的情况下,使细胞质中残存的 RNA 变性的表现。在铅、铋、银、汞、硝基苯、苯胺等中毒病人血中点彩红细胞常显著增高。

12. 尿卟啉和血铅　用于铅中毒性多发性周围神经病的诊断。

13. 免疫球蛋白 IgG 指数　脑脊液和血免疫球蛋白(IgA/IgG/IgM),AIDP 以 IgG 指数反映中枢神经系统鞘内合成 IgG 能力。

14. 髓鞘碱性蛋白(MBP)抗体　MBP 为神经组织有一种标志性蛋白,是判断中枢神经组织髓鞘及外周神经组织髓鞘的异常改变和修复的指标。

15. 抗 P2 蛋白抗体　P2 蛋白是周围神经髓鞘素特有蛋白,脑脊液抗 P2 抗体增高与神经根损害相关,反映 AIDP 病情严重程度,对诊断 AIDP 及预后判断有一定的参考价值。

16. 感染性病原体抗体　大部分 AIDP 病例均与病毒感染有关,如 EB 病毒、巨细胞病毒(CMV)、单纯疱疹病毒(HSV)、疱疹病毒、麻疹、腮腺炎、流感、呼吸道合胞病毒(RSV)、肝炎病毒等感染。其中引起人类胃肠道感染最常见病菌之一空肠弯曲菌(CJ)与 AIDP 关系密切,前驱感染多引起急性运动轴索神经病(AMAN)。病原体抗体检测有助于病因判断与明确。

17. 干扰素(IFN)　Ⅱ型干扰素,又称 IFNγ 或免疫干扰素,是由有丝分裂原刺激 T 淋巴细胞产生。干扰素是一种高效的抗病毒生物活性物质,又是一种具有广泛免疫调节作用的淋巴因子。AIDP 急性期患者血清 IFNγ 水平显著升高,AIDP 恢复期患者血清 IFN 水平显著下降,AIDP 急性期重型患者血清 INY 水平显著高于轻型患者,IFNγ 参与 AIDP 的病理机制且与其疾病的轻重相关。

18. 抗神经节苷脂(GM)抗体、抗神经节苷脂 GM1 抗体、抗 GDla 抗体、抗 GQ1b 抗体、抗硫脂抗体　在一些自身免疫性神经病中,抗神经节苷脂的抗体效价升高与疾病直接相关,因而测量这些抗体的水平可以用来跟踪疾病的康复和发展。AIDP 患者抗 GM1 抗体和抗 GDla 抗体检出率较高。90% 以上的 AIDP 患者血清中可测得高量的抗 GQ1b 抗体。和抗 GM1 抗体不同的是,抗 GQ1b 抗体的特异性很高,较抗 GM1 抗体更具有诊断上的价值。一些 AIDP 患者血清中可检测到高滴度的抗硫脂抗体,CSF 中抗硫脂抗体阳性率明显高于血清;CSF 中 IgM- 抗硫脂抗体可作为感觉神经受累的一项临床辅助参考指标。

（二）病理检查指标

1. 神经鞘瘤 肉眼所见神经鞘瘤从数毫米至数厘米不等,圆形、橄榄形、结节状,也可呈分叶状。肿瘤大部分有包膜。切面多呈实性,少数有囊性变。实性肿物为白色,略半透明,伴有丰富的血管,偶见出血及坏死等退行性改变,可呈现灰黄、灰褐色等。囊性变可为孤立的囊或多个小囊状。镜下:经典型神经鞘瘤边界清楚,可见完整的纤维性包膜。肿瘤内常见 Antoni A 区及 Antoni B 区两种不同的组织结构（图 8-1）。一般以 Antoni A 区为主,有时不易找到 Antoni B 区。两区比例不一,可见两区间的移行。Antoni A 区也称束状区,多位于肿瘤中央部,由施万细胞构成。瘤细胞胞质淡染,有时可见纤细的纤维丝束,伸展在核两端,细胞界限不清楚。核呈梭形或卵圆形,一端尖细,核膜薄,染色质疏松、细颗粒状,核仁小或不明显,核分裂偶见。瘤细胞可排列呈漩涡状、栅栏状、编织状、上皮细胞样及触觉小体样或环形同心层状结构等。Antoni B 区结构特点是瘤细胞少、胞质突起彼此连接形成网状。瘤细胞可为梭形、星形、淋巴细胞样等。Antoni B 区中常有较多大而不规则的血管,血管壁厚,常发生玻璃样变。除经典形态之外,神经鞘瘤还有许多其他的组织学亚型,如富细胞性、丛状、黑色素性等等。免疫表型:肿瘤细胞核和 / 或胞质均可表达 S-100 蛋白。GFAP、Leu-7（CD57）和 PGP9.5 可在部分病例中表达。但不表达 CK、desmin、CD34 和 NF。

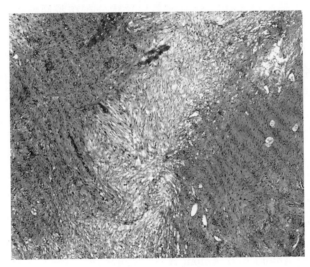

图 8-1 神经鞘瘤
显示 Antoni A 区及 Antoni B 区,HE×40。

2. 神经纤维瘤 随发生部位不同,神经纤维瘤可呈扁豆形、结节状、分叶状等。体积亦差别较大,从数厘米至 30cm。有或无包膜,境界清楚。肿瘤通常为实性,囊性变少见。切面呈均质灰白或灰黄色,血管丰富时呈灰红色,胶原纤维丰富的肿瘤切面略呈编织或漩涡状,黏液变明显者呈半透明胶冻样。镜下组织学表现常因肿瘤内施万细胞与成纤维细胞增生的比例、间质的改变、神经纤维的多少而有所不同。最主要的成分是施万细胞,典型的施万细胞为纤长的梭形细胞,胞质淡伊红色或透亮,核纤长尖细,可呈波浪形,染色质深染（图 8-2）。如果不产生胶原纤维,其境界不清而呈合体状。瘤细胞往往排列呈束状、平行波浪状,间质多呈疏松水肿样,浅蓝色。黏液变性明显时,肿瘤类似黏液瘤或黏液样脂肪肉瘤。病程长者肿瘤组织内胶原纤维增多,可发生玻璃样变。肿瘤间质内几乎看不见增厚并透明变性的血管,与神经鞘瘤有明显的不同。本瘤组织构象变异较大,除上述典型结构外,还有疏松排列结构、漩涡状或编织状结构、上皮样结构等几种常见的组织学变型。神经纤维瘤也可分出一些组织学亚型,如弥漫性、色素性、丛状等。免疫表型:施万细胞表达 S-100、MBP、ⅩⅢa 因子及 CD34,通常不表达 EMA。轴索成分可用银染显示或免疫组化染色表达 NSE、NF。

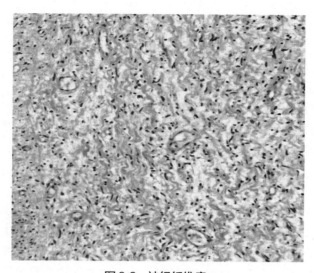

图 8-2　神经纤维瘤
显示纤长的梭形肿瘤细胞，胞质淡伊红色，核纤长、部分波浪形，HE×100。

3. 颗粒细胞瘤　病灶通常小于 3cm，无包膜，质软，实性，灰白灰黄色。镜下见肿物位于真皮或皮下组织，与周围组织分界清楚或不清。瘤细胞多呈片状分布在胶原纤维束之间，也可在胶原纤维束之间呈条索状分布。瘤细胞较大，圆形或多角形，小而深染或较大呈空泡状的瘤细胞核均可观察到，无核分裂象。胞质呈嗜酸性，胞质中有较多的细小颗粒，有的病例瘤细胞胞质内还可见到嗜酸性小球。瘤细胞与周围神经关系密切，可见瘤细胞包绕或取代小神经。有时瘤细胞还可累及肌肉组织、韧带和腱鞘。瘤细胞中的嗜酸性细小颗粒为吞噬溶酶体，PAS 染色（+），抗淀粉酶消化。瘤细胞表达 S-100、NSE、laminin、MBP 和 CD68，但不表达 GFAP、NF 等。

4. 恶性外周神经鞘瘤　肿物呈球形或纺锤形，有时可见瘤体起自周围神经，境界多较清楚，结节状或分叶状，半数有包膜或假包膜。体积大小不等，平均直径超过 5cm，可达 15～25cm。切面灰白、实性，质韧或呈鱼肉状，肿块较大者常伴出血、坏死和黏液变或囊性变。镜下：组织学形态多样，大多数病变镜下类似纤维肉瘤，但核的形态有所不同，表现出施万细胞的特点。核呈波浪状、逗点状或不对称卵圆形，核深染，核仁不明显。瘤细胞通常长梭形，胞质浅染，部分细胞胞质空亮，胞界不清。瘤细胞排列复杂多变，难以与其他梭形细胞肉瘤相鉴别。常排列成束状、编织状或人字形（鲱鱼骨样）（图 8-3）。部分区域有形成 Antoni A 及 Antoni B 区结构的趋势。还可见结节状、丛状、车辐状、漩涡状、血管外皮瘤样构象等。肿瘤组织富于细胞，核多形性明显，核分裂象易见（>4 个 /10HPF）。瘤组织内还可出现异源性成分，最常见的成分是横纹肌肉瘤，其他包括横纹肌母细胞、软骨、骨、血管、脂肪以及良性和恶性腺体等，这些成分可单独或几种成分混合出现。免疫表型：约 50% 的恶性外周神经鞘瘤表达 S-100 蛋白，但通常为灶性弱表达，低级别的肿瘤 S-100 蛋白表达率较高。其他神经标记物，如 SOX10、GFAP、CD57（Leu 7）、nestin、PGP9.5 可在部分瘤细胞表达。部分病例瘤组织还表达 CK、CK8、CK18、EMA 和 desmin，但不表达 SMA、CK7 和 CK19。

5. 多发性神经病　神经病理活检可确定病变性质和程度。病理改变主要是周围神经的节段性髓鞘脱失和 / 或轴突变性。病变以远端最重，或自远端向近端蔓延。

6. 急性炎性脱髓鞘性多发性神经病　病理改变主要是周围神经组织中小血管周围淋巴细胞、巨噬细胞浸润以及神经纤维的脱髓鞘，本病最为突出的改变是脱髓鞘，常呈节段性崩解，可表现为球形节段性肿胀、串珠状空泡变性、蜈蚣样变性脱失等。严重病例可出现继发轴突变性。基本病变过程是起病的第 3～4 天神经束水肿，随后髓鞘及轴索肿胀，第 5 天后髓鞘及轴索变性及脱失逐渐严重，第 8 天出现淋巴细胞浸润，第 12 天出现巨细胞和神经鞘细胞增生。复发性病例可见外周神经增生性病变，炎症细胞浸润伴随洋葱皮样围绕脱失的髓鞘及再生的髓鞘轴索，类似慢性复发性过敏性神经炎。

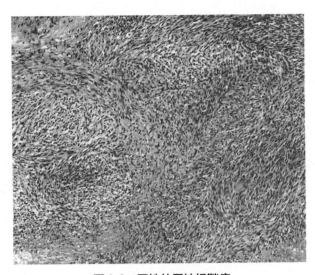

图 8-3 恶性外周神经鞘瘤
瘤细胞通常长梭形，胞质浅染，胞界不清。瘤细胞排列成
束状、编织状，HE×100。

7. 慢性炎性脱髓鞘性多发性神经病 神经活检除外其他原因引起的周围神经病。

（三）影像学检查指标

1. 神经鞘瘤 肿瘤在超声表现为均质性回声的肿块，边界清楚，可伴有囊变。X 线片对诊断帮助不大。CT 平扫多呈圆形或椭圆形稍低密度或等密度肿块，增强扫描后均匀或不均匀强化，囊变时呈环状强化，CT 骨窗图像显示相应的神经孔（道）扩大或邻近骨质压迫吸收。MRI 表现为典型的良性软组织肿瘤影像，多沿神经干走向生长，边界清晰，信号多均匀，T_1WI 呈等或稍低信号，T_2WI 呈高信号，增强扫描后均匀强化。肿瘤内若出现坏死、囊变，在 T_2WI 呈灶状高信号，增强扫描不强化。少数肿瘤在 T_2WI 上瘤周绕高信号环，被认为是神经鞘瘤 MRI 较特征性表现。

2. 神经纤维瘤病 超声显示皮下、腹腔、盆腔多发类圆形实质性肿块，边界清楚，并可见较大神经出入肿块。X 线片和 CT 可显示骨骼病变，包括蝶骨发育不良，长管状骨皮质变薄，假关节形成以及内耳道扩大。MRI 清楚显示肿瘤的部位、大小、范围及其与周围结构的关系，T_1WI 呈低信号或等信号，T_2WI 呈高信号，增强扫描后多明显强化。部分肿瘤伴有囊变。少数肿瘤在 T_2WI 出现靶征，即肿瘤中心区呈高信号而周围绕等信号环，此征象被认为是神经纤维瘤 MRI 较特征性表现，但出现率并不高。

3. 颗粒细胞瘤 超声显示皮下类圆形结节，可为单发或多发，边界清楚。X 线片和 CT 诊断价值不大。

4. 恶性外周神经鞘瘤 CT 表现为孤立性或弥漫性肿块，大小不一，分叶状，肿瘤中心可见大片状不规则低密度坏死区，增强扫描实性成分不同程度强化。部分恶性外周神经鞘瘤在 X 线片或 CT 可发现钙化灶。CT 可清楚显示肿瘤破坏骨质情况，而 MRI 对骨髓腔内侵犯的显示要比 CT 敏感。MRI 表现为边界欠清晰的肿块，T_1WI 呈低信号，T_2WI 呈高信号，增强扫描后明显不均匀强化。恶性外周神经鞘瘤的 MRI 表现很难与其他软组织肉瘤 MRI 鉴别，但若发现肿瘤和神经干的密切关系，肿瘤浸润引起神经干信号增高、增粗则应考虑本病。

二、检查指标的评估

实验室检查指标在周围神经组织炎症性疾病的诊断中有重要意义。通过实验室相关检测指标可以对包括如维生素缺乏、重金属和有机溶剂中毒、药物中毒、感染性病原体等原因引起的周围神经性疾病进行辅助诊断。如脑脊液常规蛋白 - 细胞分离现象、免疫固定电泳寡克隆区带检测对于多发性神经病的诊断等。

病理检查指标主要意义在于周围神经组织肿瘤的诊断和鉴别诊断。首先了解病史,进行形态学观察,肿瘤的大小、部位、有无包膜、有无浸润性生长,显微镜下观察肿瘤细胞的形态特点、有无异型性、核分裂及坏死。肿瘤细胞的排列方式、结构,以及肿瘤间质的特征等。必要时选择免疫组化标记进行辅助诊断。

影像学检查指标主要意义在于周围神经组织肿瘤的诊断和鉴别诊断。包括超声、X 线片、CT 和 MRI。良性肿瘤表现为边界清楚的肿块,恶性肿瘤通常边界欠清晰,或呈侵袭性生长,或破坏骨质等。若肿瘤局限于软组织内,未累及骨质,X 线片对诊断帮助不大。尤其在恶性肿瘤时,MRI 可清楚地显示肿瘤的部位、大小、范围及其与周围结构的关系,有助于手术范围的判断。

第三节　实验室及其他检查指标的临床应用

一、检查指标的筛选原则

周围神经组织肿瘤的诊断,主要根据临床表现、影像学检查及穿刺活检病理诊断。通过临床症状、体征和影像学表现可以初步作出诊断,必要时进行穿刺活检病理检查明确诊断。

周围神经组织炎症性疾病的诊断,主要根据临床表现、神经电生理检查及神经活检等,可以从病史、体检和初步辅助检测中获得最常见的病因。通过实验室检查包括血常规、血糖、肾功能、维生素 B_{12}、叶酸、异常蛋白、重金属及免疫学指标等检查可明确病因辅助诊断。针对不同疾病特点要选择不同检测项目组合。

二、检查指标的实际应用

（一）多发性神经病

1. 内分泌代谢紊乱性多发性神经病　包括糖尿病及甲减等引起的多发性神经病,不明病因的周围神经病约 11% 空腹血糖有异常,糖耐量降低见于 50% 的病例,空腹血糖不是最好的检查方法,空腹血糖正常 - 糖耐量试验,排除糖尿病或确认糖耐量的减低。尽早诊断隐匿糖尿病,血糖有效控制,可以减慢周围神经病的发展。可选择血常规、脑脊液常规、肾功能、内生肌酐清除率、血糖、甲状腺功能等检查。

2. 中毒性多发性神经病　怀疑中毒可进行血液、24h 尿、头发、指甲重金属分析,同时检测血常规及点彩红细胞检测、尿卟啉、脑脊液常规等检测。

3. 营养障碍性多发性神经病　建议进行血常规、脑脊液常规、叶酸、维生素等检测。

4. 免疫损伤性多发性神经病　除血常规、脑脊液常规、红细胞沉降率外,加做免疫相关指标如 ASO、RF、抗核抗体（ANA）等。

5. 癌性多发性神经病　血常规、血清蛋白电泳、脑脊液常规加免疫固定电泳检测,有助于单克隆球蛋白或多发性骨髓瘤引起的周围神经病变的诊断。

6. 感染后多发性神经病　血常规、脑脊液常规、血及脑脊液免疫球蛋白,必要时进行感染性病原体培养及相关抗原抗体检测。如巨细胞病毒（CMV）抗体、EB 病毒（EBV）抗体、肺炎支原体（MP）、人类免疫缺陷病毒（HIV）抗体等。

7. 遗传性多发性神经病　血常规、脑脊液常规及遗传相关基因检测。

（二）急性炎性脱髓鞘性多发性神经病

1. 典型的 AIDP　脑脊液常规、血常规、ESR、免疫球蛋白、髓鞘碱性蛋白（MBP）抗体、抗 P2 蛋白抗体、抗神经节苷脂抗体、抗神经节苷脂 GM1 抗体、抗 GDla 抗体、抗 GQ1b 抗体、抗硫脂抗体等。检测患者 AIDP 急性期干扰素（IFN）水平可反映机体免疫调节功能与疾病严重程度。

2. 急性运动轴索型神经病（AMAN） AMAN 通常继发于空肠弯曲菌感染后，通常在腹泻 1~3 星期后发病，此时大便培养阳性率很低，常需检测血清抗空肠弯曲菌抗体（CJ-Ab）变化证实有无 CJ 感染。

3. Miller-fisher 综合征 脑脊液常规检查出现蛋白 - 细胞分离现象，90% 患者血清中可测得高量的抗 GQ1b 抗体。

（三）慢性炎性脱髓鞘性多发性神经病

脑脊液常规加蛋白电泳检测，脑脊液可见蛋白 - 细胞分离，蛋白量与病情严重程度有关。脑脊液蛋白电泳可见 γ 球蛋白增高。一些患者抗神经节苷脂（GM）抗体、抗硫脂抗体可检出，脑脊液中抗硫脂抗体阳性率明显高于血清。

案例 8-1

【病史摘要】 患者，女，39 岁。颈部不适感 1 年半，加重伴左侧肢体乏力 1 个月。

【实验室检查】 颈部 MRI 检查显示颈 4~6 椎体水平椎管内髓外硬膜下肿瘤，邻近脊髓受压伴局部变性。

【病理检查】 大体上，肿瘤包膜完整，不规则结节状组织，切面灰白灰褐色、质中。大小为 3.5cm × 1.7cm × 1.2cm；镜下见肿瘤由梭形细胞构成，可见稀疏区与致密区，致密区瘤细胞排列呈栅栏状，胞质淡染，细胞界限不清楚，核呈梭形或卵圆形。免疫标记显示肿瘤细胞弥漫而强的表达 S-100，部分表达 GFAP。

【诊断】 （髓外）神经鞘瘤。

案例 8-2

【病史摘要】 患者，男，15 岁。因"腹痛"入院。

【实验室检查】 腹部 CT 平扫检查显示腹膜后腔隙较大肿块，大小约 9cm × 6cm × 6cm，密度不均匀，增强扫描后不均匀明显强化。

【病理检查】 大体上，见 8cm × 6cm × 5cm 肿物一个，切面灰红、质硬，切开可见 3cm × 2cm 黏液样变区；镜下见肿瘤由弥漫分布的梭形细胞构成，可见稀疏区与致密区，并见成簇的假 Meissner 小体。肿瘤细胞细胞质丰富，细胞异型性明显，核梭形、深染间质可见黏液样变。可见核分裂象，局部见片状坏死。免疫标记显示肿瘤细胞灶性表达 S-100，部分表达 GFAP。

【诊断】 （腹膜后）恶性外周神经鞘瘤。

小 结

1. 周围神经组织肿瘤的诊断主要依靠病理学检查和影像学检查。影像学检查显示病变的部位、大小、数目及其与周围结构的关系，可以辅助定性诊断和鉴别诊断。原则上，只有肿块活检才可明确最终诊断。病理学检查除肿瘤形态学观察之外，还可借助免疫组化及分子病理学检测以明确肿瘤组织学类型。

2. 周围神经组织的炎症性病变诊断主要依靠临床症状和体征、实验室检查及肌电图检查等的综合判断。神经病理活检可作为支持诊断、排除诊断或用于确定病变性质和程度。

（石慧娟 王 晋 王世俊 高振华）

第九章

未确定分化的软组织肿瘤

未确定分化的软组织肿瘤系指目前尚未确定其组织来源的一大类不同性质的肿瘤及瘤样病变。这类肿瘤包括良性、中间性、恶性以及瘤样病变。此类肿瘤种类较多、分布部位不同,病理组织形态各有特点;除少数肿瘤具有某些影像学和实验室相对特征性改变外,绝大多数未确定分化的软组织肿瘤诊断仍然主要依赖于病理诊断。

第一节 概　述

未确定分化的软组织肿瘤根据其生物学行为和临床病理特征主要分为以下三种类型(表9-1):①分化不确定的良性肿瘤和瘤样病变,其中多数肿瘤以丰富的黏液样基质为特征(如肌内黏液瘤、关节旁黏液瘤、皮肤黏液瘤、深部侵袭性血管黏液瘤、腱鞘囊肿等);②分化不确定的交界性软组织肿瘤,具有局部复发甚至转移的风险,此类肿瘤细胞分化方向及来源仍不明确,目前暂时将其归入中间性肿瘤范畴;③分化不确定的恶性软组织肿瘤,表现为明确恶性生物学行为和各自显著的临床和病理学特征。

表9-1　未确定分化的软组织肿瘤

瘤样病变与良性肿瘤	中间型肿瘤	恶性肿瘤
瘤样钙质沉着	非典型纤维黄色瘤	滑膜肉瘤
沙砾性假痛风	血管瘤样纤维组织细胞瘤	上皮样肉瘤
淀粉样瘤	骨化性纤维黏液样肿瘤	腺泡状软组织肉瘤
指趾纤维黏液瘤	肌上皮瘤/肌上皮癌/混合瘤	软组织透明细胞肉瘤
肌内黏液瘤	磷酸盐尿性间叶性肿瘤	骨外黏液样软骨肉瘤
关节旁黏液瘤	软组织多形性玻璃样变血管扩张肿瘤	恶性间叶瘤
浅表血管黏液瘤	含铁血黄素沉着性纤维组织细胞脂肪瘤性肿瘤	结缔组织增生性小圆细胞肿瘤
深部侵袭性血管黏液瘤		肾外横纹样瘤
心房黏液瘤		具有血管周上皮样细胞分化的肿瘤
胃丛状纤维黏液瘤		血管内膜肉瘤
肺微囊性纤维黏液瘤		
异位错构瘤性胸腺瘤		

一、临床症状和体征

此类肿瘤与瘤样病变因种类多,好发年龄以及发生部位各不相同,其临床症状和体征也存在很大差异。

（一）瘤样病变与良性肿瘤

总体发病率低,其中瘤样钙质沉着(tumoral calcinosis, TC)好发于青少年,20 岁以下男性患者多见，主要表现生长缓慢的大而硬的皮下钙化肿块，多位于大关节附近，其次为手、足。约 2/3 患者呈对称性多发病变。沙砾性假痛风（tophaceous pseudogout）则好发中老年人，与痛风相似，多为关节部无痛性的肿块或肿胀，类似骨性关节炎和类风湿性关节炎表现，呈急性、亚急性、慢性关节炎表现。对称累及大关节，特别是膝、肘关节。淀粉样瘤（amyloid tumor or amyloidoma）也好发于中老年人，年龄范围 36～85 岁，任何部位均可发生，表现为皮肤、软组织、脏器、淋巴结、骨、头颈部、肠系膜等单发或多发性结节。良性肿瘤多为黏液性肿瘤，临床无特异性表现，在活检和组织学检查之前，难以诊断。根据发生部位与形态不同，可分为指趾纤维黏液瘤（digital fibromyxoma）、肌内黏液瘤（intramuscular myxoma）、关节旁黏液瘤（juxta-articular myxoma，JAM）、皮肤黏液瘤和深部侵袭性血管黏液瘤等。以上各种黏液样肿瘤的临床症状体征也各不相同。肌内黏液瘤好发于 40～70 岁中老年人，常见于四肢、肩和臀部肌肉内。多发性黏液瘤伴单骨性或偶见多骨性骨的纤维结构不良。关节旁黏液瘤好发于 20～50 岁男性，与大关节有关，其中 84% 发生于膝关节旁，表现为局部肿胀或肿块形成伴有疼痛。

（二）中间性肿瘤

具有局部侵袭性或偶伴有转移的特征，此类肿瘤有的呈侵袭性和破坏性生长，通常不发生转移。如含铁血黄素沉着性纤维组织细胞脂肪瘤性肿瘤（hemosiderotic fibrohistiocytic lipomatous tumor，HFLT）和软组织多形性玻璃样变血管扩张肿瘤（pleomorphic hyalinizing angiectatic tumor of soft tissue，PHAT）等。有的肿瘤除局部侵袭性生长外，偶可出现淋巴结和肺等转移，如非典型纤维黄色瘤（atypical fibroxanthoma，AFX）、血管瘤样纤维组织细胞瘤（angiomatoid fibrous histiocytoma，AnFH）、骨化性纤维黏液样肿瘤（ossifying fibromyxoid tumor，OFMT）、磷酸盐尿性间叶性肿瘤（phosphaturic mesenchymal tumor，PMT）等。这些肿瘤发生部位与临床表现各有不同。含铁血黄素沉着性纤维组织细胞脂肪瘤性肿瘤老年人好发，高峰年龄 40～60 岁，女性多见，肢体远端最常受累，尤其足或踝，与外伤可能相关。非典型纤维黄色瘤多发生于老年人，最常受累部位为头颈部，特别是头皮。大多为无症状皮肤结节，病变生长快速，病变位于真皮，肿瘤位于皮肤呈结节状，无包膜，表面可见溃疡形成，多数最大径 < 2cm。血管瘤样纤维组织细胞瘤好发于儿童和青少年，常见于四肢皮下，其次是躯干和头颈部位，也可发生于腹膜后、纵隔、外阴、卵巢、肺、骨、颅内等深部软组织和脏器。临床常表现为一个无痛性软组织包块，有时会误为血肿，部分患者伴有系统性症状，如发热、贫血或体重减轻。磷酸盐尿性间叶性肿瘤常见于中年人，偶尔发生在儿童和老年人。全身各部位均可发生，以下肢常见，其次是颌骨区。可完全发生于软组织或骨组织内。表现为全身骨痛、多发性骨折，身高变矮，病程持续时间长。X 线片检查显示骨软化，病变隐匿，核医学检查奥曲肽显像阳性，常常能发现病变。

（三）恶性肿瘤

多以年轻人和儿童好发，其好发部位、临床表现与症状体征也略有不同，均具有显著的侵袭性生长和转移能力。滑膜肉瘤（synovial sarcoma）相对较常见，好发于 10～40 岁的青少年和青年人，多见于四肢深部软组织，多邻近关节，特别是膝部。也可发生于头颈部，包括下咽、口腔和扁桃体等处。偶可位于胸膜、肺、纵隔、肾、腹膜后、胃肠道和生殖道等部位，极个别病例可发生于神经内。多表现为缓慢性生长的肿物，病程可较长，长者可达 10～20 年。半数患者伴有疼痛感，一部分病例可有外伤史或因外伤而发现肿瘤。软组织透明细胞肉瘤（clear cell sarcoma of soft tissue，CCS-ST）多见于 30～40 岁的青年人，以足和踝常见，其次为膝、大腿、手和前臂，偶可发于躯干有头颈部。一般位置较深，常与腱或腱膜紧密相连，也可累及皮下，但表皮多完好。肿瘤生长缓慢，病程数周至数年不等，1/3～1/2 患者可有疼痛或触痛感。结缔组织增生性小圆细胞肿瘤（desmoplastic small round cell tumor，DSRCT）好发于青少年，多数年龄在 15～35 岁之间，中位年龄 20 岁。90% 以上的病例发生于盆腔、腹腔、大网膜和肠系膜。临床症状包括腹壁膨隆、腹痛、腹盆腔内触及质硬肿块、肠道梗阻、体重减轻和体质明显虚弱等。

二、病因和发病机制

未确定分化的软组织肿瘤与瘤样病变多数病因仍不清楚，发病机制也尚未完全阐明，主要涉及两方面的因素，瘤样病变多与代谢相关，而肿瘤主要系基因改变引起，但并非单一基因改变所致，不同类型肿瘤基因改变不同，可能具有多种基因改变。

（一）代谢产物沉积

代谢相关改变致病有瘤样钙质沉着、沙砾性假痛风、淀粉样瘤以及磷酸盐尿性间叶性肿瘤等。瘤样钙质沉着病因相对比较复杂，一般认为散发性病例病因不明，与先天性磷代谢障碍、种族、遗传及外伤等因素有关。也可继发于肾功能衰竭和高维生素 D 血症等疾病。沙砾性假痛风系焦磷酸钙结晶沉积于关节软骨、纤维软骨及其周围滑膜、韧带等组织引起，又称为焦磷酸钙结晶沉积病（calcium pyrophosphate dehydrate deposition disease，CPPD），也与某些代谢紊乱如甲状旁腺功能亢进、低镁血症、血色素沉着病、碱性磷酸酶过少等及遗传因素相关。淀粉样瘤系淀粉样物质沉积引起一种局部组织内聚集形成瘤性肿块。根据淀粉样物质沉积受累部位及发病机制，将淀粉样瘤分为局灶性、系统性和 β2- 微球蛋白沉积型。磷酸盐尿性间叶性肿瘤主要病因是该类肿瘤的瘤细胞过度产生成纤维细胞生长因子 -23（FGF-23），可能还存在其他调磷因子参与，它们共同抑制肾小管对磷酸盐的吸收和 25- 羟基维生素 D3 向骨化三醇的转化，导致大量磷酸盐从尿中丢失，引起高磷酸尿、低磷酸盐血症，磷从尿液排出可导致全身骨痛，并诱发骨软化症。

（二）肿瘤基因异常

基因突变与易位等遗传学改变是众多肿瘤发生的主要原因。未确定分化的良性肿瘤尚未检测到一致性改变的基因，其中肌内黏液瘤常见 GNAS 基因点突变，编码 Gsα 亚单位的基因（GNAS1）可刺激 cAMP 形成 G 蛋白，在肌内黏液瘤中其 201 密码子突变，也可见于其合并的骨纤维结构不良，但低级别骨肉瘤缺乏 GNAS 突变。深部侵袭性血管黏液瘤细胞遗传学研究发现染色体 12q13-15 出现异常，检测到 HMGA2 基因重排。血管瘤样纤维组织细胞瘤约 90% 以上病例引起 EWSR1-CREB1 融合，罕见病例呈现 FUS-ATF1 或 EWSR1-ATF1 等融合基因形成。骨化性纤维黏液样肿瘤分子研究较少，显示具有复杂的染色体核型，存在 t(3;11)(p21;p15)、t(5;13)(q13; q34) 以及 12q13、9p22 和 8p21 丢失，存在 PHF1 基因重排。90% 滑膜肉瘤具有 t(X;18)(p11;q11)，使位于 18 号染色体 SS18 基因（SYT 或 SSXT）与位于 X 染色体 SSX 基因的其中一条（SSX1，SSX2 或 SSX4）融合。2/3 病例具有 SS18-SSX1 融合，1/3 具有 SS18-SSX2 融合，少数 SS18-SSX4 融合。大多数软组织透明细胞肉瘤（＞90%）显示 t(12;22)(q13;q12)，形成 EWSR1-ATF1 融合基因。结缔组织增生性小圆细胞肿瘤也具有特异性的染色体易位 t(11;22)(p13;q12)，并产生 EWSR1-WT1 融合性基因。

三、临床诊断和鉴别诊断

（一）诊断标准

未确定分化的软组织肿瘤及瘤样病变的诊断主要依赖病理学诊断，需密切结合临床表现和影像学改变，部分疾病和肿瘤也需要参考相关的临床检验指标。但目前所采用的病理诊断标准实际上主要依据不同类型肿瘤病理形态以及免疫组化等辅助指标（见第二节内容）。

1. 瘤样病变　瘤样钙质沉着呈实性质韧的多发性囊性肿物，无明显包膜，切面由致密的纤维组织形成支架，其间充满黄白色糊状钙质或白垩状奶样液体。淀粉样瘤分叶状结节或肿块，界限清楚，质实，切面呈黄白色或粉黄色蜡质样。

2. 良性肿瘤　多表现为黏液性肿瘤，根据发生部位与形态不同，诊断标准各有所不同。其中肌内黏液瘤发生于四肢、肩和臀部肌肉内肿块，MRI 检查显示肌肉内边界清楚的肿物，T_2 加权像呈液体样高信号，T_1 加权像相较于肌肉相呈低信号。肿瘤呈卵圆形或球形，无明显包膜，可浸润附近的肌肉，呈胶冻样。关节旁黏液瘤多为膝关节旁病变，影像学表现与肌内黏液瘤相似。肿瘤质软，黏液样外观切面呈凝胶状，可有囊性变。深部侵袭性血管黏液瘤位于女性盆腔及会阴部周围软组织，境界尚清，分叶状、结节状肿物，呈黏液样或胶冻状，部分伴有出血、囊性变。各种良性黏液性肿瘤病理组织学形态互有重叠，均由梭形或星形瘤细胞组成，富含黏液样基质和纤维性间质。除根据临床特征和普通形态学进行诊断外，同时也可借助必要的免疫组化染色标记进行鉴别诊断。

3. 中间性肿瘤　　非典型纤维黄色瘤多表现为老年人头皮结节状病变，多局限于表皮下真皮内，表面一般不形成溃疡。血管瘤样纤维组织细胞瘤表现为儿童和年轻人四肢、躯干和头颈等部位包块，肿块境界清楚，体积小，可有不规则出血性囊腔。骨化性纤维黏液样肿瘤常表现为成年人大腿、头颈部和躯干边界清楚圆形结节状肿块，外被纤维性假包膜触之似蛋壳样。磷酸盐尿性间叶性肿瘤多表现为中年人下肢或颌骨肿块，周边常见质地偏硬的骨壳，中央区质中偏软，伴陈旧性出血或较多血管呈现暗红色，钙化沙砾感。

4. 恶性肿瘤　　未确定分化的软组织恶性肿瘤好发于年轻人和儿童，通常依据肿瘤发生部位和病理形态改变，免疫组化染色或分子检测进行病理诊断。其中滑膜肉瘤以四肢邻关节深部软组织肿块表现，常呈结节状病变，可伴有钙化或骨化，少数病例可呈囊状和坏死。上皮样肉瘤（epithelioid sarcoma，ES）则主要表现为肢体远端或会阴肛旁、耻骨区肿块，无包膜，周界清楚，切面灰白或灰褐色，部分可见出血、坏死。结缔组织增生性小圆细胞肿瘤常呈现盆腔、腹腔、大网膜和肠系膜巨大肿块，结节状或分叶状，伴有卫星结节。

（二）诊断流程

未确定分化软组织肿瘤类型多，组织成分和结构也比较复杂。多数情况下，依据临床表现、影像学改变、病理形态可以作出比较恰当的诊断，但由于这些肿瘤在形态和免疫表型以及分子改变间也存在交叉重叠，致使对其诊断也比较困难。因此应密切结合此类肿瘤的临床表现特点，肿瘤好发部位，影像学和实验室相关检查，以及病理样本类型、处理方式等制定相对实用的诊断流程（图 9-1），以便作出准确的诊断和鉴别诊断。

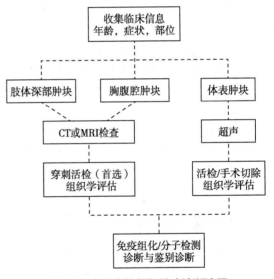

图 9-1　未分类软组织肿瘤诊断流程

（三）鉴别诊断

1. 瘤样病变　　瘤样钙质沉着应与形态上相同的病变如继发于慢性肾脏疾病、尿毒症和继发性甲状旁腺功能亢进症等导致的软组织钙化鉴别，这些病变多发生于年龄较大的患者，其内脏器官如肾、肺、心和胃也有钙化，并伴有血钙水平降低。还应与以下疾病鉴别：痛风、沙砾性假痛风具有特征性的结晶沉积。伴有皮肌炎和硬皮病的全身性和局限性钙质沉着其特殊的疾病特点和转归。钙化性肌腱炎等局灶性小钙化灶多继发于轻微的损伤、缺血性坏死和感染。沙砾性假痛风与痛风鉴别见表 9-2。

2. 良性肿瘤　　多表现为黏液性肿瘤，除指趾纤维黏液瘤、肌内黏液瘤、关节旁黏液瘤、浅表血管黏液瘤和深部侵袭性血管黏液瘤相互间存在鉴别诊断，还要与黏液样隆突性皮纤维肉瘤、低级别黏液纤维肉瘤、低级别纤维黏液样肉瘤、黏液样神经纤维瘤黏液样脂肪肉瘤和骨外黏液样软骨肉瘤等鉴别。

3. 中间性肿瘤　　此类肿瘤鉴别诊断的重点应与一些高度恶性软组织肉瘤区别，因两者治疗方案和预后明显不同。非典型纤维黄色瘤细胞存在高度异型性，非常容易与肉瘤样癌、恶性黑色素瘤、多形性真皮肉瘤、平滑肌肉瘤、低分化血管肉瘤等混淆。血管瘤样纤维组织细胞瘤需要与动脉瘤样纤维组织细胞瘤、组织细胞或树突状细胞肿瘤、转移性恶性黑色素瘤等鉴别。骨化性纤维黏液样肿瘤常与上皮样神经鞘瘤、上皮样恶性外周神经鞘瘤和骨外黏液样软骨肉瘤以及软组织肌上皮瘤 / 混合瘤形态相似，需要进行相互鉴别。

表9-2 沙砾性假痛风与痛风鉴别要点

	痛风	沙砾性假痛风
结晶	尿酸钠	焦磷酸钙
影像学表现	早期：软组织水肿 晚期：关节软骨边缘的骨质吸收	半月板和关节软骨处的异常物质沉积
膝关节发生率	常见	很常见；在退行性关节病中随年龄增长而增加
实验室检查	血清尿酸升高	无
偏振光显微镜下结晶的特点	针状	长斜方形
补偿偏振光显微镜下结晶的特点	平行黄，垂直蓝	平行蓝，垂直黄
双折射性	负	正

4. 恶性肿瘤　虽然此类肿瘤均为高度恶性软组织肿瘤，具有明显侵袭性行为和转移能力，但就其形态学表现也常与某些中间型交界性肿瘤存在交叉重叠，容易相互混淆，引起误诊误治。滑膜肉瘤除与纤维肉瘤、恶性外周神经鞘瘤（malignant peripheral nerve sheath tumor，MPNST）、上皮样肉瘤、骨外尤因肉瘤等恶性肿瘤需要鉴别外，也与一些偏良性的孤立性纤维性肿瘤和软组织肌上皮瘤等形态重叠，容易混淆，需要进行鉴别。腺泡状软组织肉瘤（alveolar soft part sarcoma，ASPS）在瘤细胞形态和生长方式等与某些生物学行为偏良性的软组织肿瘤，如副神经节瘤、颗粒细胞瘤、血管周上皮样细胞肿瘤（perivascular epithelioid cell tumor，PEComa）和横纹肌瘤等很难区分，其鉴别诊断非常重要。上皮样肉瘤为一种高度恶性的软组织肿瘤，其复发转移率高，但与新近发现的假肌源性血管内皮瘤（pseudomyogenic hemangioendothelioma，PMH）众多特征相似，非常容易混淆。肾外横纹肌样瘤和结缔组织增生性小圆细胞肿瘤均发生与儿童和少年，容易与横纹肌肉瘤混淆；软组织透明细胞肉瘤过去也称为软组织恶性黑色素瘤，与原发皮肤的恶性黑色素瘤恶性度和治疗方案有所不同，需借组 *EWSR1* 和 *BRAF* 等分子检测进行鉴别。

第二节　实验室及其他检查指标与评估

一、实验室及其他检查指标

未确定分化的软组织肿瘤主要依据临床表现，包括患者年龄、肿瘤部位和必要的影像学和实验室检查，再结合活检或切除组织标本进行病理形态学观察进行初步诊断，并需辅助适当的特殊染色、超微结构观察以及分子遗传学检查等进行诊断。其中病理学检查是确诊的关键。

（一）临床与实验室检查指标

1. 临床指标　患者病史与相应症状体征是此类肿瘤诊断的前提，根据患者相应的临床特点，包括肿瘤发生年龄、性别、部位和症状和体征等，进行相应肿瘤的初步拟诊分析。

2. 实验室检查指标　本类软组织肿瘤除瘤样病变和个别与代谢相关软组织肿瘤可呈现相应代谢产物改变外，多数肿瘤与检验指标并非密切相关。

（1）瘤样钙质沉着：可进行血钙和磷酸盐水平检测；血清骨化三醇（1，25- 二羟基维生素 D3）和血清碱性磷酸酶及尿酸水平检测。

（2）磷酸盐尿性间叶性肿瘤：可进行血钙、磷酸盐、尿磷酸盐和碱性磷酸酶水平检测。也可进行维生素 D 水平和甲状旁腺激素水平检测。

（二）病理检查指标

病理检测包括病理形态学和免疫组化及分子遗传学检测，是此类肿瘤诊断的最关键也是决定性的步骤。

1. 瘤样病变　瘤样病变主要表现为不同代谢产物发生软组织局部沉积所产生的类似肿瘤样疾病。病理检测常根据沉积物类型进行诊断。

（1）瘤样钙质沉着主要呈现钙质局部沉积，病变表现为活跃区与不活跃区形态，从缺乏钙化的富含细胞病变到含有细胞与钙化的囊性病变，再到缺少细胞的钙化病变。在病变活跃（即富含细胞）期，位于中心的无定形或颗粒状钙化团块被红染的增生性单核或多核巨噬细胞、破骨细胞样巨细胞、成纤维细胞及慢性炎性反应成分所包绕。增生早期可以见到纤维组织细胞结节，以成纤维细胞样细胞、泡沫样组织细胞、单核巨噬细胞及充满含铁血黄素的巨噬细胞为特征。在非活跃期，仅表现为钙化物及包绕其周围并侵入邻近组织的致密纤维样物，或者表现为钙化沉积物包裹的囊腔。免疫组化染色钙化灶周围的组织细胞 CD163 阳性表达，多核巨细胞呈 CD68 阳性表达。

（2）沙砾性假痛风（图 9-2）主要为钙焦磷酸盐结晶沉积病变，低倍镜观察呈边界清晰的多灶性匀细蓝紫色颗粒，高倍镜下呈菱形、斜方形结晶或羽毛状放射状排列。部分区域可见软骨化生，结晶周围一般无炎症反应，有组织细胞和异物巨细胞反应。偏振光显微镜下转动偏光组件可观察到黄、蓝色交替具有双折光的斜方形结晶。

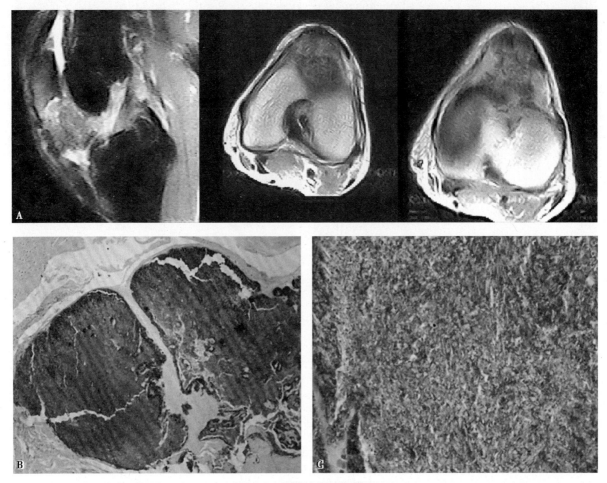

图 9-2　右膝沙砾性假痛风

A. 右膝关节矢状面和横断面 MRI 显示右膝关节腔内及髌下脂肪垫软组织信号影，边界不清；B. 低倍镜下呈边界清晰的多灶性匀细蓝紫色颗粒，HE×40；C. 高倍镜下呈菱形、斜方形结晶或羽毛状放射状排列，HE×200。

（3）淀粉样瘤由均质粉染的无定形淡嗜伊红物质组成，淀粉样物周围少量淋巴、浆细胞浸润，有时伴多核异物巨细胞反应，淀粉样物中常见钙化灶。采用特殊刚果红染色淀粉样物质呈砖红色，偏振光下观察呈苹果绿色双折光，对淀粉样瘤有确诊意义。

2．良性肿瘤　本组肿瘤多以黏液性肿瘤形式存在，病理检测指标主要依据各种类型的组织学形态和免疫表型进行诊断。

（1）指趾纤维黏液瘤组织学呈结节状、分叶状、不规则浸润性生长，表浅受累，可侵及皮下和脂肪，中度富于梭形细胞和星形成纤维细胞性瘤细胞增生，呈疏松束状、席纹状排列或随意排列。核非典型一般轻微或缺乏，核分裂罕见，个别病例散在多形性核。间质不同程度黏液或胶原，肥大细胞常见，偶见多核细胞，无坏死。免疫组化染色瘤细胞表达 CD34，偶可灶性表达 EMA 或 SMA，不表达 S-100 蛋白、desmin、CK 和 claudin-1。

（2）肌内黏液瘤（图 9-3）组织学表现瘤细胞稀疏，细胞大小较一致，胞质少，嗜酸性，呈梭形或星芒状，核固缩深染，圆形或梭形，无明显核仁，不见核分裂象，细胞无异型性；细胞周围是丰富的黏液样物质及疏松的网状纤维，偶有囊性变；瘤周边可见萎缩的骨骼肌纤维和成熟的脂肪组织，可见瘤细胞直接侵入骨骼肌间。免疫组化染色瘤细胞表达 vimentin，不同程度表达 CD34、desmin 和 actin，不表达 S-100 蛋白。

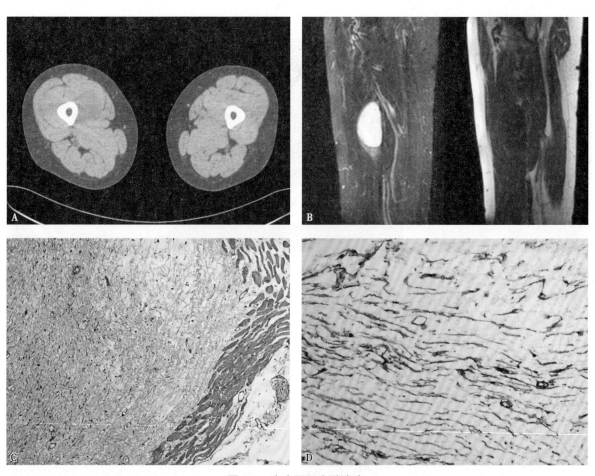

图 9-3　右大腿肌内黏液瘤

A. CT 显示右大腿深部肌肉内边界清楚的低密度肿块；B. MRI 上肿块在 T₂WI 呈高信号，T₁WI 呈低信号；C. 组织学显示肿瘤由短梭形细胞和丰富黏液构成，与周围肌肉缺乏包膜，HE×40；D. 免疫组化 CD34 染色，IHC×100。

（3）关节旁黏液瘤病变呈现大量的胞外黏液基质中，散在分布的梭形和星形成纤维细胞样细胞，血管发育不良。复发肿瘤常伴有出血、含铁血黄素沉着、慢性炎症细胞浸润、机化性纤维素和成纤维细胞性增生。免疫组化染色瘤细胞表达 vimentin，不同程度表达 CD34、desmin 和 SMA，不表达 S-100 蛋白。

（4）浅表血管黏液瘤组织学由散在短梭形或星形成纤维细胞构成，瘤细胞温和无异型性，罕见核分裂象。间质大量黏液样基质,散在胶原纤维及薄壁血管,血管狭长、分支状或玻璃样变。间质可见数量不等的炎症细胞浸润。免疫标记瘤细胞表达 vimentin 和 CD34,偶表达 desmin、SMA 及 S-100 蛋白,不表达 ER、PR。

(5)深部侵袭性血管黏液瘤由稀疏的界限不清的梭形、星形细胞及大小不等的薄壁或厚壁血管组成,分布于富含纤细胶原纤维的黏液样基质中;瘤细胞无明显异型性,核小、圆形或卵圆形,无核分裂象。无包膜,边界不清,向周围脂肪、肌肉等组织不规则浸润。免疫组化染色瘤细胞表达 vimentin、desmin、ER 及 PR,部分表达 SMA、Actin,少数表达 CD34,不表达 S-100,Ki-67 指数低。大部分病例肿瘤细胞核表达 HMGA2。

3. 中间性肿瘤　此类肿瘤具有低度恶性潜能,各种肿瘤类型间形态差异较大,常依据组织学和免疫组化以及分子检测进行诊断。

(1)非典型纤维黄色瘤:组织学观察肿瘤局限于表皮下真皮内,瘤细胞呈梭形细胞和上皮样细胞,细胞体积大,形态非典型、多形性或奇异性,细胞核非典型、不规则、深染,核仁突出;胞质丰富,嗜酸性、泡沫状或空泡状。大量核分裂,病理性核分裂象常见;散在奇异性多核巨细胞。基底呈推挤式膨胀性生长,无深部侵袭,无坏死,淋巴管血管侵犯或神经受累。

(2)血管瘤样纤维组织细胞瘤:组织学呈现组织细胞样细胞结节状生长、间质慢性炎细胞浸润及囊性出血为主要特征。周围有厚的纤维性包膜,瘤细胞似组织细胞或树突细胞,核圆或卵圆形,有时有小核仁,可见核沟,胞质淡嗜酸性,边界不清,核分裂象少见,呈片状、漩涡状或席纹状排列;慢性炎症细胞以淋巴、浆细胞为主,有时淋巴细胞聚集形成淋巴滤泡,位于肿瘤周边;出血区一般位于肿瘤中央,可囊性变或呈裂隙样改变。免疫组化瘤细胞表达 CD68、CD163、CD99,约 50% 以上病例表达 desmin、EMA。S-100 蛋白、CD21、CD35、CD34、CK 阴性。个别病例可表达 ALK,但 FISH 检测无 ALK 基因重排。细胞遗传学 FISH 检测 >90% 病例存在 EWSR1-CREB1 融合基因。

(3)骨化性纤维黏液样肿瘤:肿瘤境界清楚,表面见一层厚的纤维性假包膜围绕,包膜内可见一层薄的不连续性骨壳,由成熟的化生性板层骨组成;肿瘤的实质由多个大小不一、细胞密度不均的小叶组成,小叶内的瘤细胞呈圆形、卵圆形或短梭形,胞质淡染或呈嗜酸性,核染色质细腻,核分裂象偶见;瘤细胞呈特征性的巢状、条束状或纤细的网格状排列,肿瘤的基质呈特征性的纤维黏液样。免疫组化瘤细胞表达 vimentin,CD10,S-100 和 desmin,少数病例可表达 AE1/AE3、EMA,INI-1 缺失。

(4)磷酸盐尿性间叶性肿瘤:组织学形态多样,主要为长梭形、短梭形、小圆细胞,可出现少见的透明细胞、星芒状细胞、印戒样细胞;可以出现核沟、核内包涵体;肿瘤弥漫性生长,往往缺乏纤维性包膜,周边浸润性生长,浸润周边软组织、骨小梁,间质富于各类薄壁、厚壁、大小不等的血管,间质内及血管周常出现黏液变性;伴发异源性成分,包括骨组织、软骨组织、骨样基质、软骨样基质;伴发云雾状、沙砾样、格子样钙化,出现新鲜和陈旧性出血,周边常见多核巨细胞,纤维增生及含铁血黄素沉积。免疫组化瘤细胞表达 vimentin、FGF-23,SSTR-2,不同比例表达 CD56、NSE、CD99、Bcl-2,偶表达 D2-40、SMA、CD34。

4. 恶性肿瘤　好发于儿童和年轻人,组织学形态、免疫表型与分子遗传学改变各异,病理检测常依据以上各项指标改变进行相应肿瘤诊断。

(1)滑膜肉瘤:组织学具有三种形态类型肿瘤细胞:①梭形细胞为主,由条束状、交织状或漩涡状排列的梭形细胞组成,梭形细胞形态上比较一致,核分裂象多少不等。局部区域可有血管外皮瘤样结构。间质内常可见散在的肥大细胞。②上皮样细胞为主,主要由腺样排列的上皮样细胞组成,腺体周围也可见有少量的梭形细胞成分。③双相分化表现,由不同比例的上皮样细胞和梭形细胞成分组成,前者可呈腺腔样、乳头状、梁状和实性巢团状等排列,胞质嗜伊红色或透亮状;肿瘤内的梭形细胞成分同梭形细胞型滑膜肉瘤(图 9-4)。④差分化形态,主要核级较高的梭形细胞或小圆形细胞组成,呈鱼骨样排列。免疫组化染色瘤细胞表达 AE1/AE3、EMA、CK7、CK19、bcl-2 和 CD99,EMA 阳性高,TLE1 瘤细胞核弥漫强阳性表达,不表达 CD34 和 WT-1。FISH 检测 SS18 基因易位。

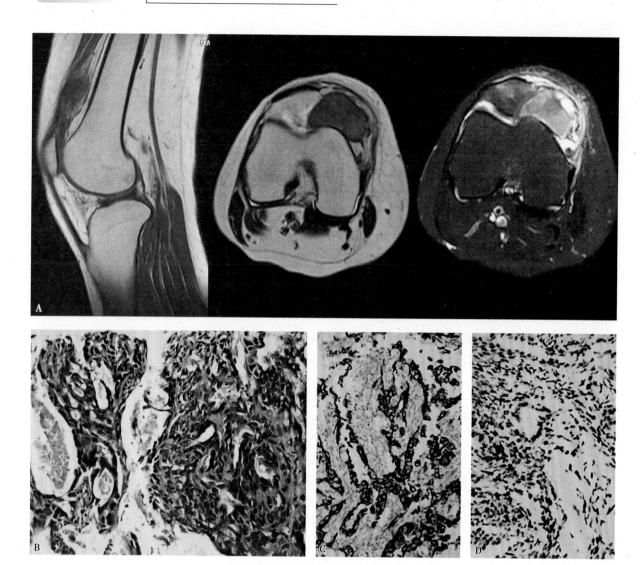

图9-4　右膝双相型滑膜肉瘤

A. MRI 矢状面和横轴面 T_1WI 显示右膝前上方软组织不规则肿块，呈低信号；横轴面脂肪抑制增强 T_1WI 显示肿块明显强化；B. 组织学显示肿瘤由腺样排列上皮样细胞和梭形细胞构成，HE×100；C. 免疫组化 CK7 上皮样细胞阳性，IHC×100；D. 免疫组化 TLE1 上皮样和梭形细胞核均阳性，IHC×100。

　　（2）腺泡状软组织肉瘤（图9-5）：瘤细胞大小形状较为一致，圆形或多边形，细胞界限清晰，缺乏黏附性。细胞核居中，核仁明显，可见多核和不典型核。胞质丰富，内含嗜酸性颗粒，特殊染色胞质内可见 PAS 阳性针状或杆状包涵体，胞质也可呈透亮状，核分裂象不常见。肿瘤细胞呈器官样，巢状或呈紧密的小腺泡状排列，瘤细胞巢之间为纤细的窦状血管腔分隔，肿瘤周边常见脉管内瘤栓。免疫组化瘤细胞核表达 TFE3 和胞质 MyoD1 颗粒状染色，可表达 desmin，CD34 显示窦样血管网，不表达 AE1/AE3，Syn 和 HMB45。

　　（3）上皮样肉瘤：肿瘤呈多结节状，结节中央可有坏死或玻璃样变性，结节由上皮样细胞和梭形细胞组成，两者形态上可有移行。上皮样细胞核呈空泡状，可见明显的核仁，偶见核分裂象。细胞胞质丰富，淡嗜伊红色，核呈卵圆形或不规则，染色质常呈空泡状，可见一个小核仁，肿瘤性结节的中央也常伴有坏死。免疫组化瘤细胞表达 AE1/AE3、EMA、CK8、CK19、vimentin 和 CD34，可弱阳性表达 ERG 和 Fli-1，失表达 INI-1，不表达 S-100 蛋白、HMB45、CD31、actin 和 desmin。

　　（4）结缔组织增生性小圆细胞肿瘤：组织学观察瘤细胞大小不等、形状不一，呈巢状排列的未分

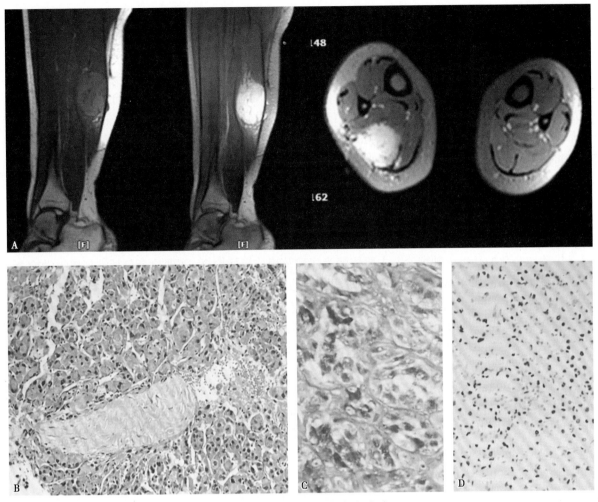

图9-5　右小腿腺泡状软组织肉瘤

A. MRI 矢状面 T_1WI 和 T_2WI 显示右小腿后方类圆形软组织肿块，T_1WI 呈等信号，T_2WI 呈高信号；横轴面增强 T_1WI 肿块明显强化；B. 组织学显示瘤细胞体积大，细胞质嗜酸，腺泡状排列，HE×200；C. PAS 染色瘤细胞质含红染物，PAS×200；D. 免疫组化 TFE3 核阳性，IHC×200。

化小圆细胞，分布于大量增生的致密纤维结缔组织中。较大瘤细胞巢中央常伴有坏死或囊性变，纤维性间质可伴有玻璃样变或黏液样变性。瘤细胞也可呈片状、索状、梁状或器官样排列。瘤细胞体积较小，核深染，胞质少，嗜伊红色或呈空泡透亮状，易见核分裂象。个别病例瘤细胞呈大细胞性，并可有多形性。免疫组化染色瘤细胞表达 AE1/AE3、CAM5.2 和 EMA，desmin、vimentin 和 NSE、Syn 和 CgA，其中 desmin 和 vimentin 呈特征性核旁点状阳性。瘤细胞恒定表达 WT1。分子改变呈染色体 t(11;22)(p13;q12) 易位，产生 *EWSR1-WT1* 融合性基因，通过 FISH 检测 *EWSR1* 基因易位可辅助诊断。

　　（三）影像学检查指标

　　影像学检查可用于软组织疾病定位、定量与定性诊断，常用检查方法包括超声、X 线片、CT、MRI、放射性核素显像等。

　　1. X 线片和 CT　瘤样病变包括瘤样钙质沉着、沙砾性假痛风和淀粉样瘤普通 X 线片、CT 和超声检查比较有用。瘤样钙质沉着在 X 线片表现为关节旁软组织内圆形或卵圆形的钙化团块，边缘规则，由可透过 X 线的纤维间隔所分隔，部分病例有液平面，在 CT 上可更清晰地被显示。沙砾性假痛风 X 线片的特征性表现为软骨内（纤维软骨及透明软骨）钙质沉着及关节间隙破坏，CT 可更清晰地观察关节旁小的高密度钙化灶。双能 CT 检查可鉴别尿酸盐沉积与普通钙化物,亦能辨认出 CPPD 结晶沉积物。超声显示纤维软骨内 CPPD 结晶为低回声,也具有相当的敏感性和特异性。

2. MRI　MRI 对软组织肿瘤定位、定量与定性诊断诊断具有较大作用,也可用于良、恶性的判断。良性肿瘤大多边界清楚,T_2 加权像信号较均一,坏死不明显。肉瘤表现边界模糊,T_1 加权像呈低信号,T_2 加权像呈不均匀高信号。肌内黏液瘤 MRI 检查显示为肌肉内边界清楚的肿物,T_2 加权像呈液体样高信号,T_1 加权像相较于肌肉呈低信号,血管造影显示肿瘤内血管稀少。深部侵袭性血管黏液瘤在 MRI 脂肪抑制 T_2WI 及动态增强图像均显示肿瘤内呈明暗信号相间的分层漩涡征。分层漩涡征是深部侵袭性血管黏液瘤特征性影像学表现。

3. 放射性核素显像　磷酸盐尿性间叶性肿瘤采用核医学特异性的奥曲肽显像可明确显示肿瘤部位,有助于定性诊断。

二、检查指标的评估

未确定分化的软组织肿瘤诊断主要依赖为病理及相关指标检查,病理检查包括常规组织学检查,辅助免疫组化染色和分子病理检测,尤其是基于形态的 FISH 检测和 RT-PCR 检测愈来愈重要。虽然新一代 NGS 对这些肿瘤的诊断与鉴别诊断帮助更大,但基层医院由于技术条件受限、样本量少等因素,致使开展成本明显增加。基于成本效益角度,对此类诊断仍应重点放在常规的病理组织活检辅以免疫组化染色等基础上作出比较满足临床诊疗需求的病理诊断。

（一）病理检查指标

1. 形态学观察　未确定分化的各种软组织肿瘤均有其相对特征的形态学改变,病理医师可借助其形态学特点,包括肿瘤细胞形态和排列模式,肿瘤间质成分等进行诊断与鉴别诊断。光镜下组织形态学观察是目前肿瘤病理诊断的基础。充分了解和认识各种肿瘤的形态学特点是正确诊断的前提。此外,病理样本类型不同,对肿瘤诊断要求及其价值也有所不同。穿刺样本因活检组织少,不能完全反映肿瘤或病变全貌,存在较大的局限性,其诊断主要定位于大致肿瘤类型和初步性质确定。肿瘤广泛切除标本除明确肿瘤类型和性质外,还应包括肿瘤生长方式、侵犯周围情况和手术情况等诊断。

2. 组织化学染色　刚果红染色可鉴别肿瘤间质中的玻璃样物质和淀粉样物质,淀粉样瘤因存在大量淀粉样物质沉积,刚果红染色呈砖红色,有助于其诊断。网织纤维染色在软组织肉瘤与上皮性肿瘤染色模式不同,可用于滑膜肉瘤等软组织肿瘤与转移性癌等鉴别。过碘酸希夫染色（PAS）染色腺泡状软组织肉瘤,瘤细胞细胞质内显示抗淀粉酶消化的呈菱形或杆状的结晶体有助于其诊断和鉴别诊断。

3. 免疫组织化学染色　因为该类肿瘤尚不知肯定的组织起源,缺乏免疫组化相对特异标志物,因此其鉴别诊断需要与其他已知组织起源的肿瘤相区别,可能涉及众多免疫组化辅助指标。包括上皮性标记物广谱 CK、CK7、CK8/18、EMA 等。肌源性标记物 desmin、MyoD1、myogenin、α-SMA、h-caldesmon、calponin 等。血管内皮标记物 CD31、CD34、ERG、FLI-1、D2-40 等。黑色素细胞和血管周上皮样细胞标记物 HMB-45、Melan-A、S-100、PNL2、Cathepsin K、TFE3 等。组织细胞标志物 CD68、CD163、Lysozyme、CD1a 和 CD21、CD35、CD23 等。其他有价值标记物 CD99、Bcl-2、Ⅳ 型胶原、CD10、INI1、WT1、β-catenin、TLE1、SOX10、STAT6、brachyury 等。各种类型软组织肿瘤不同程度表达以上标志物,应充分了解和利用上述标志物有助于准确诊断。不同类型肿瘤诊断推荐可选择以下免疫组化检测指标（表 9-3）。

4. 超微结构　本组软组织肿瘤中某些肿瘤具有特征性超微结构改变,电镜观察到其形态变化有助于确诊。腺泡状软组织肉瘤胞质内可见大小不等中电子密度结晶,结晶体内可见深浅交替的平行条纹。软组织透明细胞肉瘤胞质内含有发育不同阶段的黑色素小体。滑膜肉瘤瘤细胞具有上皮及间叶双向分化的超微结构特征,可见上皮细胞间桥粒连接及间叶细胞内中间丝成分。淀粉样瘤中淀粉样物质呈纤维丝状结构,直径 8～12nm 排列紊乱、僵硬无分支。

表 9-3　未确定分化的软组织肿瘤免疫组化标志物

肿瘤类型	推荐选择标记物
肌内黏液瘤	CD34、vimentin
浅表血管黏液瘤	CD34、vimentin，desmin、a-SMA 和 S-100 蛋白
深部侵袭性血管黏液瘤	vimentin、desmin、ER、PR，少数 SMA、Actin，HMGA2（核）
磷酸盐尿性间叶性肿瘤	vimentin、FGF-23、SSTR-2（生长抑素受体-2）、CD56
血管瘤样纤维组织细胞瘤	EMA、desmin、CD99、CD68
骨化性纤维黏液样肿瘤	S-100 蛋白、desmin、CD10、NSE
肌上皮瘤/混合瘤	AE1/AE3、EMA、S-100 蛋白、calponin、GFAP、SMA、P63、INI1（肌上皮癌缺失）
滑膜肉瘤	EMA、AE1/AE3、CK7、Bcl-2、CD99、calponin、TLE1
上皮样肉瘤	AE1/AE3、CK8、CK18、EMA、CD34（～50%）、vimentin、INI1（缺失）
腺泡状软组织肉瘤	TFE3、MyoD1（细胞质）、CD34（血窦）
软组织透明细胞肉瘤	HMB-45、PNL2、S-100 蛋白、Melan-A、MiTF
结缔组织增生性小圆细胞肿瘤	AE1/AE3、desmin、vimentin、Syn、WT1、SMA（间质肌成纤维细胞）
肾外横纹肌样瘤	AE1/AE3、EMA、vimentin、INI1（缺失）
骨外黏液样软骨肉瘤	S-100 蛋白（～20%）、CD117（～30%）、Syn、NSE、INI1（横纹肌样形态者表达缺失）
具有血管周上皮样细胞分化的肿瘤	HMB-45、PNL2、Melan-A、MiTF、SMA、TFE3、Cathepsin K

5. 分子遗传学　本组良性、中间性和恶性软组织肿瘤主要表现为染色体的数目和结构的异常，发生相应基因突变或扩增，染色体的易位以及产生融合性基因等改变。目前主要采用荧光原位杂交（FISH）和 RT-PCR 以及 NGS 等方法检测相应基因的突变、缺失、表达水平改变、甲基化以及融合基因等，可选择以下分子检测指标对不同类型肿瘤进行诊断与鉴别诊断（表 9-4）。

表 9-4　未确定分化的软组织肿瘤常见遗传学异常

肿瘤类型	细胞遗传学异常	分子遗传学异常
血管瘤样纤维组织细胞瘤	t(12;16)(q13;p11)	FUS-ATF1 融合
	t(12;22)(q13;q12)	EWSR1-ATF1 融合
	t(2;22)(q33;q12)	EWSR1-CREB1 融合
骨化性纤维黏液样肿瘤	6p21 位点 PHF1 基因重排	最常见 EP400-PHF1 融合
		MEAF6-PHF1，EPC1-PHF1 和 ZC3H7B-BCOR 融合
肌上皮瘤	t(6;22)(p21;q12)	EWSR1-POU5F1 融合
	t(19;22)(q13;q12)	EWSR1-ZNF444 融合
	t(1;22)(q23;q12)	EWSR1-PBX1 融合
滑膜肉瘤		
双相型	t(X;18)(p11;q11)	显著 SS18-SSX1 融合
单相型	t(X;18)(p11;q11)	SS18-SSX1，SSX2 或 SSX4 融合
腺泡状软组织肉瘤	t(X;17)(p11;q25)	TFE3-ASPL 融合
软组织透明细胞肉瘤	t(12;22)(q13;q12)	EWSR1-ATF1 融合
	t(2;22)(q33;q12)	EWSR1-CREB1 融合
结缔组织增生性小圆细胞肿瘤	t(11;22)(p13;q12)	EWSR1-WT1 融合
骨外黏液样软骨肉瘤	t(9;22)(q22;q12)	EWSR1-NR4A3 融合
	t(9;17)(q22;q11)	TAF2N-NR4A3 融合
	t(9;15)(q22;q21)	TCF12-NR4A3 融合
	t(3;9)(q11;q22)	TFG-NR4A3 融合

（二）实验室检查

多数未确定分化的肿瘤诊断与实验室检查并非密切相关。其中瘤样钙质沉着实验室检查血钙水平无增高，但许多患者有轻至中度高磷酸盐血症。骨化三醇（1,25-二羟基维生素 D3）也可升高，但血清碱性磷酸酶及尿酸水平正常。磷酸盐尿性间叶性肿瘤实验室检查显示血钙正常或轻微降低、明显的低磷酸盐血症、尿磷酸盐升高、碱性磷酸酶升高。维生素 D 的水平较多变，一般 25（OH）D 水平正常，部分病例 1,25（OH）$_2$DA 水平下降。甲状旁腺激素水平通常正常或轻度升高。

（三）影像学检查

未确定分化的软组织肿瘤影像学检查是临床必不可少的检查项目，影像学检查对显示肿瘤具体部位、明确病变范围、边界以及临床分期较为重要，尤其 CT 或 MRI 可以间接反映肿瘤大体形态改变，对穿刺活检病理诊断具有重要的参考价值和辅助诊断作用。MRI 对深部软组织病变作用很大，可直接多方位准确显示肿瘤大小、与相邻肌肉、筋膜和骨及神经血管的关系。同时，也提供肿瘤有无出血、坏死、水肿、囊性变和黏液样变、纤维化等信息。

第三节　实验室及其他检查指标的临床应用

一、检查指标的筛选原则

由于本章所介绍的分化不确定的软组织肿瘤在人群中总体发病率较低，种类也颇多，基层医院诊断治疗也常受限，依据自身单位的实验条件和患者经济状况，对其诊断所选指标应需结合实际情况，尽可能满足诊疗需求。

（一）活检组织和手术切除病变的病理组织学检查是诊断的前提

1. 穿刺活检样本　尽量有效包埋所有获取组织，制片优良，充分结合临床和影像学资料，常规观察确定病变性质、大致类型等，应用适当的免疫组化和分子检查手段，作出相对准确的病理诊断，为临床进一步处理提供有价值的参考意见。比如未确定分化的软组织良性肿瘤多表现为黏液性肿瘤，活检提示以黏液为主的病变，可重点关注常见几种良性和部分中间型肿瘤的诊断与鉴别诊断。

2. 手术切除肿瘤　需注意详细观察肿瘤形态大小、肿瘤内继发性改变，瘤周有无包膜以及有无浸润性生长，尽量做到细致观察病变，多处取材制片，以免遗漏重要病变。病理诊断除明确性质，包括良性、中间型和恶性肿瘤以及具体类型外，还应诊断肿瘤浸润性生长模式、瘤周侵袭情况和切缘有无肿瘤，必要时还需观测肿瘤浸润与切缘间距等。

3. 组织学观察　首先应详细观察常规染色切片，仔细观察所有切片，充分寻找有诊断价值的形态。结合各种肿瘤与瘤样病变的主要形态学特征进行初步诊断与鉴别诊断。先判断是肿瘤还是非肿瘤性病变？如果为肿瘤，再结合瘤细胞形态，细胞核异型程度、排列结构与生长模式等确定其大致性质与可能类型等。如：黏液性肿瘤瘤细胞呈圆形、卵圆形，排列呈条索状，背景富于黏液间质，可以为肌上皮瘤/混合瘤或骨化性纤维黏液样肿瘤等多种黏液性肿瘤，仔细观察瘤内出现软骨样基质或软骨岛可能为前者，若观察到肿瘤周变有骨形成或骨壳样结构即可诊断后者。

（二）病理组织学初步诊断基础上辅以适当的免疫组化指标

未确定分化的软组织肿瘤因其尚不知肯定的组织起源，因此病理诊断大多缺乏比较明确的分化特征，诊断中也尚未得到相对特异的分化标志物。目前免疫组化与分子检测技术对其诊断虽有辅助价值，但应注意诊断与鉴别诊断所用的标志物比较多，也缺乏特异性，存在一定的交叉反应。因此在应用过程中需充分认识其作用和意义。

（三）依据疾病特点结合影像学和临床检验相关检查

在未确定分化的软组织肿瘤诊断中，有些肿瘤和瘤样病变具有相对有价值的影像学表现和实验室改变，可借助这些检查和检测辅助其诊断。瘤样钙质沉着具有较典型的 X 线片和 CT 表现，有些病例存在明显的液平面，不伴有骨异常。尽管病变中有大量钙质，并无肾功能不全或继发性甲状旁腺功能亢进患者中所见的骨质疏松。肌内黏液瘤和关节旁黏液瘤在 MRI 上表现为肌肉内和关节旁边界清楚的液体样肿物，T_2 加权像信号非常高，T_1 加权像相较于肌肉呈低信号。瘤样钙质沉着实验室检查血钙水平无增高，但许多患者有轻至中度高磷酸盐血症。磷酸盐尿性间叶性肿瘤患者具有长期骨软化病史，表现为高磷酸盐尿、高磷酸盐血症、血清 1, 25 二羟维生素 D3 水平降低、维生素 D 治疗无效等特点，采用核医学的奥曲肽显像也有助于定性诊断。对小活检样本更应结合超声、CT、MRI 或 PET-CT 等影像学资料，以便掌握肿瘤整体情况并辅助病理诊断。

二、检查指标的实际应用

（一）在肿瘤定性诊断和分型诊断中的应用

虽然此类软组织肿瘤临床初诊常依靠影像学和相关的实验室检查，但就其病变性质，尤其良恶性判断仍离不开病理检查，病理诊断为其"金标准"诊断。对于此类软组织肿瘤进行组织形态学、免疫组化和分子病理检测准确性相对最高，明确肿瘤的性质和具体类型（良性、中间型、恶性），可更好地指导治疗方案选择。

（二）在肿瘤临床分期和随访与判断预后中的应用

影像学检查均有助于了解此类肿瘤局部侵犯范围与远处转移状态，既有助于对肿瘤明确分期，也有利于准确判断预后。定期影像学检查，也有助于监测肿瘤进展情况，更好达到随访目的，有利于全程管理肿瘤。

（三）在肿瘤靶向药物研发和选择的指导作用

随着肿瘤分子生物学研究不断深入，也逐步发现此类肿瘤越来越多的细胞遗传学改变，新一代 NGS 也可通过血液样本对此类肿瘤进行多基因检测，根据其相应的基因改变，将为临床靶向治疗选择提供新的检测手段。

案例 9-1

【病史摘要】　患者，女，36 岁。右胸部疼痛 3 年，近期出现左髋关节疼痛加剧，并双下肢无力。右大腿内侧近膝关节处皮下可触及一大小约 1.0cm×1.5cm 较韧包块，边界不清，活动度差。

【实验室检查】　PTH 102.70pg/ml（↑），降钙素 68.1pg/ml，血磷 0.71mmol/L（↓），尿磷 12.73mmol/L（↑），总钙 2.14mmol/L（↓），碱性磷酸酶 233U/L（↑）。

【影像学检查】　肋骨 X 线片显示右侧第 7、9、10 后肋陈旧性骨折，右侧第 2 前肋、左侧第 9 后肋及左侧第 6 前肋多处骨折。骨盆 CT 显示右侧髂骨骨质破坏，右侧耻骨及左侧股骨颈多发性骨折（图 9-6）。

【病理检查】　右大腿内侧皮下包块巨检：灰白色结节一枚，最大径 1.5cm，切面灰白实性质中。镜下皮下脂肪层见不规则肿块，瘤细胞密集排列，并见灶性出血（图 9-7A）。肿瘤细胞呈温和的梭形细胞为主，密集束状排列，散在较多多核巨细胞，间质丰富的血管，肿瘤内可见多灶性污秽嗜碱性钙盐样基质沉积（图 9-7B，C）。免疫标记显示肿瘤细胞 vimentin、FGF-23 阳性（图 9-7D），CD68 多核巨细胞阳性，CK、SMA、CD34、S-100、desmin 均阴性。

【诊断】　右大腿内侧磷酸盐尿性间叶性肿瘤。

【案例分析】　该病人长期表现胸痛，近期出现左髋关节疼痛加剧，X 线片和 CT 发现多发性肋骨陈旧性和骨盆多处新鲜性骨折，并发现右大腿内侧皮下包块，手术切除包块，病理观察为软组织梭形细胞肿瘤，肿瘤内具有特征性污秽嗜碱性钙盐样基质沉积。结合临床骨痛和多发性骨折，初步考虑可能为与骨代谢相关的软组织肿瘤。结合实验室检查血 PTH 升高，碱性磷酸酶升高，血磷降低，尿磷升高，大致符合磷酸盐尿性间叶性肿瘤特征。进一步进行免疫标记肿瘤细胞 FGF-23 阳性，最后诊断为右大腿内侧磷酸盐尿性间叶性肿瘤。

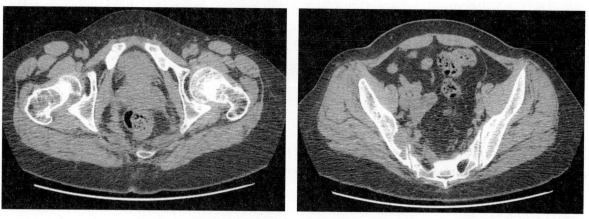

图 9-6 右大腿内侧磷酸盐尿性间叶性肿瘤患者的骨盆 CT
横轴面骨盆 CT 显示右侧髂骨骨质破坏，右侧耻骨及左侧股骨颈多发性骨折。

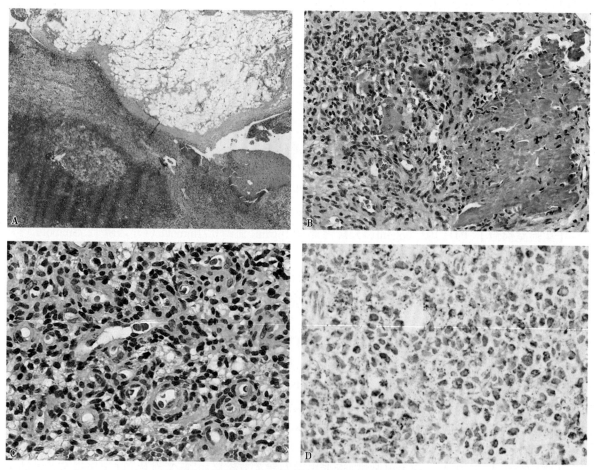

图 9-7 右大腿内侧磷酸盐尿性间叶性肿瘤病理
A. 皮下脂肪层见不规则肿块，瘤细胞密集排列，并见灶性出血，HE×40；B. 梭形瘤细胞密集排列，散在多核巨细胞，灶性污秽钙化，HE×100；C. 高倍镜显示瘤细胞丰富，细胞大小一致，间质富于血管，HE×200；D. 免疫组化 FGF-23 阳性，IHC×200。

案例 9-2

【病史摘要】　患者，男，15 岁。腹胀、腹痛数月，伴体重减轻和体质虚弱 2 星期。查体：下腹壁膨隆，触及质硬肿块。

【影像学检查】　B 超发现盆腔内肿物。增强 CT 显示盆腔内一不规则形巨大肿块，大小约 20cm×18cm×15cm，边界不清，侵及盆壁（图 9-8A）。MRI 显示盆腔内不规则肿块，与直肠、前列腺和膀胱分界不清，并侵及左侧盆壁（图 9-8B）。

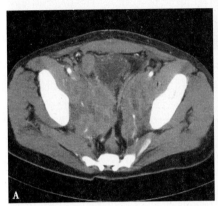
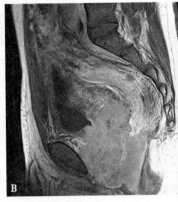
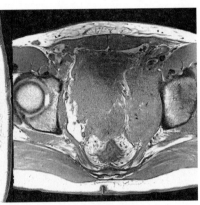

图 9-8　盆腔结缔组织增生性小圆细胞肿瘤 CT 和 MRI

A. 横轴面增强 CT 显示盆腔不规则肿块，累及左侧盆壁；B. 矢状面和横轴面 MRI 显示肿块与直肠、前列腺和膀胱分界不清，并侵及左侧盆壁。

【病理检查】　CT 引导下穿刺活检，灰白色线样组织 1 条，长 1.5cm，质地均一。镜下：见大量增生的致密纤维结缔组织中散在大小不等、形状不一巢状排列的未分化小圆细胞（图 9-9A）。高倍镜下瘤细胞体积较小，核深染，胞质少，嗜伊红色，核分裂象易见。免疫组化染色：瘤细胞 CK、CAM5.2 阳性，Syn、CD99、desmin（图 9-9B）、vimentin 和 WT1（图 9-9C）阳性。FISH 检测呈 *EWSR1* 易位（图 9-9D）。

【诊断】　盆腔结缔组织增生性小圆细胞肿瘤。

【案例分析】　患者儿童，发现下腹部膨隆，盆腔触及包块，超声和 CT 检查提示盆腔巨大肿瘤，进一步 MRI 检查显示肿瘤广泛侵及盆腔周围器官和组织，初步诊断为软组织恶性肿瘤。CT 引导下穿刺活检，常规组织病理观察瘤细胞呈小圆形细胞，巢状浸润，周围广泛纤维增生，首先考虑小细胞神经内分泌肿瘤或 DSRCT。经免疫组化染色肿瘤细胞 CK、Syn、Des、WT1 阳性，符合 DSRCT，进一步行 FISH 分子检测验证，发现 *EWRS1* 基因易位。最后诊断为盆腔结缔组织增生性小圆细胞肿瘤。

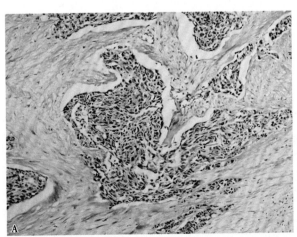
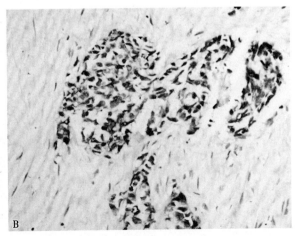

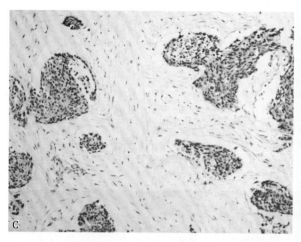
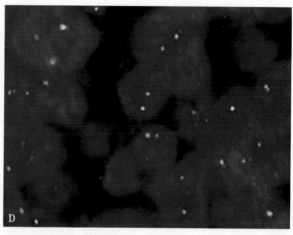

图9-9　盆腔结缔组织增生性小圆细胞肿瘤病理

A. 肿瘤细胞小圆形,巢状分布,间质促纤维增生,HE×100;B. 免疫组化 desmin 阳性,IHC×200;C. 免疫组化 WT1 核阳性,IHC×200;D. FISH 检查 *EWRS1* 分离探针阳性。

小　结

　　未确定分化的软组织肿瘤及瘤样病变的诊断主要依赖病理学诊断,需密切结合临床表现和影像学改变,部分疾病和肿瘤也需要参考相关的实验室检查。未确定分化的各种软组织肿瘤有其相对特征的形态学表现,病理医师可借助其形态学特点进行诊断与鉴别诊断。组织形态学观察仍是目前此类肿瘤诊断的基础,充分了解和认识本组各种肿瘤的形态学特点是获得正确诊断的前提。由于此类肿瘤形态学表现也存在交叉重叠,充分利用免疫组化和分子病理等辅助检测手段,有助于提高此类肿瘤的诊断准确率。

(阎晓初　王　晋　王世俊　高振华)

第十章

骨的退行性疾病

    骨的退行性疾病是指随年龄老化所致的正常组织结构及功能的丢失。组织的正常老化意味着随着时间的推移，组织的解剖结构发生累积性的变化，这种变化是渐进性的，但有时急性创伤可以加速所受累组织的退变进程。

    本章节选取三种具有代表性的骨的退行性疾病展开论述，主要包括颈椎病、腰椎间盘突出症和膝关节骨性关节炎。

第一节　概　　述

一、临床症状和体征

（一）颈椎病

1. 颈型颈椎病　颈部感觉酸、痛、胀等不适，以颈后部为主。女性往往诉肩胛、肩部也有不适。常诉说不知将头颈放在何种位置才舒适。部分有颈部活动受限，少数可有一过性上肢麻木，但无肌力下降及运动功能障碍。棘突间及棘突旁可有压痛。

2. 神经根型颈椎病　开始多为颈肩痛，短期内加重，并向上肢放射。放射痛范围根据受压神经根节段不同而异。皮肤可有麻木、过敏等感觉异常，同时可有上肢无力、手指动作不灵活。当头部或上肢姿势不当，或突然牵拉患肢即可发生剧烈的闪电样锐痛。病程长者受累神经所支配的肌肉可有肌力下降甚至萎缩。牵拉试验阳性（Eaton 试验）：检查者一手扶患侧颈部，一手握腕，向相反方向牵拉，此时因臂丛神经被牵张，刺激已受压的神经根而出现放射痛。压头试验阳性（Spurling 征）：病人端坐，头后仰并偏向患侧，术者用手掌在其头顶加压，出现颈痛并向患手放射。

3. 脊髓型颈椎病　表现为上肢或下肢麻木无力、僵硬、双足踩棉花感，足尖不能离地，触觉障碍、束胸感，双手精细动作笨拙，不能用筷进餐，写字颤抖，夹持无力，手持物经常掉落。在后期出现尿频或排尿、排便困难等大小便功能障碍。检查有感觉障碍平面，肌力减退，四肢腱反射活跃或亢进，而腹壁反射、提睾反射和肛门反射减弱或消失。Hoffmann 征、髌阵挛、踝阵挛及 Babinski 征等阳性。

4. 椎动脉型颈椎病　表现为偏头痛、耳鸣、听力减退或耳聋、视力障碍、发音不清、突发性眩晕而猝倒。因椎动脉周围有大量交感神经的节后纤维可出现自主神经症状，表现为心慌、心悸、心律失常、胃肠道功能减退等。

5. 混合型颈椎病　临床上早期经常为颈型，以后发展成神经根型。神经根型与脊髓型常合并存在。同时合并两种或两种以上症状者称为混合型。专业分类法又将此型称为弥漫型。混合型病程长，年龄较大，多数超过 50 岁。

（二）腰椎间盘突出症

1. 症状

（1）腰痛：腰椎间盘突出症的病人，绝大部分有腰痛。腰痛可出现在腿痛之前，亦可在腿痛同时或之后出现。腰痛的原因是椎间盘突出刺激了外层纤维环及后纵韧带中的窦椎神经纤维。

（2）坐骨神经痛：约95%的腰椎间盘突出发生于腰4～5和腰5～骶1椎间盘，故多伴有坐骨神经痛。坐骨神经痛多为渐进性发展，疼痛为放射性，由臀部、大腿后外侧、小腿外侧至足跟部或足背。有的病人为了减轻疼痛，松弛坐骨神经，行走时取前倾位，卧床时取弯腰侧卧屈髋屈膝位。坐骨神经痛可因打喷嚏或咳嗽时腹压增加而疼痛加剧。在高位椎间盘（腰2～3和腰3～4椎间盘）突出可压迫相应的上腰段神经根而出现大腿前内侧或腹股沟区疼痛。

（3）马尾综合征：中央型的腰椎间盘突出可压迫马尾神经，出现大小便障碍，会阴部鞍区感觉异常。急性发病时应作为急症手术的指征。

2. 体征

（1）腰椎侧凸：是一种为减轻疼痛的姿势性代偿畸形，具有辅助诊断价值。如髓核突出在神经根肩部，上身向健侧弯曲，腰椎凸向患侧可松弛受压的神经根；当突出髓核在神经根腋部时，上身向患侧弯曲，腰椎凸向健侧可缓解疼痛。

（2）腰部活动受限：几乎所有患者都有不同程度的腰部活动受限，其中以前屈受限最明显，是由于前屈位时进一步促使髓核向后移位并增加对受压神经根的牵拉之故。

（3）压痛及骶棘肌痉挛：大部分病人在病变间隙的棘突间有压痛，按压椎旁1cm有沿坐骨神经的放射痛。约1/3病人有腰部骶棘肌痉挛，使腰部固定于强迫体位。

（4）直腿抬高试验及加强试验：病人仰卧，伸膝，被动抬高患肢，正常人神经根有4mm的滑动度，下肢抬高到60°～70°始感腘窝不适，本症病人神经根受压或粘连使滑动度减少或消失，抬高在60°以内即可出现坐骨神经痛，称为直腿抬高试验阳性。在直腿抬高试验阳性时，缓慢降低患肢高度，待放射痛消失，再被动背屈踝关节以牵拉坐骨神经，如又出现放射痛，称为加强试验阳性。

（5）神经系统表现：应先进行神经功能检查，后进行诱发疼痛的检查项目，以免影响其准确性和延长检查时间。受累神经根所支配的肌肉力量减弱、肌肉萎缩，感觉过敏、减弱或消失，反射减弱或消失。①腰5神经根受累：常有胫前肌、跨伸肌及第2趾伸肌肌力减弱，严重者有足下垂，疼痛放射区感觉减弱，膝反射和踝反射改变不明显；②骶1神经根受累：可有第3、4、5趾伸肌力减弱或足跖屈肌力减弱，疼痛放射区感觉减退和踝反射减弱或消失；③腰4神经根受损害：可发现股四头肌萎缩和肌力减弱，疼痛放射区感觉减退，膝反射减弱或消失；④马尾神经受累：可有会阴部感觉减退或消失。

（三）膝关节骨性关节炎

1. 关节疼痛　初期为轻微钝痛，以后逐步加剧。活动多时疼痛加剧，休息后好转。在病程发展期休息后也重，甚至在夜间疼痛是病情进展的表现。有的病人在静止或晨起时感疼痛，稍微活动后减轻，称之为"休息痛"。活动过量时，因关节面摩擦也可产生疼痛。疼痛可与天气变化、潮湿受凉等因素有关。髌股关节的骨性关节炎，则呈髌骨下疼痛，主动伸屈膝关节时引起髌下骨擦感及疼痛为早期症状。

2. 关节肿胀　膝骨性关节炎一般关节腔内渗出较少，只有在急性滑膜炎时才有大量关节积液。很少有血性关节炎。滑膜增厚也是炎性关节的表现。

3. 关节僵硬、活动障碍　常感到关节活动不灵活，上下楼困难，晨起或固定某个体位较长时间关节僵硬，稍活动后减轻。骨性关节炎虽也有晨僵现象，与类风湿关节炎不同，一般很少超过30min。关节活动时有各种不同的响声，有时可出现关节交锁。

4. 膝关节畸形　是骨性关节炎的晚期表现。膝内侧关节间隙变窄、膝内翻畸形是骨性关节炎最常见的畸形。

二、病因和发病机制

（一）颈椎病

1. 病因

（1）颈椎间盘退行性变：是导致颈椎病发生和发展的最基本原因。由于椎间盘退变而使椎间隙狭窄,关节囊、韧带松弛,脊柱活动时稳定性下降,进而使椎体、关节突关节、钩椎关节、前后纵韧带、黄韧带及项韧带等结构变性、增生、钙化。退变逐步进展,最终出现脊髓、神经、血管受到刺激或压迫的表现。

（2）损伤：各种急、慢性损伤可使原已退变的颈椎和椎间盘损害加重而诱发颈椎病。

（3）颈椎先天性椎管狭窄：是指在胚胎或发育过程中椎弓根过短,使椎管矢状径小于正常（14～16mm）。在此基础上,即使颈椎的轻度退行性变,也可出现神经压迫症状而发病。

2. 发病机制　迄今,许多学者对颈椎病发病机制进行研究,但都未有明确结论。主要有如下学说：

（1）机械压迫学说：①静态因素：椎间盘由髓核、纤维环和上下软骨板构成一个完整的解剖单位。颈椎间盘维持椎体间高度,吸收震荡,传导轴向压缩力,在颈椎的各向活动中维持应力平衡,这种功能完全由组成椎间盘的各个结构相互协调来完成的。若其中之一出现变性,则可导致其形态和功能改变,最终影响或破坏颈椎骨性结构的内在平衡,并使其周围力学平衡发生改变。②动态因素：实验表明,屈颈时颈椎管拉长,伸颈对侧缩短,提示脊髓随颈椎伸屈椎管长短变化而形变,屈颈位脊髓被拉长,横断面积减少,脊髓变细;伸颈位脊髓被轴向压缩,横断面积增加。屈颈活动亦为脊髓损伤的动力学因素。在骨赘特别严重的情况下,颈椎活动度大是引起症状出现或加重的重要因素之一。疑为脊髓型颈椎病病人,让其反复的伸屈颈部活动后,霍夫曼征变为阳性,将此称为动力性霍夫曼征阳性（positive dynamic Hoffmann sign）。

（2）颈椎不稳学说：颈椎不稳定是颈椎病发病的因素之一。脊髓型颈椎病是因颈椎退行性变造成不稳定所致,颈椎伸屈活动时,脊髓在椎体后缘骨赘上反复摩擦,引起脊髓微小创伤致使脊髓病理损害。颈椎退行性变所致不稳,椎间关节松动可引起脊髓侧方动脉及其分支的痉挛,强调了不稳定椎节之交感神经受到刺激反射性引起动脉痉挛,导致脊髓局部血流量减少。脊髓受压、不稳定椎节反复活动,颈脊髓反复发生一过性缺血,若频繁出现、持续时间长,则可渐渐发生脊髓损害。

（3）血液循环障碍学说：脊髓血液循环障碍参与了本病的发病,间盘突出和骨赘致脊髓受压,发现脊髓损害区与脊髓前动脉供血区基本一致,推测突出间盘压迫脊髓前动脉及其分支致供血减少造成脊髓缺血性损害。脊髓病理改变特征同血管阻塞所致脊髓损害相近,并强调根动脉在椎间孔内受压是造成脊髓缺血损害的原因。

（二）腰椎间盘突出症

1. 病因

（1）椎间盘退变：是腰椎间盘突出症的根本原因,腰椎间盘在脊柱的运动和负荷中承受巨大的应力。随着年龄的增长,椎间盘逐渐发生退变,纤维环和髓核的含水量逐渐下降,髓核失去弹性,纤维环逐渐出现裂隙。在退变的基础上,劳损积累和外力的作用下,椎间盘发生破裂,髓核、纤维环甚至终板向后突出。

（2）损伤：积累损伤是椎间盘退变的主要原因。反复弯腰、扭转等动作最易引起椎间盘损伤,故本病与职业有一定关系。驾驶员长期处于坐位和颠簸状态,及从事重体力劳动者,因过度负荷,均易造成椎间盘早期退变。急性的外伤可以作为椎间盘突出的诱发因素。

（3）妊娠：妊娠期间整个韧带系统处于松弛状态,而腰骶部又承受比平时更大的应力,增加了椎间盘突出的风险。

（4）遗传因素：有色人种本病的发生率较低。小于20岁的青少年病人中约32%有阳性家族史。

（5）发育异常：腰椎骶化、骶椎腰化和关节突不对称等腰骶部先天发育异常,使下腰椎承受异常应力,均会增加椎间盘的损害。

2. 发病机制

（1）机械压迫机制：突出的椎间盘对神经根、马尾神经、硬脊膜等产生压迫,使其静脉回流受阻,毛细血管血流减少,影响神经根的营养,进一步增加水肿,从而增加了神经根对疼痛的敏感性,这是引起腰腿痛的主要原因。但随着研究的深入,已发现这一观念并不能解释所有临床表现有些患者在影像学资料上可见椎间盘突出严重,压迫明显,而临床症状轻微。大量研究表明神经根机械压迫并不是腰腿痛的唯一原因。

(2)炎性反应机制:在手术中常可发现神经根炎性充血水肿。原因在于破裂的椎间盘会释放出许多化学刺激性物质,导致受累的神经根或脊神经节发生炎症反应。此时神经根对疼痛敏感度增加,即使没有突出髓核的直接压迫,也会出现腰腿痛的症状。

(3)神经体液机制:生物化学物质和神经肽在疼痛感受中起着重要作用。背根神经节是机体内多种神经肽的制造场所和输送站,椎间盘纤维环、后纵韧带、关节囊部位富含神经肽。损伤时神经肽类物质释放,可直接刺激周围的感受器引发疼痛。

(三)膝关节骨性关节炎

1. 病因　大多数骨性关节炎的发病缺乏明确的病因,被称为原发性骨性关节炎,多与创伤、遗传及老年退化有密切关系,多发生于老年人。少数骨性关节炎是关节畸形、感染或一些发育、代谢及神经源性疾病的后果,被称为继发性骨性关节炎,在青壮年甚至儿童均可发生。

2. 发病机制　现已逐步明确是多种因素包括生物因素(如遗传、年龄、炎症等)及机械性损伤造成关节软骨的破坏,引起一系列病理生理变化,造成结构上的损坏,又进一步引起生物力学方面的紊乱而致骨性关节炎。无论原发性或继发性骨性关节炎,与已引起生物力学紊乱后的晚期骨性关节炎病理学的进展并无明显差别。

三、临床诊断和鉴别诊断

(一)诊断标准

1. 颈型颈椎病

(1)临床特点:主诉颈、肩及枕部疼痛等感觉异常,并伴有相应的压痛点及颈部呈僵直状。

(2)影像学表现:在颈椎侧位X线片上,颈椎生理曲度变直或椎体滑脱,椎间隙变窄,椎体唇状骨质增生。MRI直观显示椎间盘变性和突出。

(3)除外其他疾患:主要是除外颈部扭伤、肩周炎、风湿性肌纤维组织炎及其他非颈源性的颈肩部疼痛。

2. 神经根型颈椎病

(1)具有较典型的根性症状(麻木、疼痛),其范围与颈脊神经所支配的区域相一致。

(2)压颈试验与上肢牵拉试验多为阳性。

(3)X线片可显示颈椎生理曲度异常、椎间隙变窄、椎节不稳及骨赘形成,MRI清晰地显示局部的病理解剖状态,包括椎间盘突出或脱出、脊神经根受压的部位和程度。

(4)临床表现与影像学上的异常所见在颈椎节段上一致。

(5)应除外颈椎骨骼实质性病变(结核、肿瘤等)、胸廓出口综合征、腕管综合征以及尺神经、桡神经和正中神经损伤、肩关节周围炎、网球肘及肱二头肌腱鞘炎等以上肢疼痛为主的疾患。

3. 脊髓型颈椎病

(1)临床上具有脊髓受压表现,锥体束征是主要特点。锥体束在髓内的排列顺序,自内向外依次为颈、上肢、胸、腰、下肢和骶部神经纤维,视该束神经纤维受累之部位不同又分为以下三种类型。①中央型(又称上肢型):是由于锥体束深部先被累及,因该神经纤维束靠近中央管,故称为中央型;症状先从上肢开始,之后波及下肢。其病理改变主要是由于沟动脉受压或遭受刺激所致;如一侧受压,表现为一侧症状;双侧受压,则出现双侧症状。②周围型(又称下肢型):指压力先作用锥体束表面而下肢先出现症状,当压力持续增加波及深部纤维时,则症状延及上肢,但程度仍以下肢为重。其发生机制主要是椎管前方骨赘或脱出之髓核对硬膜囊前壁直接压迫的结果。③前中央血管型(又称四肢型):即上、下肢同时发病者。主要由于脊髓前中央动脉受累所引起,通过该血管的支配区造成脊髓前部缺血而产生症状。该型特点是患病快,经治疗痊愈亦快,非手术疗法有效。以上三种类型又可根据症状之轻重不同分为轻、中、重三度。轻度指症状出现早期,虽有症状,但尚可坚持工作;中度指已失去工作能力,但个人生活仍可自理者;如已卧床休息,不能下地及失去生活自理能力者,则属重度。一般重度者如能及早除去致压物,仍有恢复的希望。但如继续发展至脊髓出现变性甚至空洞形成时,则脊髓功能难以获得逆转。

(2)肢体麻木:主要由于脊髓丘脑束受累所致。该束纤维排列顺序与前者相似,自内向外为颈、上肢、胸、腰、下肢和骶部神经纤维。因此其出现症状的部位及分型与前者相一致。在脊髓丘脑束内的痛、温觉纤维与触觉纤维分布不同,因而受压迫的程度亦有所差异,即痛、温觉障碍明显,而触觉可能完全正常。此种分离性感觉障碍,易与脊髓空洞症相混淆,临床上应注意鉴别。

(3)反射障碍主要表现为:①生理反射异常:视病变波及脊髓的节段不同,各生理反射出现相应的改变,包括上肢的肱二头肌、肱三头肌和桡骨膜反射,下肢的膝反射和跟腱反射,多为亢进或活跃。此外腹壁反射、提睾反射和肛门反射可减弱或消失。②出现病理反射:以 Hoffmann 征及掌颏反射出现的阳性率为最高;病程后期,踝阵挛、髌阵挛及 Babinski 征等均可出现。

(4)排便排尿功能障碍:多在后期出现,起初以尿急、排空不良、尿频及便秘为多见,渐出现尿潴留或大小便失禁。

(5)影像学检查:可清楚显示椎管矢状径和椎管容积狭窄、椎节不稳、骨质增生、硬膜囊受压及脊髓异常等各种异常影像学表现。

(6)应除外其他疾患:包括肌萎缩侧索硬化、脊髓空洞症、脊髓痨、颅底凹陷症、多发性神经炎、脊髓肿瘤、继发性粘连性脊蛛网膜炎、共济失调症及多发性硬化症等。注意两种以上疾患共存之病例,临床上常可发现。

(7)其他:可酌情选择脑脊液穿刺、肌电图及诱发电位等检查来协助诊断及鉴别诊断。

4.椎动脉型颈椎病

(1)有椎-基底动脉缺血征(以眩晕为主)和/或曾有猝倒病史者。

(2)旋颈诱发试验阳性。

(3)X 线片显示椎体间关节失稳或钩椎关节骨质增生。

(4)一般均有较明显之交感神经症状。

(5)除外眼源性和耳源性眩晕。

(6)除外椎动脉第 1 段(进入第 6 颈椎横突孔以前之椎动脉)受压所引起的基底动脉供血不全。

(7)除外神经官能症与颅内肿瘤等。

(8)本病确诊,尤其是手术前定位,应根据 MRI、DSA 或椎动脉造影;经颅多普勒超声、椎动脉血流图及脑血流图可有参考价值。

5.腰椎间盘突出症 以下五个标准均为阳性才能作出诊断:①腿痛比腰痛严重,典型的根性坐骨神经痛;②下肢感觉异常,单一神经根在腿或足部痛觉异常(腰 5、骶 1 或腰 4 脊神经根分布区);③下腰脊神经根牵扯体征必须有一种为阳性,包括直腿抬高试验小于 50°或直腿抬高加强试验阳性或健肢抬高试验阳性;④神经学物理检查中肌萎缩、肌无力、感觉异常及反射改变四种有两种为阳性;⑤脊髓造影、腰椎间盘 CT 或腰 MRI 检查为阳性结果并与受累神经根的临床症状和体征相符合。

6.膝关节骨性关节炎 符合下列①②③④或①②③⑤者,可作出临床诊断:①近一个月内经常反复膝关节疼痛;②活动时有摩擦音;③膝关节晨僵≤30min;④中老年者(≥40 岁);⑤膝关节骨端肥大伴有骨质增生。

(二)诊断流程

1.颈椎病诊断流程(图 10-1)

2.腰椎间盘突出症诊断流程(图 10-2)

3.膝关节骨性关节炎诊断流程(图 10-3)

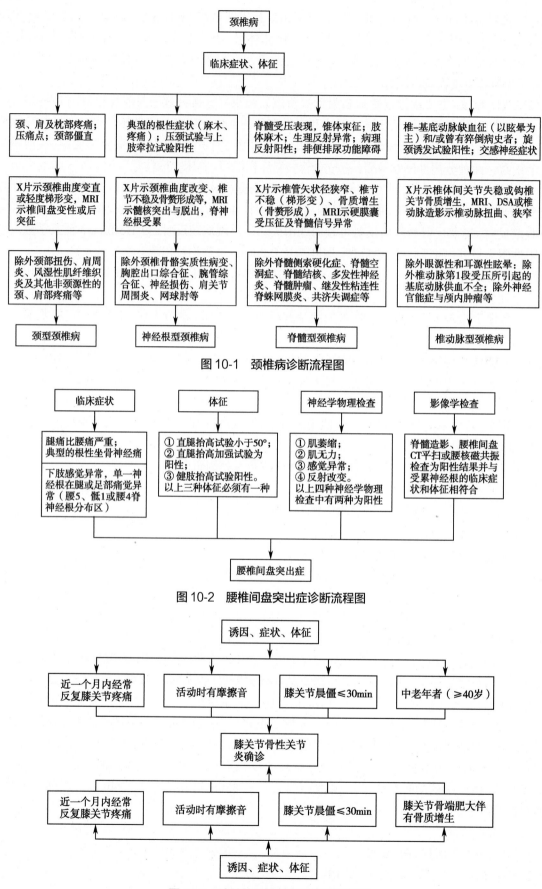

图 10-1 颈椎病诊断流程图

图 10-2 腰椎间盘突出症诊断流程图

图 10-3 膝关节骨性关节炎诊断流程图

（三）鉴别诊断

1. 颈型颈椎病

（1）颈椎扭伤：俗称落枕，是颈部肌肉扭伤所致。主要鉴别点：①压痛点不同：颈型压痛点见于棘突部，程度也较强；颈部扭伤压痛点在损伤肌肉，急性期疼痛剧烈，压之难以忍受；②扭伤者可触摸到条索状压痛肌肉，而颈型颈椎病只有轻度肌紧张；③牵引反应：对颈部进行牵引时，颈型颈椎病者其症状多可缓解；④对封闭反应：颈型颈椎病病人对封闭疗法无显效，而落枕症状可在封闭后消失或缓解。

（2）肩周炎：①有肩关节活动受限，上肢常不能上举和外展，而颈椎病一般不影响肩关节活动；②疼痛部位不同，肩周炎疼痛部位在肩关节，而颈型者多以棘突为中心；③对封闭疗法有效，而颈椎病无效。

2. 神经根型颈椎病

（1）尺神经炎：尺神经由颈7、8和胸1脊神经根组成。易与颈8脊神经受累的症状相混淆。两者均可造成小指麻木和手内在肌萎缩。但尺神经根炎病人多有肘部神经沟压痛，且可触及条索状变性尺神经。而且两者感觉障碍分布不尽相同。颈8神经根支配范围较大，常有前臂尺侧麻木，而尺神经炎无前臂麻木。

（2）胸廓出口综合征：由于臂丛、锁骨上动脉、锁骨上静脉在胸廓上口或在胸小肌喙突止点区受压，可引起上肢麻木、疼痛、肿胀；锁骨上窝前斜角肌有压痛并放射至手。两者鉴别在于胸廓出口综合征 Adson 试验阳性。使患肢过度外展，肩抬平，出现桡动脉音减弱或消失者，也是阳性体征。X 线片检查可发现颈肋或第7颈椎横突过大。

（3）颈背部筋膜炎：可引起颈背痛或上肢麻木感，但无反射症状及感觉障碍，也无腱反射异常。如在痛点局部封闭或口服抗风湿药物，症状即可好转。颈椎病局部封闭无效。

（4）肌萎缩侧索硬化：一般出现双手明显肌萎缩，逐渐发展至肘部和肩部，但无感觉障碍，神经纤维传导速度正常。

（5）锁骨上肿瘤：肺尖部的原发性肿瘤或转移癌，与臂丛神经粘连或挤压臂丛神经，可产生剧烈疼痛。胸部 X 线片或 CT 检查发现，活检即可诊断。

（6）腕管综合征：为正中神经通过腕管时受压所致，腕中部加压试验阳性，第1～3指麻木或刺痛，而颈椎病无此征。腕背伸试验阳性，即让病人腕背伸持续 0.5～1min，如出现拇、示、中指麻木或刺痛即为阳性。封闭试验有效，而颈椎病局部封闭无效。

3. 脊髓型颈椎病

（1）椎管内肿瘤：可同时出现感觉和运动障碍，病情呈进行性加重，对非手术治疗无效，应用 MRI 检查可鉴别两者。

（2）肌萎缩侧索硬化：以上肢为主的四肢瘫是其主要特征，发病年龄较脊髓型颈椎病早10年左右，且少有感觉障碍，发病速度快，很少伴随自主神经症状，而颈椎病病程缓慢。另外，侧索硬化症的肌萎缩范围较颈椎病广泛，可发展至肩关节以上。

（3）脊髓空洞症：多见于青壮年，病程缓慢，早期影响上肢，呈阶段性分布。其感觉障碍以温、痛觉丧失为主，而触觉及深感觉则基本正常，此现象称感觉分离。由于温、痛觉丧失，可发现皮肤增厚、溃疡及关节因神经保护机制的丧失而损害，即形成沙尔科关节。通过 MRI 检查可明确诊断。

（4）后纵韧带骨化症：可出现与颈椎病相同的症状和体征。颈椎侧位 X 线片可发现椎体后缘有条状或斑点状骨化影，CT 可清晰显示骨化的后纵韧带厚度和压迫硬膜囊的程度。

4. 椎动脉型颈椎病

（1）耳源性眩晕：即 Meniere 综合征，是内耳淋巴回流受阻引起。有三大临床特点即发作性眩晕、耳鸣、感应性进行性耳聋。而颈性眩晕症与头颈转动有关，耳鸣程度轻。

（2）眼源性眩晕：可有明显屈光不正，眼睛闭上后可缓解。

（3）颅内肿瘤：第四脑室或颅后窝肿瘤可直接压迫前庭神经及其枢纽，转头时也可突发眩晕。但颅内肿瘤还合并头痛、呕吐等颅内压增高征，血压可升高。头颅 CT 或 MRI 检查不难鉴别。

（4）神经官能症：病人常有头痛、头晕、头昏及记忆力减退等一系列大脑皮质功能减退的症状，以女性和学生多见，主诉多而客观检查无明显体征。症状的变化与情绪波动密切相关。

5. 腰椎间盘突出症

（1）腰椎肿瘤：病人腰痛呈进行性加重，平卧不能减轻。恶性肿瘤有贫血和恶病质，血沉快，碱性磷酸酶升高。X 线片显示肿瘤性骨破坏，CT 或 MRI 检查可加以区别。

（2）腰椎结核：有结核病史或接触史。常有午后低热、乏力等全身中毒症状，血沉快。影像学检查显示骨破坏、受累的椎间盘以及椎旁寒性脓肿。

（3）腰肌劳损：中年人多发，与长期保持一种劳动姿势有关。无明显诱因的慢性疼痛为主要症状，腰痛为酸胀痛，休息后可缓解。在疼痛区有固定的压痛点，在压痛点进行叩击，疼痛反而减轻。直腿抬高试验阴性，下肢无神经受累表现。痛点局部封闭有良好效果。

（4）腰椎管狭窄症：最突出的症状为间歇性跛行，患者步行一段距离后，下肢出现酸痛、麻木、无力，蹲下休息后才能继续步行，骑自行车和卧床时无症状。检查可无任何异常体征。少数患者可有根性神经损伤表现。严重的中央型椎管狭窄可出现大小便功能障碍。应注意腰椎间盘突出症往往与椎管狭窄同时存在，发生率高达 40% 以上，主要由临床判断，CT 或脊髓造影检查对诊断很有帮助。

（5）第三腰椎横突综合征：主要表现为腰痛，少数可沿骶棘肌向下放射。检查见骶棘肌痉挛，第三腰椎横突尖压痛，无神经受累体征。局部封闭有很好的近期疗效。

（6）梨状肌综合征：坐骨神经从梨状肌下缘或穿梨状肌下行，如梨状肌因外伤、先天异常或炎症而增生、肥大粘连，均可以在收缩过程中刺激或压迫坐骨神经而出现症状。病人主要表现为臀部和下肢疼痛，症状的出现和加重常与活动有关，休息可明显缓解。查体可见臀肌萎缩，臀部深压痛及直腿抬高试验阳性，但神经定位体征多不明确。髋关节外展、外旋位抗阻力时，可诱发症状。

6. 膝关节骨性关节炎

（1）类风湿关节炎：发病年龄多为 30～50 岁，以多发性对称性四肢大小关节受累为主，而骨关节炎以远端指间关节较为常见。类风湿关节炎多伴有全身症状，同时类风湿因子检测常为阳性，为与骨关节炎最重要的鉴别点之一。

（2）强直性脊柱炎：强直性脊柱炎以男性多发，并且以青年人为主，以下腰痛为早期主要症状，并且在 X 线片上病变以骶髂关节炎为主，并且晚期可出现竹节样脊柱，90% 的病人为 HLA-B27 阳性，可以与骨关节炎鉴别。

（3）其他类型关节炎：可与其他类型的骨关节炎相鉴别，如银屑病性关节炎，也可同时伴有远端指间关节损害，但伴有原发病的皮肤损害，可进行鉴别。血友病性关节炎，多伴有反复出血倾向，家族史等，可与骨关节炎进行鉴别。

第二节 实验室及其他检查指标与评估

一、实验室及其他检查指标

（一）实验室检查指标

1. 颈椎病及腰椎间盘突出症 实验室检查无明显特异性指标。

2. 膝关节骨性关节炎 血常规、蛋白电泳、免疫复合物及血清补体等指标一般在正常范围，伴有滑膜炎的病人可出现 C 反应蛋白和红细胞沉降率轻度升高。继发性骨关节炎病人可出现原发病的实验室检查异常。

（二）病理检查指标

1. 颈椎病　颈椎病的发生和发展必须具备以下条件：一是以颈椎间盘为主的退行性变；二是退变的组织必须对颈部脊髓、血管或神经等结构引起压迫或刺激，从而引起与之相关的临床症状和体征。从病理角度看，颈椎病是一个连续的病理反应过程，可将其分为3个阶段：

（1）椎间盘变性阶段：纤维环变性所造成的椎节不稳是髓核退变加速的主要原因。可见纤维环变性、肿胀、断裂及裂隙形成；髓核脱水、弹性模量改变，内部可有裂纹形成，变性的髓核可随软骨板向后方突出。从生物力学角度看，此期的主要特征是：椎间盘弹性模量改变，椎间盘内压力升高，椎节间不稳和应力重新分布。

（2）骨赘形成阶段：多数学者认为骨赘来源于韧带-椎间盘间隙血肿的机化、骨化或钙化。病程较久的骨赘坚如象牙。骨赘见于两侧钩突、小关节边缘及椎体后上缘，椎体后下缘及椎体前缘亦不少见。后期可有广泛的骨质增生，黄韧带、后纵韧带可同时增生。钩突、小关节等侧方骨赘主要刺激根袖而出现根性症状。由于颈5～6处于颈椎生理前屈的中央点，椎间盘所受应力较大，所有颈5～6椎间盘的骨赘最多见。

（3）脊髓损害阶段：脊髓病理变化取决于压力的强度和持续时间。急性压迫可造成血流障碍，组织充血、水肿，久压后血管痉挛、纤维样变、管壁增厚甚至血栓形成。

2. 腰椎间盘突出症

（1）突出前期：髓核因退变和损伤可变成碎块，或呈瘢痕样结缔组织；变性的纤维环变薄变软，或产生裂隙。这些变化可引起腰部不适和疼痛。青少年患者可在无退变时，因强大暴力引起纤维环破裂和髓核突出。

（2）突出期：外伤或正常的活动使椎间盘内压增加时，髓核从纤维环薄弱处或破裂处突出，突出物刺激和压迫椎管内神经组织引起腰腿痛，严重者引起大小便功能障碍。在老年患者，整个纤维环变得软弱松弛，并向周围慢性膨出，该平面椎管前后径变小。

（3）突出晚期：椎间盘突出后，病程较长者其椎间盘本身和运动单位的其他结构均可发生继发性病理改变。①椎间盘突出物纤维化或钙化；②椎间盘整个退变：椎间隙变窄，椎体上下面骨质硬化，边缘骨质增生，形成骨赘；③后纵韧带增厚和骨化；④关节突关节退变：由于椎间隙变窄和失稳，关节突关节负荷增加，引起关节突过度骑跨、肥大、增生、关节囊韧带增生骨化，发生骨性关节炎；⑤黄韧带肥厚：椎间盘突出后可增厚、钙化，甚至骨化。椎间隙和椎板间隙变窄后，黄韧带可向椎管内皱褶，或深陷于椎板下方；⑥继发性腰椎管狭窄。

3. 膝关节骨性关节炎　最早、最主要的病理变化发生在关节软骨。首先关节软骨局部发生软化、糜烂，导致软骨下骨外露。随后继发滑膜、关节囊及关节周围肌肉的改变使关节面上生物应力平衡失调，形成恶性循环，不断加重病变。最终关节面完全破坏、畸形。

（1）关节软骨：早期关节软骨变为淡黄色，失去光泽，继而软骨表面粗糙，局部发生软化，失去弹性。关节活动时发生磨损，软骨可碎裂、剥脱，形成关节内游离体，软骨下骨质外露。

（2）软骨下骨软骨：磨损最大的中央部位骨质密度增加，骨小梁增粗，形成"象牙质"改变，外周部位承受应力较小，软骨下骨骨质萎缩，出现囊性变。由于骨小梁的破坏吸收，使囊腔扩大，周围发生成骨反应而形成硬化壁。在软骨的边缘或肌腱附着处，因血管增生，软骨细胞代谢活跃，通过软骨内化骨，在外围软骨面出现骨质增生，即骨赘形成。

（3）滑膜的病理改变有两种类型：①增殖型滑膜炎：大量的滑膜增殖、水肿，关节液增多，肉眼观呈葡萄串珠样改变；②纤维型滑膜炎：关节液量少，葡萄串珠样改变少，大部分被纤维组织所形成的条索状物代替。滑膜的病变为继发性改变，剥脱的软骨片及骨质增生刺激滑膜引起炎症，促进滑膜增生渗出。

（4）关节囊与周围的肌肉关节囊发生纤维变性和增厚：限制关节的活动、关节周围肌肉因疼痛产生保护性痉挛，进一步限制关节活动，可出现关节畸形或脱位。

（三）影像学检查指标

1. 颈椎病 各型的颈椎病具有相似的影像学表现，但不同类型的颈椎病观察的重点及表现有所不同。

（1）颈椎正位 X 线片显示钩椎关节增生硬化；侧位 X 线片显示颈椎生理曲度变直或呈反弓状，颈椎向前或后不同程度滑脱，颈椎椎体唇状骨质增生，椎间隙变窄，前纵韧带、后纵韧带或项韧带钙化或骨化。

（2）过伸过屈动力侧位 X 线片可发现颈椎屈伸活动度变大，椎间节段不稳。

（3）CT 可以清楚显示颈椎间盘突出或脱出，椎间关节退变，黄韧带是否增厚，椎管是否狭窄，硬膜囊受压情况。

（4）MRI 可以直观清楚显示颈椎间盘变性、突出或脱出程度以及方向，椎体内骨髓水肿或脂肪沉积，以及颈髓受压损伤情况（图 10-4）。

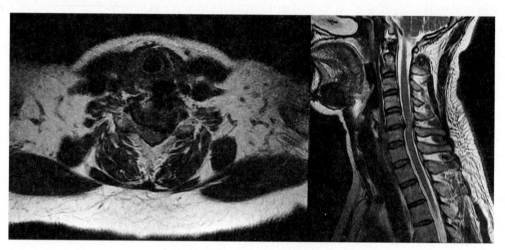

图 10-4 颈 5~6 椎间盘突出 MRI

颈椎 MRI 横轴位和矢状位 T_2WI 显示颈 5~6 椎间盘向左后方突出，左侧神经根受压明显。

（5）对于神经根型颈椎病，还要重点借助颈椎斜位 X 线片来观察椎间孔的狭窄程度，借助横轴位 CT 来观察侧隐窝的骨性狭窄情况，借助 MRI 来观察椎间盘向侧后方突出对神经根的直接压迫。

（6）对于脊髓型颈椎病，还要重点借助横轴位 CT 来观察椎体后缘骨质增生、后纵韧带钙化或骨化、椎间盘中央型突出和黄韧带增厚对硬膜囊前后缘的受压程度，但难以显示脊髓内部损伤情况。MRI 可以直观地显示脊髓受压变形、变性。

（7）对于椎动脉型颈椎病，还要重点借助横轴位 CT 来观察颈椎横突孔的变小，借助颈部大血管 CT 增强检查或磁共振血管成像（MRA）来观察椎动脉有无扭曲和狭窄。

2. 腰椎间盘突出症 其影像学表现类似于颈椎病。

（1）腰椎正位 X 线片显示腰椎有无侧弯、旋转畸形；侧位 X 线片显示腰椎生理曲度变直，椎体向前或后不同程度的滑脱，椎体边缘唇状骨质增生，腰椎间隙均匀性或不对称性变窄，椎间隙内气体样低密度影。

（2）过伸过屈动力侧位 X 线片可发现腰椎屈伸活动度变大，椎间节段不稳。

（3）CT 可以清楚显示腰椎间盘膨出、突出或脱出，表现为椎间盘后缘向周围或向椎管内局限性突出、脱出的软组织块影，其密度与相应的椎间盘密度一致。突出的椎间盘可有大小形态不一的钙化，椎间盘内可见"真空征"，休莫结节形成，椎间关节退变，伴有黄韧带增厚，椎管狭窄以及硬膜囊受压。

（4）MRI 可以直观清楚显示腰椎间盘变性、膨出、突出或脱出的程度以及方向，椎体内的骨髓水肿或脂肪沉积，以及神经根、脊髓和马尾神经受压损伤情况（图 10-5）。

（5）腰椎脊髓造影检查：属于侵入性检查，所应用的造影方法及对比剂引起的并发症较多，逐渐被 MRI 检查所取代，目前临床很少使用。

3. **膝关节骨性关节炎**　X 线片显示膝关节非对称性关节间隙变窄、软骨下骨硬化或伴有囊性变、关节边缘骨质增生和骨赘形成（图 10-6），可伴有关节腔积液、关节内游离体，严重者出现关节畸形如膝内翻。MRI 可直接显示关节软骨的变性、变薄和缺失，可早期诊断骨性关节炎。

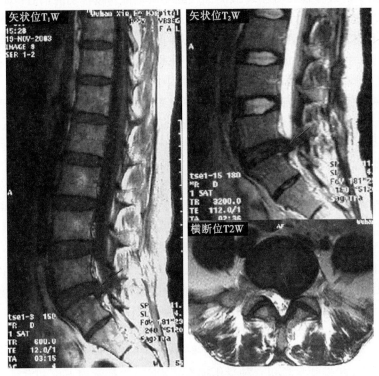

图 10-5　腰 5～骶 1 椎间盘突出 MRI
腰椎 MRI 矢状位 T_1WI 和 T_2WI 以及横轴位 T_2WI 显示腰 5～骶 1 椎间盘向
左后方突出，左侧神经根受压明显。

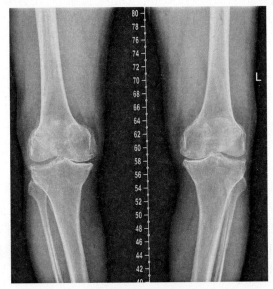

图 10-6　双膝关节骨性关节炎 X 线片
双膝关节站立正位 X 线片显示双膝关节内翻畸形，
关节间隙变窄，关节边缘增生。

二、检查指标的评估

1. **X线片** 颈椎X线片是颈椎病和腰椎间盘突出最基本的影像检查方法,经济简便,适合初查和普查,其中X线侧位片可显示颈椎和腰椎生理曲度异常、颈椎和腰椎骨质增生和发育性椎管狭窄。临床可采用Pavlov比值(椎管/椎体前后径比值)判断颈椎椎管狭窄,正常比值≥1,<0.82提示椎管狭窄,<0.75为绝对狭窄。过伸过屈动态X线侧位片能提供颈椎和腰椎功能信息,如脊椎失稳和椎管动态狭窄。椎体前后错动移位大于2mm为椎体失稳。如发现椎体间失稳和动态椎管狭窄,对手术方案有很好指导作用。X线片的不足之处在于不能直接显示椎间盘突出以及硬膜囊和脊髓受压的直接征象。

为了估计膝关节骨性关节炎的严重程度及制订手术计划,均应进行膝部X线片上股胫角度测量:应用42cm长的X线胶片,摄片范围上界应包括股骨中段,下界应包括胫骨中段。患者站立位拍摄患膝关节前后位及侧位像,站立位与卧位拍摄的患膝X线片股胫骨角可有较大差别。如膝内翻畸形,卧位时拍摄的X线片膝内侧关节间隙仍可见,但站立位时拍摄的X线片膝内侧关节间隙消失,内翻角则明显加大。从X线片上测量股胫角时,应注意在站立位时小腿可能发生的旋转动作(可由胫腓骨的排列位置看出)以及膝部屈曲挛缩畸形均可使X线片上的股胫角度增大。

2. **CT检查** CT对颈椎病诊断有其独到价值,CT薄层扫描及多平面重组后处理图像能提供准确的狭窄椎间孔的解剖,在钩椎关节、关节突关节增生致椎间孔、侧隐窝、神经根袖受压的细微解剖上优于MRI,能更好地分辨骨赘、软骨赘、椎间盘、韧带钙化,对术前病情评估更具体,使术前计划更充分有利于设计个体化手术方案、模拟手术过程,因而对手术的指导意义更大。

CT诊断腰椎间盘病变密度分辨率比X线片图像清晰,能直接显示椎间盘形态及管内结构,CT对腰椎间盘突出症确诊率高,对确定有无椎间盘突出及突出程度有优势。CT检查缺点在于受检者接受辐射剂量大,基层医院难以普及CT应用,也不能清晰观察脊髓病变。

3. **MRI检查** 近年来,高分辨率MRI以其多方位成像、高软组织分辨优势和无创伤特性逐渐取代CT成为颈椎病、腰椎间盘突出症和骨性关节炎的重要补充检查方法。脊柱正中矢状位重组MRI图像能直观显示颈椎、腰椎硬膜囊和脊髓受压损伤,同时排除椎管内占位和脊髓本身病变方面拥有优势。MRI还可直接显示关节软骨的变性、变薄和缺失,以便早期诊断骨性关节炎。MRI不足之处在于有时MRI异常表现与临床症状体征不符,往往会高估病情,夸大椎管狭窄程度,尤其是严重病例。另外,MRI检查受多方面因素的影响,如带有心脏起搏器、主动脉瘤夹、人工关节等患者要谨慎使用MRI,MRI检查费用昂贵,检查时间长,很多基层医院没有这种设备,所以MRI也不作为椎间盘突出症的首检项目。

第三节 实验室及其他检查指标的临床应用

一、检查指标的筛选原则

实验室检查血常规、血沉大多正常,C反应蛋白不高、类风湿因子和自身抗体阴性。关节液黄色或草黄色、黏度正常、凝固试验正常、白细胞数低于10^6/L。X线检查早期正常。典型X线表现为受累关节间隙狭窄,软骨下骨质硬化及囊性变,关节边缘骨赘形成。严重者关节面萎陷、变形和半脱位。CT、MRI磁共振显像能显示早期软骨病变;半月板、韧带等关节结构的异常,有利于早期诊断。但价格较贵,未能普及。CT用于椎间盘病的诊断明显优于X线,对于颈椎病、腰椎间盘突出症患者原则上需行X线、CT和MRI检查。

二、检查指标的实际应用

1. **常规检查** 血常规、血沉和C反应蛋白一般正常,但在关节炎症状明显者可出现血沉增快。

抗核抗体和类风湿因子均阴性，血清补体正常。尿常规检查无特殊发现。

2. 关节液检查 滑膜炎明显时可发生关节腔积液，积液透明，呈淡黄色，偶有浑浊和血性渗出，积液黏度正常，黏蛋白凝固良好，白细胞多正常或轻度增高，但 $<8 \times 10^9 /L$，以淋巴细胞为主。

3. X 线片检查 X 线片用于初步筛查颈椎病和腰椎间盘突出症，并不能直接显示病变椎间盘，无法发现椎管及脊髓内的病变。但过伸过屈动态 X 线侧位片能提供颈椎和腰椎功能信息，发现颈椎失稳和椎管动态狭窄。四肢大关节骨性关节炎具有典型 X 线表现特点，结合临床即可作出明确诊断，一般无须 CT 或 MRI 检查。

4. CT 检查 目前 CT 检查越来越少用于颈椎病和腰椎间盘突出症的诊断，仅作为辅助补充检查手段，用于显示椎周韧带的钙化和骨化。对于骨性关节炎的诊断，临床极少应用。

5. MRI 检查 MRI 可以直观清楚显示颈腰椎间盘变性、突出或脱出程度以及方向，椎体内骨髓水肿或脂肪沉积，以及脊髓受压损伤情况，发现早期骨性关节炎的关节软骨以及软骨下骨髓改变。

案例 10-1

【病史摘要】 患者，男，33 岁，因"腰腿痛 11 个月，加重伴左下肢麻木 5d"入院。无明显外伤史，有外院诊治史。于去年 3 月份无明显诱因出现腰腿痛，疼痛向臀部及左下肢放射，曾去年 9 月至某医院就诊，腰椎 CT 检查提示腰 4～5 椎间盘突出（左旁中央型）。于 5d 前抱小孩时症状再次加重，伴有左下肢麻木。行走不能，于甘露醇、地塞米松、理疗 + 牵引等保守治疗，未见明显疗效。遂于今日来我院就诊，门诊拟"腰椎间盘突出症"收住入院。

【体格检查】 脊柱无畸形，生理弯曲存在，活动受限，腰 4～5 棘突及棘突间隙压痛阳性，双下肢直腿抬高试验阳性，左侧 15°，右侧 30°。会阴部感觉正常，四肢关节无畸形，双下肢无浮肿。

【实验室检查】 外院腰椎 CT 检查显示腰 4～5 椎间盘突出。我院腰椎 MRI 检查显示：腰 4～5 椎间盘脱出（左侧隐窝型），伴左侧侧隐窝狭窄，相应神经根受压，马尾神经受压，局部腰椎管狭窄。

【病理检查】 无。

【分析过程】 患者因"腰腿痛 11 个月，加重伴左下肢麻木 5d"入院。查体：腰 4～5 棘突及棘突间隙压痛阳性，双下肢直腿抬高试验阳性，左侧 15°，右侧 30°。腰椎 CT：腰 4～5 椎间盘突出。腰椎 MRI：腰 4～5 椎间盘脱出（左侧隐窝型），伴左侧侧隐窝狭窄，相应神经根受压，马尾神经受压，局部腰椎管狭窄。结合临床症状及影像学资料，排除腰椎管内肿瘤等疾病可能，诊断明确。

【诊断】 腰 4～5 椎间盘突出症伴椎管狭窄。

案例 10-2

【病史摘要】 患者，女，76 岁，因"双膝关节疼痛 20 年，加重伴伸直受限 3 年"入院。患者 20 年前无明显诱因出现双膝关节疼痛，疼痛部位以膝关节前部和内侧明显，呈不规则刺痛和钝性疼痛，以劳动后疼痛明显，休息后疼痛可减轻。早晨起床时或久坐后关节有僵硬感，持续时间短，活动数分钟后减轻，口服非甾体抗炎药后症状可改善。无发热、食欲减退、消瘦等症状。6 年前开始出现上下楼和下蹲后站起时疼痛，如厕、爬楼等活动受限。3 年前疼痛加重，出现静息痛，同时伴有伸直受限。期间曾在当地医院口服消炎镇痛药、氨基葡萄糖、中成药、推拿和膝关节腔穿刺注射等治疗，治疗后膝关节疼痛可短暂缓解但疼痛仍反复发作。现严重影响日常生活，口服消炎镇痛药物效果不佳，X 线片检查显示双侧膝关节骨关节炎。拟"双膝骨性关节炎"收治入院。患病期间患者一般情况良好，大小便无异常，体重无明显下降。

【体格检查】 脊柱和双上肢无明显畸形，无压痛，关节活动正常。双上肢感觉正常，肌力、肌张力正常，肱二头肌反射、肱三头肌和桡骨膜反射正常，Hoffman 征阴性。双下肢呈屈曲内翻畸形，双侧膝关节轻度肿胀,皮温不高,大腿肌肉萎缩;内侧关节间隙明显压痛,髌骨下摩擦感,股四头肌抗阻力试验(+);双膝活动受限,左膝关节屈伸活动 $15°\sim80°$,内翻 $10°$,右膝屈伸 $10°\sim110°$,内翻 $5°$,浮髌征可疑阳性,髌股摩擦征阳性,前抽屉试验阴性,侧方应力试验阴性。双下肢足背动脉搏动良好,感觉运动良好,直腿抬高试验阴性。双侧膝、踝反射正常,Babinski 征阴性。

【实验室检查】 双膝关节 X 线片显示双侧膝关节内翻畸形,膝关节内侧关节间隙狭窄,软骨下骨质增生硬化,关节边缘骨赘形成,髌骨关节面欠平整。腰椎正侧位 X 线片未见"竹节样改变"。骨盆正位 X 线片显示骶髂关节间隙正常,未见骶髂关节炎表现。血常规、蛋白电泳、免疫复合物及血清补体无异常,C 反应蛋白(-),红细胞沉降率(-)。HLA-B27(-);抗"O"(-),RF(-)。

【病理检查】 无。

【分析过程】 患者因"双膝关节疼痛 20 年,加重伴伸直受限 3 年"入院。查体:双膝活动受限,左膝关节屈伸活动 $15°\sim80°$,内翻 $10°$,右膝屈伸 $10°\sim110°$,内翻 $5°$,浮髌征可疑阳性,髌股摩擦征阳性。双膝关节 X 线片显示双侧膝关节内翻畸形,膝关节内侧关节间隙狭窄,软骨下骨质增生硬化,关节边缘骨赘形成,髌骨关节面欠平整。并且通过实验室检查排除类风湿性关节炎、强直性脊柱炎等可能,结合临床表现、影像学资料及实验室检查,诊断明确。

【诊断】 双膝骨性关节炎。

小　结

颈椎病、腰椎间盘突出症的诊断主要依靠临床表现、体格检查及影像学检查。影像学检查帮助判断颈椎病的类型、病变的节段、突出的严重情况、脊髓及神经根受压情况,结合临床症状、体征可明确诊断。必要时辅助以肌电图等检查手段。

掌握颈椎病、腰椎间盘突出症和膝关节骨性关节炎的临床特征、颈椎病的分型、三种疾病的影像学表现、诊断标准及鉴别诊断,有利于临床合理诊疗。

(严望军　丁　宜　刘　敏　高振华)

第十一章

骨的感染性疾病

骨的感染性疾病是指病原体侵袭骨结构出现的炎性病变。骨组织感染性疾病可以累及骨髓腔、骨皮质和骨膜，甚至引起骨坏死，需要在有效的抗感染治疗基础上结合手术治疗才有可能获得相对理想的效果，甚至痊愈。

本章选取具有代表性的骨的感染性疾病展开论述，主要包括化脓性骨髓炎、化脓性关节炎和骨与关节结核。

第一节 概 述

一、临床症状和体征

（一）化脓性骨髓炎

1. **急性化脓性骨髓炎** 骨髓炎的临床症状主要表现为全身和局部症状，正常骨组织受累的快慢以及范围不同，症状和体征也不同。典型的三联征是发热、肿胀及疼痛。疼痛可能是最早的症状，而发热并不总出现。感染也可表现为缓慢进展，如逐渐出现局部疼痛或患肢功能减退或丧失。

（1）全身症状：起病急，开始即有明显的全身中毒症状，多有弛张型高热，可达 39～40℃，有时有寒战，脉搏快，口干，食欲缺乏，严重者可有头痛，呕吐等脑膜刺激症状，儿童可以有烦躁不安，甚至出现谵妄、昏迷等表现。

（2）局部症状：局部主要表现为红、肿、热、痛。部分患肢早期有局部剧烈疼痛和搏动性疼痛，肌肉有保护性痉挛，惧怕移动患肢，患儿常将肢体置于保护性姿势以减轻疼痛。随病程进展，局部皮肤水肿、发红，为已形成骨膜下脓肿的表现。脓肿穿破骨膜进入软组织后，压力减轻，疼痛减轻，但软组织受累症状明显，局部红、肿、热，有压痛，并可出现波动。脓液进入骨干骨髓腔后，整个肢体剧痛肿胀，骨质因炎症而疏松，可出现病理性骨折。

2. **慢性化脓性骨髓炎** 多有急性骨髓炎、开放性骨折或外伤史。局部红肿、疼痛、流脓，可伴有恶寒、发热等全身症状，反复发作，有时有小块死骨自窦道排除。窦道周围皮肤常有色素沉着，窦道口有肉芽组织增生。炎症静止期可无全身症状。

（二）化脓性关节炎

1. **全身症状** 急骤发病，有寒战、高热、全身不适等菌血症表现，白细胞计数增高，血培养阳性。

2. **局部表现** 受累关节可有红、肿、热、痛。由于肌肉痉挛，关节常处于屈曲畸形位，久之可发生关节挛缩，甚至有半脱位或脱位。

（三）骨与关节结核

1. **病史和全身表现** 骨关节结核是一种慢性继发性疾病，应询问个人和家庭有无结核病史及结核病接触史。多数病人有肺结核病史，存在长期咳嗽、咳痰；部分病人因结核慢性消耗表现为食欲缺乏、消瘦、乏力。

2. **骨关节表现** 局部可有肿胀、窦道、疼痛，可有步态异常与肢体畸形。

3. 脊柱表现　初始脊柱生理曲度变化，逐渐出现局部疼痛，压痛；当结核发展引起脊柱稳定性破坏，会出现脊柱侧凸或后凸畸形。严重者，死骨和冷脓肿出现，压迫脊髓和神经可表现为病变以下部位感觉和运动功能异常，如疼痛、麻木，肢体无力，肌力减退，肌张力降低或增高，腱反射减弱或亢进，出现病理反射，严重者甚至瘫痪。

二、病因和发病机制

（一）化脓性骨髓炎

1. 病因　急性血源性骨髓炎一般源于败血症，多发生于儿童长骨的干骺端。最常见的致病菌是金黄色葡萄球菌，其次是乙型链球菌和白色葡萄球菌，偶有大肠埃希菌、铜绿假单胞菌和肺炎双球菌。骨髓炎的发生，细菌的毒力是外在因素，全身状况和局部的骨骼抵抗力是内在因素。患者营养不良或免疫功能不全，不能对感染产生反应，任何治疗效果都会受到影响。营养不良对机体的体液和细胞免疫有负面影响，可损害中性粒细胞的趋化性，降低细菌清除率，抑制中性粒细胞的杀菌功能，抑制炎症细胞向病灶游走，抑制血浆补体成分，最终导致感染播散。大多数慢性化脓性骨髓炎是急性骨髓炎治疗不当或不及时，迁延不愈的发展结果。若急性骨髓炎的致病菌毒力较低，或病人抵抗力较强，也可能起病时即为亚急性或慢性病程，并无明显急性期症状。

2. 发病机制　由于儿童年龄不同，骨的血供情况和结构也不同，因此儿童罹患骨髓炎会出现下述年龄特点。年龄<2岁的婴儿，有血管穿过长骨的骺板，使得感染可播散至骨骺端，婴儿如果因感染损坏了骨骺或干骺端，就很容易发生肢体短缩或成角畸形。干骺端吞噬细胞的数量比骺板或骨干相对要少，就使得这一区域更容易发生感染。脓肿会穿破干骺端菲薄的骨皮质，形成骨膜下脓肿。除了严重的病例，骨干一般极少受累，亦不会有广泛的死骨形成。2岁以上的儿童，其长骨骺板犹如天然的屏障，能够有效阻止干骺端脓肿向骨骺端播散，但由于干骺端的骨皮质已发育的较厚，因此骨干受累的危险性会增加。如果感染扩散至骨干，将危及内骨膜对骨的血供。如果合并骨膜下脓肿，外骨膜血供也将被破坏。此时如治疗不恰当，常会导致广泛的死骨形成和慢性骨髓炎的发生。随着骨骺的闭合，急性血源性骨髓炎的发生明显减少。成年人血源性细菌骨髓炎常见于已有损害的宿主。虽然感染可发生于任何部位的骨，但一般都是椎体受累。这些患者的脓肿播散缓慢，并且极少形成大块死骨。然而，局部骨皮质的破坏能导致病理性骨折，感染是否侵入邻近的关节同样受患者年龄的影响。年龄<2岁的婴儿，通常有穿通血管经过长骨骺板供应干骺端和骨骺，感染可通过这些血管播散至骨骺，最终累及关节。年龄小的患者髋关节受累最常见。肱骨近端、桡骨颈和腓骨下端的骨骺同样都位于关节腔内，因此这些区域的感染均能造成化脓性关节炎。2岁以下婴儿严重感染者可以发生骨骺分离。而在年长的儿童中，这些穿通血管已不再存在，因此化脓性关节炎很少见。在骨骺闭合后，感染可由干骺端直接侵犯骨骺并累及关节。因此，这种由急性血源性骨髓炎造成的化脓性关节炎仅见于婴儿和成年人。金黄色葡萄球菌是绝大多数年长儿童和成年人骨髓炎的致病菌。

（二）化脓性关节炎

1. 病因　致病菌多为金黄色葡萄球菌，其次为溶血链球菌、肺炎双球菌和大肠埃希菌等，血行感染多见，也可能开放性损伤、关节手术或关节穿刺继发感染或从周围软组织感染蔓延而来。

2. 发病机制　关节的血源播散感染先出现全身性的菌血症，细菌最后经血管侵及滑膜 - 软骨结合区，然后经滑膜和滑液播散到关节内。为什么关节会被侵犯而其他更容易受侵犯的器官却不被累及？这一点尚不清楚；但是在链球菌（导致血源性化脓性关节炎最常见的非淋菌性感染）上发现的胶原受体可能起一定的作用。并且，滑膜的毛细血管缺乏有限制作用的基底膜，因而血管内的细菌可以通过毛细血管上皮细胞之间的间隙进入滑膜组织的血管外间隙。另外，滑膜的成纤维细胞能抑制对细菌的吞噬作用。滑膜被感染后，很快便充血，并被多核白细胞浸润，随后几天内，充血和细胞浸润迅速加重。组织学上，开始由急性炎症转为慢性炎症，单核白细胞和淋巴细胞开始增加，到3周时，这两种细胞成为主要的炎症细胞。关节软骨破坏是基底物质降解的结果，一般在感染后 4～6d 发生。有人认为，基底物质的破坏大约在接种细菌后 2d 开始，是急性炎症反应产生的酶的作用、细菌的毒素和酶产物的作用以及迟发免疫反应过程中 T 淋巴细胞刺激的结果。由于 T 淋巴细胞增多和基底物质降解，胶原暴露于胶原酶，关节软骨的力学性能也发生改变，其耐磨性下降，约 4 周关节软骨完全破坏。晚期可发生关节脱位、半脱位。

（三）骨与关节结核

1. 病因 主要因吸入或吞入结核分枝杆菌或牛型结核菌而患病。接触后，感染可能会被机体清除，也可能导致初次感染或潜伏感染，可在以后被重新激活。之后会通过淋巴播散、血行播散和邻近组织器官直接蔓延而扩散到其他组织和器官。单纯骨结核和粟粒性结核的临床表现不同。粟粒性结核有一个迅速的进程，其全身症状包括发热、寒战、咳嗽，同时会伴有胸膜疼痛、体重减轻和乏力。患者可表现为急性症状或慢性症状。

2. 发病机制 脊柱结核的活动性病变破坏特定的椎体节段，通常是相邻的两个椎体和椎体之间的椎间盘。一些研究者推测，病变破坏的这种特点的原因是该部位动、静脉血供丰富，而结核杆菌需要高的氧分压。约 80% 的患者为椎间盘周围病变，侵及椎体前部，最后经韧带下间隙（前纵韧带）发展到相邻的椎体。少数患者病变发生在椎体中央，单纯的脊柱后部结核很少见。有时会形成椎旁脓肿并引起皮肤窦道，侵及同一平面的腹腔脏器。四肢关节结核主要累及下肢大的负重关节。病变侵犯关节软骨，最后形成的肉芽肿组织会使软骨剥脱。软骨下骨的骨小梁受侵犯会影响关节的负重功能，进而明显加快关节面的退变。

三、临床诊断和鉴别诊断

（一）临床诊断

1. 化脓性骨髓炎

（1）对于可疑的骨骼及感染患者，应常规进行局部 X 线片检查。

（2）CT 对于发现骨质异常（如死骨）是一种有效检查手段。

（3）超声对于诊断关节积液有重要意义，帮助定位穿刺进针位置，以确诊脓性关节炎。

（4）三相核素骨扫描能准确发现非孤立骨髓炎。白细胞计数标记核素骨扫描有助于发现复杂骨髓炎，胶体扫描增加准确性，尤其是对于全关节感染和糖尿病足者，但对于神经性关节病患者的价值降低，而对于脊柱骨髓炎并无意义。

（5）MRI 能清晰显示骨髓、骨膜及周围软组织受累情况，对早期骨髓炎非常有用，增强 MRI 检查能提高脓腔的发现率。

（6）FDG-PET 有助于诊断脊柱感染和慢性脊髓炎，但难以广泛应用于临床。

虽然血液检查、影像学表现和临床体征均支持感染诊断，但还不能得出确切的细菌学诊断，而没有细菌学诊断就无法制定治疗方案和选择抗生素种类。实验室有责任分离、确定病原菌，并确定抗生素的敏感性。骨科医师应与检验科保持良好的沟通，以便使培养工作更容易，获得的信息更全面。为此，骨科医师应将患者的危险因素、抗生素治疗情况、取材部位、取材方法以及可能的病原菌告知检验科。培养的时机和取材部位非常关键。大多数骨科感染部位较深，获得确切的培养标本有一定难度。尽管如此，也应尽可能在开始抗生素治疗前获得培养标本。不能依据浅表伤口和窦道样本的培养结果进行诊断，因为这样的结果不能可靠地反映深部的感染情况，并且通常是混合感染。用窦道拭子培养得出的结果常常是错误的，除非主要菌种是凝固酶阳性的金黄色葡萄球菌，或者只培养出一种细菌。对于大多数细菌和真菌感染，最佳的培养标本是穿刺液（关节液或脓液）。伤口在清创后取的深部标本或刮取的标本也可用于培养。在某些特定的细菌和真菌感染中，从伤口边缘获取组织标本更好。需氧和厌氧培养常用拭子培养，但采用穿刺液和活检组织块则培养结果更好。

通常在细菌培养结果出来前抗生素治疗已经开始，此时需要根据最有可能的致病菌来选择抗生素，患者的年龄和流行病学因素不同，可能的致病菌也不一样。在化脓性关节炎中最常见的为金黄色葡萄球菌，而淋球菌常见于<30岁的青年人，B型流感嗜血杆菌常见于<2岁的儿童。这3种细菌以及各种链球菌是关节感染的主要病原菌。相反，关节成形术后感染主要由皮肤菌丛，如表皮葡萄球菌、其他凝集酶阴性的葡萄球菌和革兰氏染色阴性杆菌引起，后者为皮肤的暂时性菌种。骨髓炎的致病菌也与年龄、流行病学因素以及骨髓炎是原发性或继发性有关。金黄色葡萄球菌是骨髓炎最常见的致病菌，而在镰状细胞性贫血或新生儿骨髓炎患者中，沙门菌引起的感染有所增加。手术后骨髓炎主要的致病菌是皮肤菌群和医院内菌群，感染统计学调查对判断致病菌大有帮助。

2. 化脓性关节炎　全身寒战高热，白细胞计数升高，血培养可能阳性，X线片提示关节肿胀。早期出现骨质破坏，晚期有骨质增生硬化，关节软骨破坏后可发生纤维性或骨性强直。关节穿刺有阳性发现，如白细胞计数超过 $5.0 \times 10^9/L$，中性多形核白细胞占90%。

3. 骨与关节结核　骨结核患者中50%同时有肺结核，30%~50%有脊柱结核，最好发的是下胸椎。一般来说，四肢的骨关节结核好发于负重部位，最常见的是髋和膝，然后是足、肘和手，其他部位的骨和关节均可受累。脊柱是骨结核最常见的发病部位（30%~50%），尤其是在老年人群；但是在发展中国家，儿童和青少年发病的也很常见。有些患者能发现肺或泌尿系有原发结核病灶，也有些患者找不到原发灶。淋巴和血行播散的结核一般发生在胸腰段，很少播散到颈椎和骶骨。脊柱结核的活动性病变通常累及相邻的两个椎体和椎体之间的椎间盘。少数患者病变发生在椎体中央，这种病变可类似肿瘤或者引起明显的脊柱畸形，有时很难诊断。患者可能会有脊髓内肉芽肿、蛛网膜炎、椎体节段性塌陷形成的前方楔形变、驼背等。有时会形成椎旁脓肿并引起皮肤窦道，侵及同一平面的腹腔脏器。患者会有疼痛、无力，到晚期会出现截瘫。

（二）诊断标准

1. 急性化脓性骨髓炎诊断流程（图11-1）

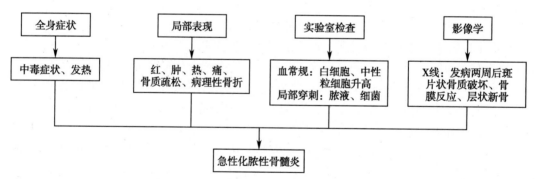

图11-1   急性化脓性骨髓炎诊断流程图

2. 慢性化脓性骨髓炎诊断流程（图11-2）

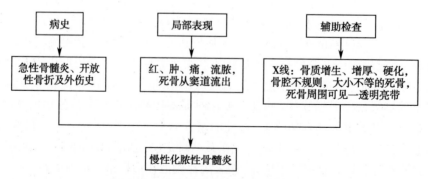

图11-2   慢性化脓性骨髓炎诊断流程图

3. 化脓性关节炎诊断流程（图11-3）

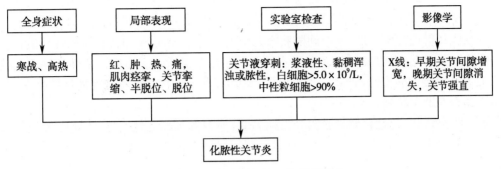

图 11-3　化脓性关节炎诊断流程图

4. 骨与关节结核诊断流程（图11-4）

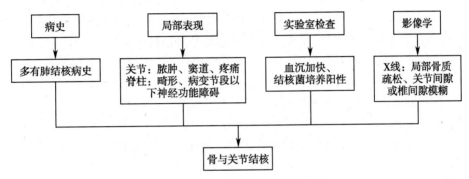

图 11-4　骨与关节结核诊断流程图

（三）鉴别诊断

1. 化脓性骨髓炎

（1）软组织炎症：软组织炎症时全身中毒症状较轻，而局部红肿较明显，压痛较浅。骨髓炎压痛在患部四个平面均有深压痛，而软组织炎症因病变居于骨骼一侧，故压痛只限于一个或两个平面。

（2）急性化脓性关节炎：肿胀压痛在关节间隙而不在骨端，关节活动度几乎完全消失。临床可疑时，行关节腔穿刺抽液检查可明确诊断。测定血清C反应蛋白含量有助于判断急性骨髓炎是否并发化脓性关节炎：合并化脓性关节炎时，C反应蛋白含量较单纯骨髓炎高，起病后迅速出现差别且C反应蛋白恢复正常也较迟。

（3）恶性骨肿瘤：特别是尤文肉瘤，常伴发热、白细胞增多，X线片显示骨质破坏和"葱皮样"骨膜新生骨，须与骨髓炎鉴别。尤文肉瘤常发生于骨干，范围广，全身症状不如急性骨髓炎严重，表面可有怒张血管。局部活检可以确定诊断。

2. 化脓性关节炎

（1）风湿性关节炎：常为多关节游走性肿痛，关节积液内无脓细胞，无细菌，手足小关节受累为主，关节肿胀不红。患病时间较长者，可有关节畸形和功能障碍。血清抗链球菌溶血素"O"试验和类风湿因子试验常为阳性。

（2）创伤性关节炎：年龄多较大，可有创伤史，发展缓慢，负重或活动时疼痛加重，可有积液，关节活动有响声，休息后缓解，一般无剧烈疼痛。骨端骨质增生，多发生于负重关节如膝关节和髋关节。

（3）关节结核：起病缓慢，常有低热、盗汗和面颊潮红等全身症状。关节局部肿胀，疼痛，活动受限，无急性炎症症状。早期X线片可无明显改变，逐渐出现骨质疏松，关节间隙变窄，并有骨质破坏，但少有新骨形成。

3. 骨与关节结核

（1）类风湿关节炎：单纯性滑膜结核常不易与单关节的类风湿关节炎鉴别，确诊往往要靠滑膜切取活检和关节液细菌学检查。但类风湿关节炎一般是多发，关节积液而不发生浑浊和脓性变，而且从不破溃。X线片所见骨质疏松，关节间隙狭窄乃至消失，但关节面不出现较深的骨质破坏。

（2）化脓性关节炎：急性化脓性关节炎不易与关节结核混淆。当结核呈急性发展或化脓性关节炎表现为亚急性或慢性病变时，两者常不易区别。病史、其他结核病或化脓性病灶的存在、关节穿刺液的细菌学检查有助于鉴别。

（3）化脓性骨髓炎：急性化脓性骨髓炎发病急骤，全身和局部症状明显，2周后X线片可见广泛的骨破坏、大块死骨和大量骨膜新生骨，所以较容易与骨结核鉴别。慢性化脓性骨髓炎发生在骨端和骨干，或发生在骨松质，结合病史、病程、体征、X线片表现较容易鉴别，有时确诊须依靠细菌学和病理学检查。

（4）骨肿瘤：骨干结核须与尤文肉瘤鉴别。椎体中心型结核与转移癌或其他恶性骨肿瘤相鉴别。掌、指骨骨干结核须与内生软骨瘤相鉴别。寒性脓肿有时也会被误认为肿瘤，但前者有波动感，穿刺为脓液；后者一般质地坚韧，呈实体感，穿刺可得肿瘤组织或血液。除根据病人年龄、病史、临床特点、实验室检查和影像学检查所见外，必要时采用抽吸或切开活检确诊。

（5）色素沉着绒毛结节性滑膜炎：本病要与滑膜结核区别，本病多发于膝关节，发病非常缓慢，体温、血沉正常。受累关节肿胀、积液，穿刺液呈咖啡色，关节功能受限较少，一般活动不痛，沿周围关节可以摸到不规则结节状物，压痛不明显，病理活检可确诊。

（6）沙尔科（Charcot）关节病：又称神经性关节病。上肢（肩、肘）病变多继发于脊髓空洞症，下肢（膝、髋、足）病变多继发于脊柱结核或脑脊膜膨出症。受累关节明显肿胀，但无疼痛且活动受限不明显。关节穿刺液为血性。仔细检查可发现浅感觉和腱反射减退或消失。X线片所见关节骨质破坏严重，破碎游离骨片密度增高。

（7）嗜酸性肉芽肿：好发于儿童和青少年，少有全身症状。可单发或多发，多侵袭颅骨、肋骨、椎体或长骨干。X线片以局限溶骨性破坏改变为主，溶骨区周围有致密骨反应，在骨干则骨膜新生骨很明显。血清内嗜酸性粒细胞一般会增多，最后诊断须依靠病理检查。

第二节   实验室及其他检查指标与评估

一、实验室及其他检查指标

（一）实验室检查指标

1. 急性化脓性骨髓炎   白细胞（WBC）计数通常是正常的，而红细胞沉降率（ESR）和C反应蛋白（CRP）常升高。CRP用来测定急性感染阶段的反应，因为CRP比ESR更早恢复正常，所以CRP对监测急性骨髓炎的治疗过程更有用。约50%的患者血培养能培养出病原菌。骨穿刺活检常能获得准确的细菌学诊断，在肿胀和压痛最明显处穿刺，这种部位通常是长骨的干骺端。穿刺针穿入后首先抽吸骨膜下间隙，如果未抽出液体或脓性物质，将穿刺针穿过骨皮质，抽取骨髓组织。如果怀疑患者有髋部或脊柱骨髓炎，应在CT或超声下进行穿刺活检，并将穿刺标本送实验室进行革兰氏染色、培养和药敏试验。这对骨内和骨膜下脓肿有重要意义。

2. 慢性化脓性骨髓炎   实验室检查一般没有特异性，不能确定感染的严重程度。绝大多数患者ESR和CRP升高，但白细胞计数升高的患者只占35%。

3. 化脓性关节炎   在骨和关节感染的初步检查中，必须做全血细胞计数（包括细胞分类）、红细胞沉降率（ESR）和C反应蛋白检查。白细胞计数（WBC）不是诊断感染的可靠指标，感染时白细胞计数经常是正常的。急性感染时，白细胞分类显示中性粒细胞增高。当存在感染时，ESR可升高，但

ESR 升高并不仅见于感染，骨折或其他疾病均能造成 ESR 升高。对于婴幼儿、镰状细胞病患者、服用皮质激素的患者以及症状出现时间不到 48h 的患者，ESR 检查也是不可靠的。ESR 升高的峰值出现于感染后 3～5d，在治疗开始后 3 周内恢复正常。C 反应蛋白由肝细胞合成，是对感染的一种反应，也是监测疗效的一种很好的手段。C 反应蛋白在感染后 6h 内就开始升高，在感染后 2d 达到高峰，在有效治疗开始后 1 周内恢复正常。其他的试验，如金黄色葡萄球菌表面抗原或抗体试验及尿液免疫荧光计数研究均有良好的应用前景，但目前临床上尚未证实这些试验的作用前景。抽取的关节液可送实验室检查，进行细胞计数和分类，以鉴别急性化脓性关节炎和其他关节炎。急性化脓性关节炎的关节液细胞计数一般超过 80 000，其中，中性粒细胞超过 75%。Jung 等设计了一种可预测儿童化脓性关节炎的概率的算法同时，还应做革兰氏染色，约 1/3 的骨和关节穿刺液通过革兰氏染色能够辨别病原微生物的类型（革兰氏染色阳性或阴性）。在高度怀疑感染的组织可行术中冰冻检查，如每高倍镜视野发现的白细胞计数超过 10 个，可作为组织感染的指标；如低于 5 个，则基本可以排除感染。

4. 骨与关节结核　患者可能有色素正常性或细胞正常性贫血、全血细胞减少症或血小板减少症。白细胞计数一般正常，红细胞沉降率可升高或正常。患者可能有抗利尿激素（ADH）异常综合征。结核菌素试验有一定诊断作用，但假阴性率可高达 20%～30%。免疫功能低下患者的皮试结果一般都不可信。从组织或脓液中通过抗酸染色查到结核抗酸杆菌是确诊的标志。从受累椎间盘取骨组织做培养，阳性率可达 60%～80%。肺部有病变患者的痰和胃内容物培养阳性率超过 50%。对于肺部有病变的患者，经支气管活检的阳性率可达 70%～86%。呼吸道分泌物的主要成分是白细胞或多形核白细胞，而且 pH 稍偏酸。分子谱可用来判断感染形式和对药物的敏感性。

（二）病理检查指标

1. 急性化脓性骨髓炎　感染开始后 48h 细菌毒素即可损害干骺端的毛细血管循环，在干骺端形成脓液，经过骨单位和穿通管进入骨膜下，使骨膜剥离，导致骨质破坏、坏死，与由此诱发的修复反应（骨质增生）同时并存。早期以骨破坏和坏死为主，骨皮质内层接受干骺端的血液供应，血供受损后骨质坏死，肉芽组织将其与存活的骨分开而形成死骨片，骨膜反应生成新骨成为包壳，包裹感染骨和坏死骨，以后包壳出现缺损形成骨瘘和窦道，引流脓液。后期以骨增生为主。骨内感染灶形成后，因周围为骨质，引流不畅，多有严重毒血症表现。以后随着脓肿的扩大，感染沿局部阻力较小的方向向四周蔓延。

2. 慢性化脓性骨髓炎　慢性骨髓炎的致病菌常为多种细菌的混合感染，但金黄色葡萄球菌仍是主要的病原体。此外，革兰氏阴性杆菌也占很大比例。50% 的慢性骨髓炎患者其致病菌为革兰氏阳性杆菌。由骶部压疮引起者多为葡萄球菌、大肠埃希菌、铜绿假单胞菌及奇异变形杆菌等多种细菌引起的混合感染，在人工关节置换或其他异物存留引起的慢性骨髓炎者，其致病菌多为阴性凝固酶葡萄球菌，近年来真菌引起者也屡有报道。从急性骨髓炎到慢性骨髓炎是一个逐渐发展变化的过程，不能机械地按时间划分。若在急性期未能及时适当治疗，形成死骨，虽脓液穿破皮肤后得以引流，急性炎症逐渐消退，但因死骨未能排出，其周围骨质增生，成为无效腔。有时大片死骨包裹起来，形成死骨外包壳，包壳常被脓液侵蚀，形成瘘孔，经常有脓性分泌物自瘘管流出。病灶无效腔内含炎性肉芽组织和脓液。无效腔、死骨及附近瘢痕组织等病灶内，由于缺乏血液供应，身体抗菌能力和药力难于达到，常有细菌残留。窦道时愈时发，因脓液得不到引流，死骨、弹片等异物存在，或因病人抵抗力降低，即出现急性炎症症状。待脓液重新穿破流出，炎症渐趋消退，伤口可暂时愈合。如是反复发作，称为慢性骨髓炎。骨质常增生硬化。周围软组织有致密瘢痕增生，皮肤不健康，常有色素沉着。

3. 化脓性关节炎　化脓性关节炎病变的发展大致可分为 3 个阶段，是一个逐渐演变的过程，有时并无明确界限，有时某一阶段可独立存在。

（1）浆液性渗出期：关节滑膜充血、水肿，有白细胞浸润；关节腔内有浆液性渗出液，多呈淡黄色，液内有大量白细胞。在此阶段无关节软骨破坏，如治疗得当，渗出液可完全吸收，关节功能恢复正常。

（2）浆液纤维蛋白渗出期：炎症继续发展，渗出液增多，因细胞成分增加，关节液浑浊黏稠，有脓细胞、革兰氏阳性球菌和纤维蛋白性渗出物。关节感染时，滑膜出现炎症反应，滑膜和血管对大分子蛋白的通透性显著增高。通过滑膜进入关节腔的血浆蛋白增加，关节内有纤维蛋白沉积，常附着关节软骨表面，妨碍软骨内代谢产物的释出和滑液内营养物质的摄入，如不及时处理，关节软骨将失去润滑的表面，进而发生软骨面破坏。纤维蛋白还将形成关节内纤维性粘连，引起功能障碍。

（3）脓性渗出期：渗出液转为脓性，脓液内含有大量细菌和脓细胞，关节液呈黄白色，死亡的多核粒细胞释放出蛋白分解酶，使关节软骨溶解，滑膜破坏，关节囊和周围软组织呈蜂窝织炎改变。病变严重者，虽经治疗得以控制炎症，但遗有严重关节活动障碍，甚至完全强直于非功能位。

4. 骨与关节结核　骨与关节结核多为血源性，好发部位在长骨端，多累及骨骺，并扩展至关节腔。除长骨外，脊椎的发病率很高。病理变化与身体其他部位的结核病相似。在结核性肉芽组织内有干酪样坏死。骨组织变化以溶骨为主，少有新骨形成。病程进展缓慢，病变可扩展至软组织，形成灰白色实质性或半实质性的干酪样坏死物质，集聚在软组织内，无急性炎症表现，称为寒性脓肿。脊柱结核的病变开始在椎体，以后侵袭椎间盘和邻近椎体，椎体由于溶骨性破坏造成塌陷，脊柱向后成角畸形。当结核扩展至骨膜和邻近软组织时，则形成椎旁脓肿，若脓肿穿破后，可沿肌肉、血管和神经而扩散。骨破坏可长期存在，愈合很慢。由于抗结核药物的发展及有效的手术治疗，使病程大为缩短。

（1）反应期：巨噬细胞炎性反应，纤维蛋白渗出炎性反应，多核白细胞炎性反应。

（2）增殖期：渗出期吞噬结核杆菌的巨噬细胞变为上皮样细胞，再经过分裂或融合变为朗格汉斯细胞，呈环状或马蹄形排列，位于巨噬细胞的边缘。此外还可以看到细胞核排列零乱的异物巨细胞和淋巴细胞，结节周围有成纤维细胞包围。

（3）干酪性变性期：成片的组织（包括骨组织）失去原有的细胞结构，胶原纤维模糊消失，受累区呈一致性无结构的坏死。坏死周围不发生组织反应，也无浸润细胞进入坏死区。

（三）影像学检查指标

1. 急性化脓性骨髓炎

（1）X线片：一般表现为阴性，但也可显示软组织肿胀及骨骼改变。虽然软组织肿胀可能会在感染后1~3d出现。骨质局部破坏或骨膜反应，至少在感染后12d才能被显示出来。在X线片上，骨髓炎的表现可能会被误诊为其他疾病，包括化脓性关节炎、尤因肉瘤、骨肉瘤、幼年型关节炎、镰状细胞危象、戈谢病和应力性骨折。

（2）MRI检查：骨髓炎在MRI的T_1WI上表现为低信号，在T_2WI及其脂肪抑制T_2WI上表现为高信号。虽然，MRI诊断骨髓炎的敏感性很高（约98%），但其特异性较低（约75%）。有研究发现，近60%的非复杂性化脓性关节积液因为表现为异常骨髓信号而被诊断为骨髓炎。

（3）超声检查：超声有助于鉴别急性血源性骨髓炎和蜂窝织炎、软组织脓肿、急性化脓性关节炎以及儿童恶性骨肿瘤，但超声结果对检查操作者的依赖性很高，检查的准确性仅约60%。

2. 慢性化脓性骨髓炎　X线片或CT检查可见骨质增生、增厚、硬化，骨髓腔不规则，有大小不等的死骨，如为火器伤偶可见金属异物存留。死骨致密，周围可见一透明亮带，为肉芽组织或脓液将死骨与正常组织分离所致，此为慢性骨髓炎特征。死骨外包壳常被脓液侵蚀形成瘘孔。

3. 化脓性关节炎

（1）X线片：早期见关节肿胀、积液，以后关节间隙变窄，软骨下骨质疏松破坏，晚期有骨质增生和硬化。关节间隙消失，发生纤维性或骨性强直，有时尚可见骨骺滑脱或病理性关节脱位。

（2）CT、MRI：CT、MRI对于及早发现关节腔渗液较X线片更为敏感，可应用于早期的化脓性关节炎诊断，能显示软组织肿胀、关节渗出、脓肿形成，并能指导关节穿刺、监测疗效、帮助选择手术入路。MRI比CT有更高的软组织分辨率和比骨扫描更能清楚地显示关节的细微解剖结构变化，在区分骨和软组织感染以及显示关节渗出方面有很大的帮助，而且病人免受辐射。MRI的缺点是价格昂贵、有金属置入物的患者不能使用，MRI 也不能区分感染性和非感染性关节炎症。

4. 骨与关节结核

（1）X 线片：当一个关节受累时，病变滑膜常侵犯关节下骨。关节边缘的侵蚀破坏在 X 线片上表现为溶骨性病变，可类似于感染、非感染性关节病或恶性肿瘤。关节周围骨量减少时可类似于少年型关节炎。关节结核发展到关节强直虽很少见，但会出现。脊柱结核的典型表现为三联征，包括相邻椎体的骨质破坏、椎间隙变窄和脊柱后凸畸形。

（2）其他影像学检查：核素骨扫描可检查出 88%～92% 的骨结核病变，这种扫描敏感性很高，但对骨结核的诊断并不特异。MRI 和 CT 检查可提供病变的具体细节情况，能早期发现结核病灶，可帮助软组织脓肿的定位，显示椎旁脓肿内的钙化灶和死骨（用 CT 观察最佳）。CT 或超声引导下穿刺活检可获得合适的组织或液体进行其他检测分析。

二、检查指标的评估

1. 急性化脓性骨髓炎　局部骨穿刺抽出脓液并涂片找到细菌是急性化脓性骨髓炎确诊的金标准，但是穿刺存在假阴性，需反复多次才可确认，该项创伤性检查有一定的风险，需谨慎进行。X 线片是急性化脓性骨髓炎最基本的影像检查方法，经济简便，适合初查和普查，但在起病 2 周内 X 线片多无明显异常表现，故 X 线片阴性表现不能排除急性骨髓炎的存在。MRI 可在骨髓炎早期即可显示病变部位骨内和骨外的病理变化，条件许可时都应做此检查以免漏诊而延误治疗。

2. 慢性化脓性骨髓炎　对于慢性化脓性骨髓炎，实验室检查阴性率高，不作为诊断的常规选择。X 线片经济简便，能发现特异性的死骨和死骨周围的脓液透亮带，可以作为诊断标准，必要时辅助以 CT 和 MRI 检查。

3. 化脓性关节炎　X 线片最为经济但缺乏特异性表现，且敏感性差。CT 与 MRI 能够早期发现病变及关节腔积液，敏感性较高，但价格较为昂贵。关节腔穿刺抽出的积液常规检查可作为确诊依据，若能进行细菌培养，则可进行药敏试验，筛选有效抗生素。

4. 骨与关节结核　X 线片虽然经济简便，但出现相对特异性表现需在病变发生后 3 个月以上，CT 和 MRI 较 X 线片有明显优势，不仅能发现椎体、椎间盘病变及附件改变，还可发现周围软组织炎性改变及脓肿形成，同时可为下一步穿刺活检提供精准定位。

第三节　实验室及其他检查的临床应用

一、全身检验

（一）血常规

1. 急性化脓性骨髓炎早期均可出现白细胞及中性粒细胞明显增高，慢性化脓性骨髓炎则较少出现血常规的异常。

2. 化脓性关节炎多可出现白细胞及中性粒细胞明显增高，但不可作为诊断依据。

3. 骨与关节结核的患者血常规多无特异性表现。

（二）血沉和 C 反应蛋白

在骨的感染性疾病中，均可出现血沉加快和 C 反应蛋白升高，因此不可作为诊断依据，但可以在一定程度上判断疾病的严重程度及监控治疗效果。

二、局部穿刺

骨的感染性疾病局部穿刺可穿出呈淡黄色或呈脓性，偶有浑浊和血性液体，白细胞可正常或增高，细菌学培养可确定具体感染类型，作为确诊依据。

案例 11-1

【病史摘要】 患者，男，25 岁，因"右股骨外伤后切开复位内固定术后感染 1 月"入院，有外伤史和外院诊治史。患者于去年 12 月车祸后右大腿疼痛无法行走于当地医院急诊行股骨干骨折切开复位内固定术，手术后 2 周出院，近 1 周来切口上端破溃，反复流脓。于当地诊所静脉滴注头孢呋辛钠 3d，患肢制动治疗，未见明显疗效。遂于今日来我院就诊，门诊拟"右股骨骨折术后感染"收住入院。

【体格检查】 右大腿切口流脓不止，局部肿痛，皮温升高。患肢肿胀，深压痛明显，不可搬动，强迫卧位。

【实验室检查】 外院 X 线片显示右股骨上 1/3 骨折内固定术后，局部死骨形成。窦道分泌物进行细菌培养提示葡萄球球菌感染。

【病理检查】 无。

【诊断】 右股骨骨折术后慢性化脓性骨髓炎。

案例 11-2

【病史摘要】 患者，女，24 岁，因"颈部疼痛伴活动受限，双上肢麻木 3 个月"入院。患者 3 个月前劳累后出现颈项部疼痛不适，呈不规则刺痛和钝性疼痛，以劳动后疼痛明显，发病初期休息后疼痛可减轻。早晨起床时或久坐后关节有僵硬感，持续时间短，活动数分钟后减轻，口服非甾体抗炎药后症状可改善。无发热、食欲减退、消瘦等症状。近 3 个月疼痛进行性加重，出现静息痛，同时伴有活动受限。期间曾在当地医院口服消炎镇痛药，效果不佳，现严重影响日常生活。

【体格检查】 脊柱无畸形，颈椎生理弯曲变直，颈部屈伸活动受限，颈 6、7 椎棘突及棘突旁压痛阳性，四肢感觉、运动可，四肢肌力 5 级，肌张力正常，四肢关节无畸形，双下肢无浮肿。病理征阴性。

【实验室检查】 X 线片显示颈 7 椎体病理性骨折，椎体变扁。颈椎 CT 示颈 7 椎体骨质破坏，并可见点状钙化及死骨形成，颈椎前方软组织肿胀。MRI 显示颈 7 椎体压缩变扁，椎旁周围软组织脓肿形成。血常规、蛋白电泳、免疫复合物及血清补体无异常，C 反应蛋白（−），红细胞沉降率（−）。

【病理检查】 颈椎穿刺病理无阳性发现。

【诊断】 颈 7 椎体结核。

小　结

随着生活水平的提高，骨与关节的感染性病变发病率明显下降，病变的临床特点也趋向于不典型，诊断的难度大大提高。对骨科医师来说，骨与关节感染仍然是个严峻的挑战。虽然用抗生素治疗大多数细菌感染均能获得很高的成功率，但由于骨骼的生理和解剖特殊性，骨关节感染的治疗未能获得同样的疗效。据中国疾病预防控制中心统计，全国所有外科手术感染率为 2.8%。菌血症很常见，估计仅在刷牙之后就有 25% 的人发生菌血症，但仅仅在骨骼上有细菌存在，无论是血行传播还是直接接种，都不足以引起骨髓炎，必须同时有其他致病因素才能发生感染。疾病、营养不良和免疫系统功能异常也可导致骨与关节感染。同身体其他部位一样，骨与关节对感染也会产生炎症和免疫反应。因此，只有当病原微生物的数量多到足以突破宿主的自然防御屏障（炎症和免疫反应）并在局部形成感染灶后，才能发生骨髓炎。在感染发展和形成过程中，骨骼的局部因素也起着一定的作用，例如，儿童骨骼干骺端缺乏吞噬细胞。骨胀肿的特殊性表现在于它局限于一个坚固的结构中，很难向周围组织扩展。当感染发展时，脓液只能通过骨单位和穿通管扩散，将骨膜从骨表面掀起。骨膜下和骨髓腔内均充满脓液，两者共同作用可导致骨皮质坏死。即使使用抗生素治疗，坏死骨皮质（或称死骨）上的细菌仍能继续存活。由于这一区域缺血，抗生素和炎症细胞均无法到达，导致药物治疗骨髓炎失败。由于骨感染具有这些特征，最好的治疗措施就是预防。对每位患者，骨科医师必须从患者自身因素和医源性因素两方面考虑感染的危险性。患者自身因素包括营养状况、免疫状态和身体其他部位感染。医源性因素包括抗生素的预防性使用、皮肤和伤口的护理、手术环境、手术技术及对潜在感染危险的治疗如开放性骨折的治疗。简而言之，预防感染要比治疗感染容易得多。

（严望军　韩安家　刘　敏　高振华）

第十二章

骨代谢性疾病

本章主要介绍骨代谢疾病的病因、发病机制、临床表现及诊断。骨代谢疾病种类较多,往往合并有其他疾病,诊断往往较为困难,实验室检查及放射学检查在该类疾病的诊断过程中具有重要的作用,病史、临床表现、影像学及实验室检查相结合是明确诊断的重要依据。

第一节 概　述

代谢性骨病又称骨矿疾病或钙磷代谢疾病,是直接或间接由钙磷等代谢紊乱引起的全身性骨疾病,但也可能突出反映为身体某一部位的骨改变。如甲状旁腺功能亢进能引起全身普遍脱钙,但在四肢骨某些部位可出现局限性骨纤维性囊性改变。骨代谢性疾病主要表现为骨形成和骨吸收两者之间的转换紊乱或异常,骨形成、骨吸收可减少或增加,骨基质形成可缺乏或增加,其矿化也可缺乏、不足或沉积过多,最终可表现为疏松、软化、硬化或过度钙化,可兼具两种或两种以上的表现。

一、病因和发病机制

代谢性疾病是指代谢缺陷所导致的疾病。代谢过程异常可为先天性,多因激素、激素受体或受体后,或酶异常引起,也可为获得性,即内分泌器官或重要的代谢器官功能衰竭或亢进所致。骨代谢性疾病属于代谢性疾病的一类,也同样分为先天性和后天获得性两种病因。先天性遗传因素:由常染色体显性遗传、隐性遗传、X连锁遗传所导致的疾病,如成骨不全、大理石骨病、低磷酸酶症、Paget骨病、骨髓纤维化等。后天获得性因素:由于后天生活方式、药物或疾病导致患者发病,如缺钙或维生素D可引起骨软化症,绝经后产生的骨质疏松、老年性骨质疏松,服用阿德福韦酯可引起低磷性骨软化症,肿瘤引发的骨软化,糖尿病、甲亢、类风湿关节炎、强直性脊柱炎等疾病所致的骨软化等。

代谢性骨病的发病机制包括骨吸收、骨形成和矿物质沉积三个方面的异常,但具体的调节、发生机制尚不完全明确。目前比较公认的是下丘脑-垂体-靶腺轴机制,即下丘脑分泌促激素释放激素作用于垂体前叶,促进垂体分泌TSH、FSH、ACTH等促激素,促激素又通过作用于各自的靶内分泌腺如甲状腺、卵巢、肾上腺皮质,分别调节甲状腺素、雌激素、肾上腺皮质激素的合成与分泌,这些靶腺分泌的激素进一步作用于成骨细胞或破骨细胞,从而对骨重建过程进行调节。

二、临床症状和体征

(一) 临床症状

1. 身材过高和矮小　身高是判断体格发育的重要指标之一,身高反映人体纵向发育。影响身高发育的因素有遗传、种族、激素(GH、甲状腺素、性激素、IGF-1等)、营养状态、社会环境和躯体疾病等。人体身高的生长可分为两个阶段:青春期前和青春发育期。儿童及少年评判其身高是否发育过快或缓慢,应与同年龄、同性别的正常儿童平均身高值来衡量。

引起儿童和少年期身高生长过快的内分泌疾病有由GH分泌过多的巨人症和性早熟(真性与假

性),后者在儿童和少年期,身高可超过同年龄、同性别平均身高的 2 个标准差,但由于性激素分泌过多而使骨骺过早融合,故最终身高矮于正常成年人的平均身高。成年期 GH 分泌过多时,由于骨骺已经融合,骨骼只能横向生长,故引起肢端肥大症而身高无变化。引起身高生长过慢和矮小的内分泌疾病主要有 GHRH、GH 释放激素受体基因突变、GH 缺乏、GH 不敏感综合征、IGF-1 缺乏、无睾症、Turner 综合征、肥胖性生殖无能症、单一性促性腺激素缺乏症等。在骨代谢性疾病中,引起矮小的疾病主要有成骨不全、软骨发育不良症、变形性骨炎、多发性骨纤维结构不良症、磷酸酶病、致密性骨发育不全综合征及各种遗传性体质性骨病。

2. 肥胖与消瘦　肥胖与消瘦主要反映体重的变化。肥胖者体重超过标准体重的 20% 以上。体重低于同年龄、同性别正常人平均标准体重 20% 者为消瘦。发生肥胖的常见骨代谢性疾病和内分泌疾病有下丘脑疾病(下丘脑性肥胖)、Cushing 综合征、胰岛素瘤、T2DM、性腺功能减低症、甲状腺功能减低症、糖原累积病、多囊卵巢综合征、代谢综合征(X 综合征)等。引起消瘦的常见骨代谢性疾病和内分泌疾病主要有甲状腺功能亢进症,1 型与 T2DM(体重减轻较快)、肾上腺皮质功能减低症、Sheehan 病、嗜铬细胞瘤、内分泌腺的恶性肿瘤、神经性厌食、胰性霍乱(血管活性肠肽瘤)等。

3. 多饮与多尿　多饮与多尿是骨代谢性疾病中较常见的症状。多饮多尿症状较突出的主要有糖尿病、甲旁亢、肾小管性酸中毒和肾性骨营养不良症等疾病。

4. 高血压、低血钾　以这一主诉的骨代谢性疾病少见,主要见于 Cushing 综合征所致的骨质疏松症。

5. 皮肤色素沉着和脱失　皮肤色素沉着可遍及全身,也可为局部。根据沉着色素的性质有黑色素、胡萝卜素和含铁血黄素,其中以黑色素沉着最为常见。与黑色素沉着有关的激素有促肾上腺皮质激素、雄激素和孕激素。引起全身性黑色素沉着增加的特点即全身皮肤黑色素加深,特别是正常黑色素沉着明显的部位,如乳晕、脐孔、会阴肛门区及掌纹,平常易摩擦的部位黑色素沉着也更明显,但色深色浅连接处的皮肤无截然分界;其他无色素加深处也有黑色素沉着,如唇、口腔黏膜、牙龈和瘢痕处。全身性黑色素沉着增加的继发性骨代谢性疾病有原发性肾上腺皮质功能减退症、Nelson 综合征、先天性肾上腺皮质增生、异位 ACTH 综合征、ACTH 依赖性 Cushing 病;引起局部黑色素加深的主要是 McCune-Albright 综合征。

6. 多毛与毛发脱落　多毛症主要发生于女性,正常女性上唇两外侧可有色浅、短、少许小胡,下腹正中、乳晕也可有少数终毛,如果比较明显,加上前臂和小腿终毛较长,则为多毛症。多毛与遗传、种族、雄激素有关。

影响毛发脱落的激素为肾上腺皮质和卵巢合成的雄激素,各种原因引起的睾丸功能减低症和 / 或肾上腺皮质和卵巢功能减低症等,使雄激素合成或分泌减少,可引起毛发脱落。由于性激素与骨代谢的关系十分密切,所以凡遇有毛发脱落的患者均要想到继发性骨代谢性疾病可能。

7. 男性乳腺发育　正常新生儿、男性青春发育期及老年人均可有乳腺发育,但均为轻度,且为暂时性,可自行消退,属生理性。青春发育期后男性或青春期前的男孩如出现乳腺发育则属病理性。引起病理性男性乳腺发育的疾病有内分泌与非内分泌疾病两大类,前者见于 Klinefelter 综合征、完全性睾丸女性化,睾丸产雌激素肿瘤、真两性畸形、甲状腺功能亢进症、先天性肾上腺皮质增生等;这些内分泌疾病往往均伴有程度不一的骨代谢异常。

8. 溢乳和闭经　在女性中溢乳伴闭经也是较为常见的主诉,临床上称闭经 - 溢乳综合征。虽然此综合征多见于产妇,但未婚女性也可发生。此综合征的发生与垂体泌乳素分泌增多有关。引起泌乳素分泌增多的原因有生理性、病理性和功能性。病理性溢乳和 / 或闭经包括垂体泌乳素瘤,药物和特发性三类。在内分泌疾病中常见的泌乳素分泌增多的疾病有:泌乳素瘤(血清泌乳素水平常在 200μg/L 以上)、下丘脑 - 垂体其他肿瘤、垂体柄受压或断裂而使垂体门静脉血流被阻断和甲状腺功能减低。

9. 骨痛与自发性骨折　骨痛常为骨代谢性疾病的常见症状。在骨代谢性疾病中以女性绝经后骨质疏松症最为常见,严重者常发生自发性骨折,或轻微外伤即引起骨折。骨折后由于局部出血水肿压迫神经、或神经受牵扯和局部肌肉痉挛可引起局部疼痛,但没有骨折的骨质疏松症患者也可有骨骼疼痛。除女性绝经后骨质疏松症外,其他类型的骨质疏松症和大部分骨退行性变、骨肿瘤、骨骼的病理性骨折等均可出现类似的骨痛、自发性骨折,或轻微撞伤、跌倒后的骨折,应注意鉴别。佝偻病以骨的畸形和假性骨折为特征,易发现骨盆畸形、四肢长骨畸形及头颅畸形。方颅、"O"形腿、"X"形腿为其特点。

10. 骨畸形　骨骼畸形是骨代谢性疾病的常见表现。骨骼畸形可分为先天性和后天性两类。先天性骨发育障碍引起各种骨骼畸形主要见于染色体畸变(如 21- 三体综合征、22q11 缺失综合征、Turner 综合征、Klinefelter 综合征等)和骨骼系统的发育障碍性疾病,其中以体质性骨病(如骨骺发育异常、脊柱 - 骨骺发育异常、干骺异常、脊柱干骺异常、骨干异常、短肢畸形、肢体过长畸形、黏多糖病、糖脂病等)为突出。后天性骨骼畸形主要是各种骨代谢性疾病发育的后果,有些是反复骨折 - 愈合 - 再骨折的结果。

(二)骨代谢性疾病的常见体征

以下所列为骨代谢性疾病临床诊断时的常用试验,这些试验或体征可为疾病的诊断提供重要依据。

1. "O"形腿　立位,两足跟靠拢,两膝关节间相距 3cm 以下者为轻度,3～6cm 为中度,6cm 以上者为重度。此外,股骨颈、股骨及小腿的弯曲致军刀腿或马蹄内翻等与"O"形腿有同样的临床意义。

2. "X"形腿　两膝关节靠拢,测量两踝间距离,3cm 以下为轻度,3～6cm 为中度,6cm 以上为重度。

3. 指端粗厚(digitus gross-thickness)　又称"甲亢性肢端病",可见于部分甲亢病人。观察病人指(趾)端,见其指(趾)端软组织肿胀,皮肤粗糙、增厚、末端指(趾)骨肥大呈杵状,指(趾)甲的游离边缘和甲床部分分离。

4. Erb 征 I　为肢端肥大症体征之一。取坐位或仰卧位,检查者以间接叩诊法叩击胸骨柄,若出现浊音即为阳性。本征由于胸骨柄肥大和纵隔内器官肥大所致。

5. Erb 征 II　用小于 6mA 阴极电流可诱发运动神经反应者为阳性,其临床意义同欧勃征 I。

6. 圆柱状指(cylindrical finger)　观察病人双手十指,细长呈圆柱状,拇指尖端变钝,手掌变短,即为圆柱状指。此外,可有前额突出、颜面扁平,鼻梁低凹,眼距增宽,眼眦异位,两侧胫骨、肘部或臂部脱位,口腔有腭裂或出现小颌畸形,此征见于腭裂先天性脱位综合征。

7. 掌骨征　手握拳,观察掌关节远端。正常人由于第 4 第 5 掌骨较短,可见该两掌骨远端处不呈关节结节而呈凹陷。另一检查方法是将掌指关节屈曲,第 4 与第 5 掌骨远端连线延长应超过第 3 掌骨远端,即与中指不相交。如第 4 掌骨较短则上述连线与第 3 掌骨相交,即为阳性。见于假性甲旁减 I 型或其他骨畸形、短指、桡骨弯曲及个别正常人。

8. 坐高(sitting height)　3 岁以下儿童测量顶臀长,3 岁以上者应用坐高计测量。新生儿坐高为身长的 70%,2 岁时为 60%,10 岁时为 52%,坐高明显超过身长的一半为婴儿型身材,坐高为身长的一半左右为成人型身材。

9. Schultz 征　伸舌,以手指轻叩舌面,出现舌面下凹为阳性,见于低钙血症和低镁血症。

10. Quant 征　头部呈 T 字形凹陷,由于额骨和顶骨隆起、颅缝凹陷所致,见于小儿佝偻病。

11. Trousseau 征　亦称缺钙束臂试验。用血压计袖带包裹上臂,充气加压至桡动脉搏动声消失并维持 3min,如出现手搐搦发作,腕关节屈曲,掌指关节半屈曲,并拢内收,指关节伸直,拇指对掌,即为阳性,见于低钙血症、低镁血症、碱中毒等。

12. Chvostek-Weiss 征　亦称面神经征。以指尖或叩诊锤轻叩颧弓与口角间的面颊部,出现眼睑及口角抽动为阳性,见于各种原因所致的低钙血症、低镁血症、碱中毒等。但阴性并不能排除低钙血症的诊断。部分新生儿亦可为阳性。

13. 矮小（dwarfism） 指身材低于标准身长 3 个标准差以上，或低于标准身长的 30% 以上者。见于体质性生长发育迟缓、家族性矮小体型及某些体质性骨病、营养不良、慢性疾病、内分泌疾病、骨代谢疾病等。在骨代谢性疾病中常见的病因有软骨发育不良综合征、假性软骨发育不良症、假性甲旁低、假假性甲旁低、性腺功能不全性骨病、GH 缺乏或 GH 抵抗性矮小症、体质性骨病、Robinow 综合征等。先天性甲减、克汀病、IGF-1 缺乏症、3M 综合征、Silver-Russell 综合征、Cushing 综合征、性早熟、泌乳素瘤等。

14. 助产士手（obstetrician hand） 又称"圆锥形手"。在无促发因素干预时，自发性腕及掌指关节屈曲，指间关节伸直，拇指内收，手外形呈圆锥状，见于手足搐搦症。

15. 抓物样手（grasping hand） 手掌肥厚、手指短，呈半屈状不能伸直，可伴有骨骼畸形和特殊面容，见于黏多糖症。

16. 佝偻病手镯（rachitic wristlet） 腕部呈钝圆形环状隆起，足踝关节处亦可有类似改变。见于佝偻病或成骨不全。

17. 骨性狮面（leontiasic ossium） 端坐位，诊视头面部，颅骨增大呈球形，颧弓高耸，眶缘突出明显，如狮面。见于变形性骨炎、骨软化症、骨纤维性异常增殖症等。

18. 眉间高耸征 眉间区高于正常为阳性。见于引起骨性狮面的疾病、肢端肥大症、佝偻病、地中海贫血、脑膜膨出症、脑积水及麻风等。

19. 前臂直尺试验 嘱病人取端坐位，检查患侧上肢。检查者用一直尺紧贴小指的尺侧和肱骨内上髁，若尺骨茎突与直尺接触即为阳性，提示为 Colles 骨折。

20. 扁平骨盆 系幼年患佝偻病所致。骶岬被压向前，骶骨下段后移，骶骨变直后翘。扁平骨盆常致难产。

三、临床诊断和鉴别诊断

（一）诊断标准

骨代谢性疾病的诊断必须详细询问病史，全面体格检查，在临床表现的基础上，选择必要的实验室检查或其他特殊检查明确诊断。

骨代谢性疾病的临床诊断主要是三种临床表现的鉴别和病因查找，即：高钙血症、低钙血症和骨密度减低。在绝大多数情况下，各种骨代谢性疾病均与上述三种临床表现有关。血钙正常的骨代谢性疾病主要表现为骨密度降低，极少数表现为骨密度增高。尿钙、磷、镁，血磷、镁及其他生化标志物的异常均应与高钙血症、低钙血症或骨密度减低结合起来分析，以便进行诊断和鉴别诊断。

（二）诊断流程及鉴别诊断

1. 病史诊断 详尽的病史询问和细致的体格检查是最可靠、最基础和最经济的诊断方法。采集现病史时，一般资料要详细。幼小儿童的年龄要注明出生月份（计算骨龄和评价发育）和出生时体重。要特别了解有无骨痛、骨畸形和活动受限；有无手足搐搦、精神失常或失眠；有无多尿、口渴、夜尿增多、尿痛、血尿、腰痛等；体重有无改变及变化的特点。在老年人中，慢性"不明原因性疼痛"的主要病因为骨关节病、骨质疏松症、神经病变和肿瘤，老年人长期疼痛要特别警惕骨代谢性疾病、糖尿病和肿瘤的可能。

在既往史中，要注意了解有无长期消化道症状，如腹泻、便秘、食欲缺乏、偏食；有无神经精神失常、不能行走或负重，身材变短，自发性骨折或反复骨折史。对有手足搐搦，肝、胆、肠等重大手术史者要详细了解其原因和后遗症等。要特别注意询问有无甲亢、肢端肥大症、糖尿病、肾上腺疾病、性腺疾病及其他长期、重大、慢性疾病等病史。

由于环境因素对骨代谢有明显影响，病史中要尽量收集饮食习惯、烟酒嗜好，生活和工作环境等有意义的资料，了解有无氟骨症流行及其他重金属接触史等；有无长期服药史，重点了解有无服用抗惊厥药、抗癫痫药、利尿剂、锂盐、铝盐、氟制剂及肾上腺皮质激素、甲状腺激素、雌激素和避孕药物史,因为这些药物可直接干扰骨的代谢,不少药物还对胎儿或哺乳期婴幼儿的骨发育有影响,导致各种骨骼病变。

对女性来说,要查明月经初潮年龄,行经期、月经周期和量,绝经年龄和已绝经时间。了解生育情况,有无流产、早产,并记录计划生育情况,妊娠次数及产次等。过早绝经者,多产妇、无产妇及月经稀少者均为骨质疏松症的高危因素。

许多骨代谢性疾病为遗传性疾病,因而要仔细询问家族一级亲属中及相关成员中的类似疾病史,尤其要查询有无骨折、骨痛、早年驼背或其他骨骼畸形等病史。遗传学调查是诊断遗传性骨代谢性疾病或体质性骨病的基本依据,必须详尽、准确。

2. 症状诊断

(1)高钙血症:高钙血症(hypercalcemia)是一种临床代谢紊乱综合征,其发病原因多种多样,且易被原发疾病所掩盖。另一方面,有的病人仅有血钙升高而缺乏原发病的其他表现。

高钙血症的主要病因为原发性甲旁亢和恶性肿瘤。原发性甲旁亢较为少见,但在高钙血症中所占比例却很高(约 1/2 以上)。其次为肿瘤性高钙血症,以乳腺癌和肺癌为最多见。为便于理解高钙血症的病理生理和临床诊断,一般将高钙血症分为 PTH 依赖性和非 PTH 依赖性两类,见表 12-1。

各种肿瘤引起高钙血症的原因主要有:①肿瘤细胞分泌 PTHrP,与靶细胞上的 PTH/PTHrP 受体结合,动员骨钙或增加肾小管钙的重吸收;②肿瘤累及骨组织,产生溶骨;③肿瘤分泌其他未明性质的升高血钙的因子或促进破骨细胞活性因子。

表 12-1 高钙血症的病因分类

PTH 依赖性	非 PTH 依赖性
原发性甲旁亢	肿瘤性高钙血症
三发性(tertiary)甲旁亢	PTHrP 介导性
家族性低尿钙性高钙血症	其他体液性综合征
(钙受体基因突变)	转移性溶骨病变及骨髓瘤
新生儿重症甲旁亢症(NSHPT)	维生素 D 过多
锂相关性高钙血症	维生素 D 摄入过多
	维生素 D_3 中毒
	应用大剂量维生素 D 类似物
	肉芽肿性病变(结节病、淋巴瘤、结核病等)
	Williams 综合征
	甲亢
	肾上腺皮质功能不全
	肾功能衰竭(急性和慢性)
	长期制动
	Jansen 病
	器官移植后、急性胰腺炎、腹膜透析、AIDS 等
	药物(维生素 A、维 A 酸、噻嗪类利尿剂、氨茶碱等)

注:①三发性甲旁亢指在继发性甲旁亢基础上发生具有自主分泌 PTH 的甲状旁腺结节或腺瘤;②锂相关性高钙血症指长期应用锂盐后发生的高钙血症或甲旁亢。

血钙升高时,要首先排除非疾病因素,最好同时测定血总钙、血离子钙、血磷和 PTH(或 PTH_{1-84}/PTH-C 比值);有条件时,最好加测 PTHrP,然后按图 12-1 进行进一步检查与鉴别。

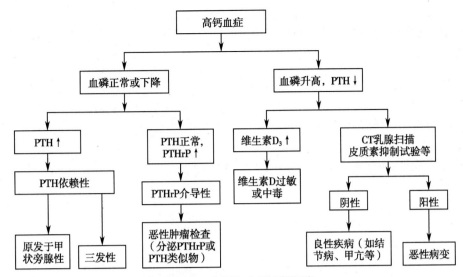

图 12-1 高钙血症的诊断程序

①锂盐相关性甲旁亢可归入原发性甲状旁腺性高钙血症中，因为锂盐可通过增加甲状旁腺 C 细胞膜上的 Ca^{2+} 感受器的敏感性，使 C 细胞增生或形成腺瘤；②Jansen 综合征的病因为 PTH/PTHrP 受体点突变，导致软骨发育不良，故可归入良性疾病性高钙血症中。

（2）低钙血症：低钙血症（hypocalcemia）也是一种骨代谢紊乱综合征。引起低血钙的病因很多（表 12-2），以甲旁减、严重缺镁、维生素 D 缺乏、大量输血和使用某些抗肿瘤药物者常见。低钙血症主要分为甲状旁腺相关性、维生素 D 相关性、钙沉积过多、螯合钙作用、新生儿低钙血症等类型。

临床上遇有长期低钙血症者，可按图 12-2 的鉴别诊断程序查找病因。

（3）骨量减少：骨量减少又称为低骨量（osteopenia, OP），系指骨量（bone mass）降低，BMC（或 BMD）下降范围在峰值骨量平均值（30~40 岁）的 1~2.5 SD 之间。故骨量减少是 OP 发展过程中的一个阶段，骨量减少患者不伴临床表现，更无骨痛、骨骼畸形或骨折。骨量减少的诊断可参考图 12-3 进行。

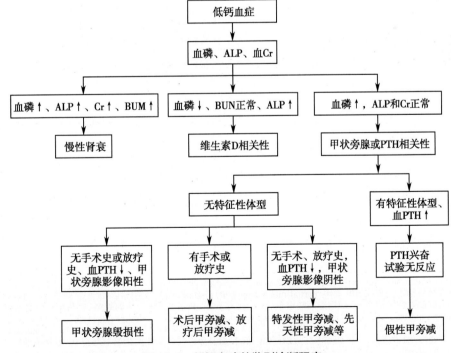

图 12-2 低钙血症的鉴别诊断程序

①血 ALP 主要指骨源性 ALP；②甲状旁腺影像学检查主要为 CT、MRI 和高分辨超声等。

表 12-2 低钙血症的病因

低钙血症的病因	临床表现
甲状旁腺相关性	甲状旁腺受损所致 PTH 缺乏
	先天性家族性高尿钙性低钙血症
	DiGeorge 综合征
	X-性连锁或常染色体遗传性甲旁减
	自身免疫性多内分泌腺综合征（I 型和 APECED）
	PTH 基因突变
	甲状腺切除术后甲旁减
	浸润性疾病
	血色病
	Wilson 病
	转移性甲状旁腺肿瘤
	放疗后甲旁减
	PTH 分泌障碍
	低镁血症
	呼吸性碱中毒
	钙受体病
	遗传性高尿钙性低钙血症
	遗传性甲旁减（ADHPT）
	靶器官抵抗
	低镁血症
	假性甲旁减（I、II型）
	高磷血症
	高降钙素血症
维生素 D 相关性	维生素 D 缺乏
	摄入不足
	吸收不良
	维生素 D 丢失增多
	肠-肝循环障碍
	应用抗惊厥药物
25-羟化障碍	肝病
	异烟肼类抗结核药
1α-羟化功能不全	肾衰
	维生素 D 依赖性佝偻病（I 型）
	肿瘤性骨软化症
靶器官抵抗	维生素 D 依赖性佝偻病（II型）
	苯妥英钠
骨骼钙沉积过多和螯合钙作用	成骨细胞性恶性肿瘤
	"骨饥饿"综合征
	长期输注磷酸盐
	输注枸橼酸盐处理的血液制品
	应用含 EDTA 造影剂
	氟盐
	膦甲酸钠（foscarnet）或其他磷制剂中毒或过量
新生儿低钙血症	早产儿
	母亲患甲旁亢的新生儿
	糖尿病母亲分娩的新生儿
	甲旁亢母亲分娩的新生儿
	新生儿窒息
重症疾病	急性胰腺炎
	中毒性休克
	ICU 监护病
其他原因所致的全身性重症患者	其他疾病 *
	药物 **

注：APECED：autoimmune polyendocrinopathy-candidiasis-ectodermal dystrophy，自身免疫性多内分泌腺瘤-真菌病-外胚层营养不良症。

*：其他疾病主要包括不完全性 10P 单体（partial monosomy 10P）综合征、慢性幽门梗阻、慢性淤胆综合征、枸橼酸盐中毒、慢性乙醇中毒、应用 GH、放射性铂治疗、乙醇性酮症酸中毒、Bartter 综合征、Fahr 综合征、前列腺癌、钙依赖性低肾素综合征（calcium-dependent low rennin syndrome）、蕈样肉芽肿（granuloma fungoides）、Gitelman 综合征、染色体 22q11 或 22q9.11 缺失综合征、婴儿海因综合征（fetal hydantoin syndrome）、血浆交换与大量输血、大量失血、急性肿瘤溶解综合征（acute tumor lysis syndrome）、毒蕈中毒（致横纹肌溶解）、白磷烧伤、血液透析、全胃切除术后、线粒体糖尿病、自身免疫性自发性抗 PTH 抗体血症、长链脂肪羟 3-羟乙酰辅酶 A 脱氢酶缺陷、ethylene glycol 中毒、腭心面综合征（velo-cardiofacial syndrome）、新生儿坏死性筋膜炎（neonatal necrotizing fasciitis）。

**：引起低钙血症的药物主要有二膦酸盐、各种磷酸盐制剂、卡巴咪嗪（carbamazepine）、vigabatrin、amlodipine、秋水仙碱、氨茶碱、mesoridazine、氢氟酸制剂（hydrofluoric acid）、estramustine 等。

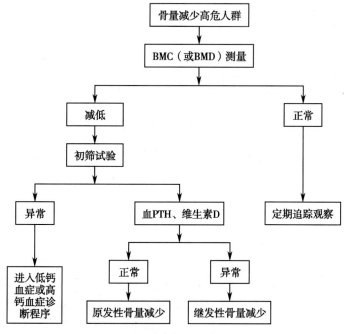

图12-3 骨量减少（或OP）的诊断程序

①高危人群主要指易于发生骨量减少或OP者；②初筛试验主要包括
血钙、磷，尿钙、磷，BUN和ALP等生化检查。

3. 物理诊断

（1）一般检查：主要包括年龄与身高的比例、上部量和下部量比例、臂长与身高比例等，并测量身长、臂长和坐高。先天性骨发育障碍、软骨发育不良症、遗传性骨代谢性疾病患者常出现身体上、下部量比例失调、矮小和各种畸形。

在发育方面，要重点检查骨的发育情况，有无骨发育缺陷、畸形、有无特殊体型、特殊面容，有无指甲脆裂、眉毛脱落和皮肤异常等。检查患者有无被动或强迫体位，有无特殊步态，有无跛行、行走时身体摇摆等体征。

（2）系统检查：检查有无头颅畸形，头部畸形常提示患者有遗传性骨代谢性疾病或其他遗传性代谢性疾病。检查时注意牙齿是否呈黄褐色（斑釉牙），有无口腔念珠菌感染，有无传导性耳聋及听力下降和平衡失调。重点检查有无蓝色巩膜、白内障、视盘水肿、假性脑瘤表现、有无突眼、复视、眼肌麻痹等。

要检查两侧对称度，有无颈蹼、颈过短、颈部淋巴结肿大。颈部有无活动受限。检查胸部时，胸廓前后径及左右径比例，胸廓上下部长度，有无胸骨突出，有无鸡胸、佝偻病串珠、肋膈沟（Harrison沟）或漏斗胸，有无胸椎畸形、肋间隙宽度及对称度变化等。有无肋骨骨折或其他病变。乳腺有无肿块，有无邻近淋巴结肿大。除按常规检查腹部外，要重点了解有无脐疝、腹部肿块及肝脾肿大。

脊柱及四肢是体格检查的重点部位。应重点了解有无脊柱畸形、压痛、叩击痛，有无活动受限及骨折。四肢有无畸形、有无指（趾）粗短、关节畸形，有无骨折、局部肿胀、压痛，有无"X"形或"O"形腿，有无肢端肥大、杵状指（趾）等。

（3）骨骼运动系统检查：骨骼体格检查应按要求的步骤，对骨骼系统进行既全面又有重点的检查。诊查时要特别注意三点：充分暴露检查部位；左右或上下进行对比；检查内容应包括形态、功能、疼痛及其他特殊检查。①脊柱检查：首先从整体观察脊柱的生理弯曲和生理弧度是否有异常，如有无侧凸、后凸及畸形，检查棘突是否在同一直线上，两侧肩胛下角连线与两侧髂嵴连线是否平行，两侧肩胛中线是否对称，骶骨中线是否在枕骨结节与地面的垂直线上。如发现有脊柱侧弯，应了解哪一部分为原发性侧弯（通常为侧凸最大部分）。检查脊柱疼痛时，应确定肩胛的压痛点，如无固定的压痛点,要同时检查脊柱两侧的腰大肌和肾区压痛点。同时要检查颈椎和腰椎的运动功能,包括前屈、后伸、侧屈、旋转等。②髋关节检查:通过姿势和步态了解有无畸形。例如,先天性髋关节脱位者的臀部后凸,行走时呈鸭步;股骨颈骨折者的患肢外旋。发现腹股沟中点或臀部压痛常提示存在髋关节病变,髋关节旋转时出现疼痛常表示关节或周围有病变。

4.影像及实验室诊断　见第二节。

第二节　实验室及其他检查指标与评估

一、实验室及其他检查指标

骨代谢生化标志物是从血液、尿液中可检测出的骨代谢生化产物或相关激素,骨代谢生化标志物可反映骨代谢状态,是协助代谢性骨病的诊断、鉴别诊断、治疗以及疗效评价的重要指标。近年来,骨代谢生化标志物的检测发展迅速,临床应用日益广泛。骨代谢标志物可大致分为一般生化标志物、骨代谢激素和骨转换标志物3类。一般生化标志物主要指血钙、血磷、尿钙和尿磷等;骨代谢激素主要包括维生素D及其代谢产物、甲状旁腺素(parathyroid hormone,PTH)、降钙素、成纤维生长因子23(亦称排磷因子或排磷素,fiberblast growth factor 23,FGF23)等;骨转换标志物(bone turnover markers,BTMs)则指反映骨骼细胞活性与骨基质代谢水平的生化产物,通常分为骨形成标志物和骨吸收标志物两类,前者代表成骨细胞活性及骨形成状态,后者主要反映破骨细胞活性与骨吸收水平。

(一)实验室检查指标

1.血生化指标测定

(1)血清总钙(total serum calcium):常用的正常值为:婴幼儿2.5~3.0mmol/L(10~12mg/dl);成人2.10~2.55mmol/L(8.4~10.2mg/dl)。

(2)血清离子钙(serum ionized calcium):血清离子钙正常值(1.13±0.03)mmol/L,女性稍高,老年人稍低。

(3)血清无机磷:血清中的无机磷约12%与蛋白结合,绝大多数以$H_2PO_4^-$或HPO_4^{2-}离子状态存在,成年人正常参考范围为0.87~1.45mmol/L,儿童为1.29~2.10mmol/L。

(4)血清镁:正常人血清镁总量为0.7~1.0mmol/L,其中游离镁0.40~0.55mmol/L,阴离子结合镁为0.23~0.35mmol/L。

2.骨代谢激素测定

(1)甲状旁腺素(PTH):甲状旁腺主细胞合成和分泌的PTH含84个氨基酸残基。PTH的主要生理功能包括:①增加尿钙重吸收、抑制尿磷重吸收并调节维生素D在肾脏的活化和代谢;②刺激骨形成和骨吸收,但通常情况下以刺激骨吸收占主导地位。目前采用化学发光免疫分析法测定PTH值。PTH正常参考值范围是15~65pg/ml。

(2)血清活性维生素D及其代谢物:目前25-(OH)D_3或1,25-(OH)$_2D_3$的测定还没有合适的参考方法,电化学发光免疫测定法参考值为10~30ng/ml。

(3)降钙素:降钙素是甲状腺C细胞分泌的、由32个氨基酸组成的多肽激素。它与PTH作用相反,使血钙向骨中移动和"沉着"而降低血钙。降钙素的主要作用是抑制骨吸收,在破骨细胞上存在有降钙素受体,降钙素作用破骨细胞,使其骨吸收受抑;同时,降钙素又能抑制PTH和活性维生素D的活性,降低血钙的浓度。正常男性血降钙素0.00~6.40pg/ml,女性0.00~9.52pg/ml。

3.骨转换标志物　骨转换标志物(BTMs)分为骨形成标志物和骨吸收标志物两类。

(1)骨形成标志物:骨形成标志物是反映成骨细胞功能状态的直接或间接产物。成骨细胞中含有大量的Ⅰ型前胶原,骨形成时Ⅰ型前胶原被分泌到细胞外,裂解为Ⅰ型前胶原N端前肽(N-terminal propeptide of type 1 precollagen,PINP)、Ⅰ型前胶原C端前肽(C-terminal propeptide of type 1 precollagen,

PICP）和Ⅰ型胶原3个片段。Ⅰ型胶原被组装在类骨质中，无机矿物质（钙和磷）沉积于其中，形成羟基磷灰石（类骨质矿化）；而PINP和PICP则作为代谢产物进入血液和尿液中，故检测PINP和PICP可以反映骨形成水平。骨矿化过程中，成骨细胞分泌的骨特异性碱性磷酸酶（bone-specific alkaline phosphatase，BALP）将单磷酸酯水解成无机磷，增加局部无机磷的浓度，同时可水解抑制矿化结晶的焦磷酸盐，发挥钙结合蛋白或 Ca^{2+}-ATP 酶的作用。骨碱性磷酸酶是总碱性磷酸酶的重要部分，肝功能正常时，肝脏和骨骼来源的碱性磷酸酶各占血液总碱性磷酸酶的一半。当骨源性碱性磷酸酶升高时，总碱性磷酸酶也相应升高，故后者可部分反映骨形成状态。

（2）骨吸收标志物：骨吸收标志物是在骨吸收过程中由破骨细胞分泌的或被代谢的骨组织产物。在骨组织中，Ⅰ型胶原交联氨基端肽区（type Ⅰ collagen cross-linked N-telopeptide，NTX）或羧基端肽区（type Ⅰ collagen cross-linked C-telopeptide，CTX）通过吡啶啉（pyridinoline，Pyr）或脱氧吡啶啉（deoxy-pyridinoline，D-Pyr）将相邻两个Ⅰ型原胶原分子相连，而羟脯氨酸（hydroxyproline，HOP）在胶原分子内部通过氢键起稳定胶原纤维的作用。Ⅰ型胶原在赖氨酰氧化酶作用下降解后，释放出HOP、Pry、D-Pyr、NTX和CTX，因此这5个标志物反映了骨吸收过程中的胶原降解水平。尿HOP只有10%来自骨Ⅰ型胶原的降解，其特异性较差；而Pry、D-Pyr在尿液中相对稳定。常用的CTX有α-CTX和β-CTX两种，其中β-CTX是α-CTX的异构体，两者均含有Ⅰ型胶原分子间交联物的重要区段和近似交联物的残基，可保护其不受肾脏降解，稳定性较好。抗酒石酸酸性磷酸酶-5b（tartrate-resistant acid phosphatase 5b，TRAP-5b）是由破骨细胞产生的非胶原蛋白。破骨细胞将降解的胶原代谢产物吞入细胞中，并和含有 TRAP-5b 的细胞囊泡融合，在囊泡中胶原代谢产物被 TRAP-5b 产生的氧化应激产物破坏并和 TRAP-5b 一起从基底外侧细胞膜分泌到细胞外。因此，血清 TRAP-5b 与骨吸收水平呈正相关。

4. 尿生化指标测定

（1）尿钙：临床上常用24h尿钙排出量或尿钙/尿肌酐比值反映尿钙排泄水平，正常值为200～250mg/24h。在饮食基本不变的情况下，24h尿钙检测较为稳定。

（2）尿磷：临床上常用24h尿磷排出量、尿磷/尿肌酐比值反映尿磷排泄水平，正常成人为0.5～1.3mg/24h。尿磷排出量受多种因素的影响，主要包括来源于肠道、骨骼和软组织的磷含量、肾小球磷滤过率和肾小管磷重吸收率等。

（3）尿镁：尿镁排泄量 3.0～4.5mmol/24h；与钙和磷相似，尿镁的排泄量随年龄增大而有变化，一般壮年及老年人尿镁稍下降。性别和体重对尿镁的影响与尿钙类似。摄入镁是影响尿镁含量的最重要因素。

5. 遗传学与分子生物学诊断　大多数骨代谢性疾病属遗传性疾病。染色体核型分析可明确 Turner 综合征、Klinefelter 综合征、常染色体三体或单体综合征等的诊断。一些代谢酶缺陷所致的骨代谢性疾病（如磷酸酶异常、同型胱氨酸尿症、黏多糖病、黏脂病、软骨发育不全、腺苷脱氨酶缺乏症等）可用分子生物学方法检测酶的异常部位或受体的缺陷本质，明确诊断。

临床上最常见的原发性骨质疏松症（osteoporosis）的危险因素中，遗传因素占70%～80%。调节骨代谢的激素、酶或局部因子的基因和它们所表达的活性蛋白均存在显著的异质性，其中一些基因类型与骨质疏松症有密切关系。

以肾脏、骨骼和肠黏膜为靶组织的激素[PTH、降钙素、$1\alpha, 25$-$(OH)_2D_3$]，激素受体和钙受体基因均存在表达和功能上的异型性。由功能正常到功能丧失是一个由量变到质变的病态谱系，反映在临床上的是个体某器官矿物质代谢的质量和数量方面的差异。这些都是有待研究的重大课题，对探讨各种骨代谢性疾病的发病机制、诊断和治疗具有重要意义。

现已发现，由激素分泌细胞增生、凋亡、腺瘤或腺癌引起的许多内分泌代谢性疾病都存在遗传信息的缺失或病理性获得，鉴定这些遗传信息的异常是病因诊断和治疗的最终目标。

6. 矿物质代谢平衡试验　可较准确地了解试验期间受试者的总体平衡值，主要用于研究观察。除钙、磷、镁、钠和氯等主要无机离子外，亦可用此法来确定微量元素、维生素、蛋白质（氮）和脂肪等的平衡状况。稳定核素技术(stable isotope techniques)特别适应于婴幼儿和儿童的矿物质代谢观察，是研究钙及其他营养素肠吸收率和体内代谢的最新方法。可用于患者的营养学研究，鉴别骨代谢性疾病和营养性疾病的病因，并为治疗提供依据。

（二）影像学检查指标

1. X线检查　常规放射学检查的主要目的是发现和鉴定骨骼的畸形、骨折、骨关节病、异位骨化和异位矿化、骨坏死、骨折不连接和一些较显著的骨骼形态改变；其次，也可测定骨质的密度和密度改变的范围与程度；最后，有些骨代谢性疾病往往有特殊的X线表现。这些异常改变用其他非放射学检查方法是无法替代的。如I型假性甲旁减患者有短指（趾）和短颈、掌骨征；佝偻病有"X"形或"O"形腿、宽特(Quant)征、扁平骨盆、假性骨折线(Looser线)等；严重骨质疏松症患者有驼背；多发性骨纤维结构不良患者的颅骨和镫骨有膨胀性囊性变和变形；畸形性骨炎可有骨干增粗、膨大和弯曲变形；成骨不全患者的骨干骺端可发现横行骨线、喇叭状扩大；原发性甲旁亢患者可有纤维囊性骨炎表现等。放射学检查也是鉴别异位钙化与异位骨化的较好方法。这些病变凭体检可以得到初步的临床印象，但临床确诊均有赖于X线检查。

2. X线测量分析　临床上最常用的X线测量分析有OP指数测量和骨龄分析。

（1）OP指数测量：可确定有无OP及其程度。但其误差大、敏感性较差，难以发现早期骨质疏松患者。现已有CT骨密度测量、光子吸收法骨密度测量和双能X线骨密度测定，可诊断更早期的骨病变。

（2）骨龄和骨成熟分析：骨龄是指骨骺及小骨化中心出现的年龄和骨干与骨骺联合的年龄。根据骨骺化骨中心出现的数目和骨干是否与骨骺联合来判定骨的发育情况，化骨中心数目少于正常或骨干与骨骺在该年龄未能正常联合者，为骨发育延迟；反之，则为骨发育提前。如用骨龄百分计数法作判断标准，能更准确地了解骨的发育和成熟程度。摄取正位右手X线片，选择腕关节及掌骨10个化骨核，将各化骨核在发育过程中的形态改变分为五类，各化骨核分为不同的期，经统计学处理，算出10个骨的相应发育指数及其总和，再从曲线图查出骨龄。

3. 骨密度测量

（1）X线片：如前所述，普通X线片可发现较晚期的OP和骨硬化病变，没有早期诊断和疗效评价意义，病人的骨盐丢失30%以上普通X线片才能有所改变，达不到早期诊断的目的。同理，普通X线片亦无法查出早期骨硬化病变。

（2）光子吸收法：包括分单光子吸收法和双光子吸收法两种。单光子吸收法(SPA)是用放射性核素^{125}I、^{125}Am、^{125}Cs或X线（单能X线法）作光子源(27.5KeV X线束)。优点是照射量低、方便、经济；缺点是不能测量深部骨骨密度，测量的精确和准确度均欠理想。双光子吸收法(DPA)的测量基本原理与SPA相同，DPA可用于全身骨骼的测量。由于DPA受测量部位软组织干扰且扫描时间长，故现已被双能X线吸收法(DXA)取代。

（3）X线分光光度法：以双能X线吸收法(DXA)为代表。新一代的DXA可快速测量腰椎正侧位、髋部和全身总体的骨量变化。DXA的精确度误差0.5%~1.5%，腰椎侧位和股骨颈2%，全身测量的精确度为0.5%~1%。

（4）定量CT：定量CT(quantitative CT, QCT)可测定任一部位的皮质骨和松质骨，得到三维空间下的容积密度(g/cm³)，并能得到皮质骨和松质骨的骨量比，QCT主要用于椎骨密度测定。与DXA比较，QCT具有下列优点：①可对皮质骨和小梁骨的BMD分别进行测量；②除用QCT测定BMD外，还可分析骨的强度，预测皮质骨内多孔性(intracortical porosity)及其他力学参数，对BMD较低的区段可进行特殊测量和分析；③用螺旋体积定量CT(helical volumetric quantitative CT, vQCT)进行脊椎椎体的三维重建，测量体积BMD，分析骨的力学特征；④在分析和预测骨折方法可能比DXA更准确。

（5）定量磁共振：定量磁共振(quantitative MR, QMR)是一种很有发展潜力的测量技术。已有一些学者采用定量磁共振来测量骨密度，其独特优点是能得到骨结构的信息。

（6）中子激发分析(NAA)：NAA是用中子放射源照射人体或人体的某一局部，测量因钙而衰竭

的 γ 射线，测得人体的总钙量。因人体 99% 以上的钙集中在骨骼，故可测得全身骨骼的钙量。本法的精确性误差为 3%～5%，准确性误差为 1%～5%。

（7）骨 SPECT 定量（QBS）：骨 SPECT 定量分析（quantitative bone SPECT）可对全身骨量进行定量分析，用 ^{99m}TC（锝）标记的亚甲基二膦酸盐（methylene diphosphate，MDP）显像，还可了解骨的代谢转换率。

4．放射性核素检查　　放射性核素检查有两个主要目的：一是对局部或全身的骨组织进行显像或骨密度测定，协助骨病变的诊断，疗效评价和预后判断。例如，用骨 SPECT 定量（QBS）检测骨密度和骨转换率。二是对甲状旁腺病变进行术前定位，以明确诊断，有助于制定手术方案，缩短手术时间，减少术后并发症。

二、检查指标的评估

（一）实验室检查指标评估

1．血生化指标测定

（1）血清总钙：成人至 70 岁前，血清总钙均较稳定，95% 以上的人群波动在 2.20～2.50mmol/L（8.8～10.0mg/dl）之间。一般认为，如血清总钙低于 2.20mmol/L（8.8mg/dl）或高于 2.55mmol/L（10.2mg/dl）则属异常。

（2）血清离子钙：血 Ca^{2+} 测定是诊断骨代谢性疾病的最基本方法之一，Ca^{2+} 较血总钙量能更敏感地反映甲状旁腺功能和骨代谢状况。在临床上，有时要特别关注血 Ca^{2+} 的变化（如肝移植、胰腺炎、输血、新生儿和老年人等）。

（3）血清无机磷：引起血磷升高的主要原因包括慢性肾功能衰竭等肾滤过磷障碍性疾病、维生素 D 中毒和甲状旁腺功能减退症等。引起血磷降低的常见原因有维生素 D 缺乏症、原发性或三发性甲状旁腺功能亢进症、范可尼综合征、肾小管性酸中毒或其他肾小管病变等。需要注意的是，血磷易受饮食因素（特别是磷摄入量）的影响。

（4）血清镁：血清镁测定对骨代谢性疾病诊断的重要性在于缺镁常与其他骨代谢性疾病或全身性疾病同时并存。血镁正常并不能排除镁代谢异常，另一方面，高镁血症很少单独存在，往往并发于某些疾患或作为某些疾病的表现之一。

2．骨代谢激素测定

（1）甲状旁腺素（PTH）：PTH 增高可见于甲状旁腺功能亢进、甲状旁腺瘤、单纯性甲状腺肿病人，老年性骨质疏松症患者 PTH 也可增高。PTH 减少见于甲状旁腺功能低下、PTH 合成和分泌缺乏。

（2）血清活性维生素 D 及其代谢物：维生素 D 在体内的活性形式有 25-$(OH)D_3$、1,25-$(OH)_2D_3$、24,25-$(OH)_2D_3$ 等。其中 25-$(OH)D_3$ 为主要形式，浓度比 1,25-$(OH)_2D_3$ 高 500～1 000 倍，并且半衰期最长（15～45d），是反映皮肤合成和食物摄取维生素 D 营养状态的理想指标，是指导维生素 D 用量的最适指标。

（3）降钙素：血清降钙素测定可用于诊断降钙素缺乏症，但更多的是用于甲状腺髓样癌（C 细胞癌）的诊断。降钙素有抑制绝经后骨质疏松的骨代谢作用，即抑制骨吸收，显然对骨质疏松的进程有阻止作用，而且能增加肠钙吸收和骨矿含量，抑制胶原分解，减少尿羟脯氨酸的排泄等，这些对防治骨质疏松均有益处，尤其降钙素对缓解骨痛效果明显。任何年龄组的男性降钙素水平均高于女性，加之高龄妇女其钙负荷所致的降钙素增加较差，这也是骨质疏松女性较男性多见的原因之一。

3．尿生化指标测定

（1）尿钙：通常情况下，24h 尿钙排出量大于 7.5mmol（300mg）为高钙尿症；低钙尿症的判断需要同时考虑钙摄入量、尿钙排出量和血钙水平等因素，目前尚无公认的诊断标准。引起尿钙增加的常见因素：①钙摄入过多；②骨矿物质动员增强（如高 PTH 血症、高糖皮质激素血症、高甲状腺激素血症、肾小管酸中毒、肿瘤骨转移或恶性骨肿瘤等）；③长期制动；④慢性代谢性酸中毒；⑤维生素 D 过量或中毒；⑥结节病（1α-羟化酶活性增强，血清 1,25(OH)$_2$D 和血钙升高）。引起尿钙减少的主要因素：①维生素 D 缺乏症；②代谢性碱中毒；③佝偻病 / 骨软化症等。

（2）尿磷：尿磷排泄量增多：见于甲状旁腺功能亢进症、方氏综合征、代谢性碱中毒等。尿磷排泄量减少：见于甲状旁腺功能减退症、佝偻病、乳糜泻、肾衰、伴有酸中毒的肾炎、糖利用增加等。

（3）尿镁：尿镁增高主要见于甲旁亢、原发或继发性醛固酮增多症、慢性肾炎、甲亢、肾小管病变、糖尿病等。尿镁降低主要见于甲减、甲旁减、维生素 D 缺乏症、乳糜尿、阻塞性黄疸和尿毒症晚期等患者。

（二）影像学检查指标评估

1. 骨折　这是 X 线诊断的最突出优点和最佳方法。椎骨是 OP 骨折的好发部位，多发生于绝经后 OP 患者。椎骨骨折可分为楔形骨折、终板骨折和椎体压缩性骨折三种。Genant 曾根据椎体的形态改变对 OP 引起的椎体骨折进行半定量分级：O 度：正常；Ⅰ度（轻度）：椎体前、中和 / 或后高度降低 20%～25%，椎体面积减少 10%～20%；Ⅱ度（中度）：椎体高度降低 25%～40%，面积减少 20%～40%；Ⅲ度（重度）：椎体高度和面积减少 40% 以上。在脊柱 X 线片上，也可测量骨指数或第二腰椎指数，协助椎骨骨折的诊断。此外，亦可对椎体进行定量测定，计算椎体的前、中、后高度及其比值，并参照正常人的测定值，作出椎体骨折的诊断。如低于正常均值的 20%，或椎体前后高度低于平均值 3SD 以上，或前后椎体高度 < 0.85，即可诊断为椎体骨折。

2. 普通 X 线片骨密度测量　X 线片吸收法或光密度测定法常用楔形铝板为标准体和手同时辐照，用光密度仪对所测骨和标准体进行比较，计算出骨密度。此法的误差为 10% 左右。近年来已用高分辨 X 线片，辅以计算机技术对骨质密度和骨矿含量进行定量分析，以提高精确度，减少误差，不过骨密度测量的最佳方法是 DXA。

3. OP　OP 的 X 线表现一般是普遍性骨质吸收、脱钙、骨质稀疏。在 X 线片上，其基本改变是骨小梁数目减少、变细和骨皮质变薄。常为全身性，以胸腰椎、扁骨、锁骨、掌骨和肋骨最显著。纤细的骨小梁清晰可见，此与骨质软化所致的粗糙而模糊的骨小梁形态截然不同。骨小梁被吸收后，由于被纤维组织代替，并有不规则新骨形成亦可导致骨小梁粗糙呈网状结构。颅骨变薄，出现多发性斑点状透亮区，毛玻璃样或颗粒状，少数见局限性透亮区，可呈虫蚀样骨质吸收。鞍背和鞍底变薄，颌骨牙硬板致密线的密度下降或消失，脊柱的椎体骨密度降低，出现双凹变形，椎间隙增宽，椎体前缘扁平，易发生楔形骨折（椎体压缩性骨折）。四肢长骨的生长障碍线明显。必须指出，放射学上所指的 OP 是骨的一种放射形态描述，与 OP 症（osteoporosis）有概念和本质上的不同。放射学上的 OP 虽然主要指的是病理学上的 OP 症，但也可能包括其他骨疾病。同样，OP 症在 X 线片上的表现也不只是骨小梁的稀疏。OP 症易伴发骨折和骨畸形，如股骨颈骨折、肋骨、骨盆骨折与畸形等。处于生长发育期的 OP 症患者还可出现干骺端的宽阔钙化带、角征和骨刺。

4. 骨质软化　如有典型骨软化表现，可能合并维生素 D 缺乏和 / 或钙供不足。青少年病人骨骺端膨大变形。因骨矿物质减少，X 线片上可见骨密度降低，骨小梁模糊不清。假性骨折（Looser 带）为骨质软化的特征性表现，Looser 带为数毫米宽的透亮带，与骨皮质垂直，边缘骨密度增高。这是由于部分骨折后，骨折处的骨前质矿化不良所致。Looser 带常见于耻骨支、肩胛颈、股骨颈、肋骨和近端胫骨等处。骨质软化易发生骨畸形，常见者为椎体双凹变形、驼背、髋内翻、膝外翻、骨盆缩窄、胫骨呈弓状变形等。严重时亦常伴有病理性骨折。青春期前发病者，由于骨骼处于生长发育期，在 X 线片上有许多特殊征象。早期改变为骨骺板之临时钙化带不规则、变薄或模糊，干骺端凹陷。当临时钙化带消失后，干骺端变宽，中心部凹陷呈杯口状并伴毛刷状高密度影。骨骺出现迟缓，边缘模糊，骨干端两侧可见骨刺和钙斑。待病情进一步发展，骨密度减低，皮质变薄和骨小梁粗糙可遍及全身骨骼。长骨骨干变粗，边缘模糊，肋骨前端膨大。出现青枝骨折和下肢出现"O"形或"X"形骨畸形。

5. OP 并局部骨硬化　密度减低区内可同时有密度正常或密度增高的斑块，这种硬化斑块（骨硬化）易出现在腰椎或颅骨处。

6. 纤维囊性骨炎 纤维囊性骨炎在 X 线片上往往有特征性表现。除骨皮质变薄外,骨膜下骨吸收亦是纤维性骨炎的早期表现,代表破骨细胞对骨皮质的溶解吸收,具有较特异的诊断价值。最早的改变是牙周硬板的锐利影消失,但牙周膜下牙槽骨硬板消失也可见于其他原因引起的 OP 症或牙周病,因而其特异性并不高。继之可出现骨囊性变及骨膜下骨吸收和骨畸形;骨皮质薄如线条状,松质骨结构消失;颅骨有颗粒状透亮影,内外板密度减低,边缘模糊;腰椎呈鱼脊柱样变形和骨盆变扁缩窄。全身骨骼可有多发性病理性骨折。骨囊性变为本型骨病变的特征性表现,但主要见于重症患者,常出现于骨盆、颅骨及四肢长骨,囊变区皮质骨薄而膨大。骨膜下骨吸收多见于指趾骨、长骨骨端及锁骨外端下缘等处,骨皮质外缘的浅表性骨质缺乏,骨干中部的正常凹陷明显,边缘模糊或呈花边状。特别在中节指骨的桡侧,骨皮质外缘呈毛刷状或花边状,也可似贝壳样凹陷。软骨下也有类似表现,称为软骨下骨吸收,见于耻骨联合、骶髂关节、锁骨的两端。囊性骨炎在局部骨形成大小不等的透明区,边界模糊,易误为骨囊肿或骨巨细胞瘤。X 线所见下颌骨囊肿难于和成釉细胞瘤鉴别。纤维性囊性骨炎在骨局部形成大小不等的透亮区,长骨骨干多见,也可见于骨盆、肋骨、锁骨和掌骨等部位。囊肿部位或承重部位好发病理性骨折,常为多发性,骨折端缺少骨膜反应。

7. 骨质硬化和骨质增生 骨质硬化(osteosclerosis)系指新骨生成过多、骨量增加、骨密度增高的一种病理现象。骨质增生(hyperostosis)是由于骨生成增多和 / 或骨吸收减少所致的骨皮质增厚、骨髓腔变小或消失、骨小梁增粗、海绵间隙变细或转化为致密骨的表现。在很多情况下,骨质硬化和增生同时存在,此时应称为骨质硬化增生症。在 X 线片上,骨硬化与增生的共同表现为骨密度增高、皮质增厚、骨干变粗、骨髓腔变窄和骨小梁粗而致密。但是,不同原因引起的骨质硬化增生症亦各不相同。例如,氟骨症、肾性骨病性骨质硬化的骨密度虽高,但结构模糊;石骨症中的骨质致密则均匀,于长骨骨端可有交替排列的浓淡条纹带;转移性骨肿瘤引起的骨硬化多不均匀,骨质硬化区常伴有骨质破坏灶;变形性骨炎的骨硬化常伴有骨质增生,骨干增宽增粗等。

8. 软组织钙化与骨化 营养不良性异位钙化是软组织的退行性变、纤维化或坏死的后果之一。患者的血液与体液的钙磷水平正常。转移性钙化是由于血液与体液中的钙磷含量过高或比例失常所致。软组织骨化见于先天性进行性骨化性肌炎,或由于外伤、手术、瘫痪后引起。X 线片上,软组织钙化表现为密度高、边缘锐利的斑点状、颗粒状、环状或线条状浓影。如能见到骨小梁结构则称为软组织骨化。

9. 骨密度测定的诊断标准 根据 WHO 推荐的诊断标准,骨矿含量或骨矿密度的检测结果可分为:骨量正常、低骨量、OP 和严重 OP 四类。骨量正常:BMC(BMD)大于同性别峰值骨量平均值减 1SD。低骨量(或骨量减少):BMC(或 BMD)小于峰值骨量平均值减 1SD,但大于峰值骨量平均 2.5SD。OP:BMC(或 BMD)小于峰值骨量平均值减 2.5SD。严重 OP:OP 伴一处或多处骨折。

第三节 实验室及其他检查指标的临床应用

一、检查指标的筛选原则

骨的主要成分是无机物(钙、磷和镁)和有机质(I 型胶原)。骨组织中有四种不同类型的细胞:成骨细胞、破骨细胞、骨细胞和骨衬细胞。骨是具有新陈代谢的活组织,由破骨细胞吸收旧骨、成骨细胞生成等量新骨取代完成骨的转换,在伴随人一生的骨转换过程中,骨代谢生化指标发挥重要调节作用。

骨代谢生化指标分别来源于骨、软骨、软组织、皮肤、肝、肾、小肠、血液及内分泌腺等,是由成骨细胞或破骨细胞分泌的酶和激素,以及骨基质的胶原蛋白代谢产物或非胶原蛋白。

骨代谢的生化指标可分为三大类:①钙磷代谢调节指标;②骨吸收标志物;③骨形成标志物。其临床详细分类及正常参考值见表 12-3～表 12-8。

表 12-3 钙磷代谢调节指标分类

中文名称	英文名称	英文缩写
甲状旁腺素	parathyroid hormone	PTH
降钙素	calcitonin	CT
维生素 D_3	Vitamin D_3	VD_3
钙	calcium	Ca
磷	phosphorus	P

表 12-4 钙磷代谢调节指标正常参考范围

钙磷代谢调节指标	正常参考范围	标本	测定技术
PTH	15～65pg/ml	血清	ECLIA
CT	男：0.00～6.40pg/ml	血清	ECLIA
	女：0.00～9.52pg/ml		
25-（OH）D_3	10～30ng/ml	血清	ECLIA
Ca	2.15～2.55mmol/L	血清	生化分析
P	0.87～1.45mmol/L	血清	生化分析

注：25-（OH）D_3, 25-dihydroxy vitamin D_3；ECLIA，电化学发光免疫测定法。

表 12-5 骨吸收标志物分类

中文名称	英文名称	英文缩写
抗酒石酸酸性磷酸酶	tartrate resistant acid phosphatase	TRACP
Ⅰ型胶原羧基末端肽	type Ⅰ collagen carboxy-terminal peptide	CTX
Ⅰ型胶原氨基末端肽	type Ⅰ collagen amino-terminal peptide	NTX
尿吡啶啉	urinary pyridinoline	Pyr
尿脱氧吡啶啉	urinary deoxypyridinoline	D-Pyr
尿Ⅰ型胶原羧基末端肽	urinary type Ⅰ collagen carboxy-terminal peptide	U-CTX
尿Ⅰ型胶原氨基末端肽	urinary type Ⅰ collagen amino-terminal peptide	U-NTX
空腹2h尿钙/肌酐比值		Ca/Cr

表 12-6 骨吸收标志物正常参考值

标志物	正常参考值	标本	测定技术
Pyr	成人：19.5～25.1nmol/mmol Cr	尿液	HPLC/ELISA
D-Pyr	成人：1.8～15.5nmol/mmol Cr	尿液	HPLC/ELISA
CTX	成人：3.9～4.9nmol/mmol Cr	尿液	尿 Crosslaps
	绝经前（0.29±0.14）μg/L	血清	ELISA/RIA
	绝经后（0.56±0.23）μg/L	血清	ELISA/RIA
	男性（0.30±0.14）μg/L	血清	ELISA/RIA
NTX	绝经前 5～65nmol BCE/mmol Cr	尿液	Osteomark™
	男性 3～63nmol BCE/mmol Cr	尿液	Osteomark™
	女性 6.2～19nmol/L BCE/L	血清	ELISA/RIA
	男性 5.4～24.2nmol/L BCE/L	血清	ELISA/RIA
TRACP-5b	绝经前 0.5～3.8U/L	血浆、血清	色谱法 /RIA
	绝经后 0.5～4.8U/L		
	男性 0.5～3.8U/L		

注：HPLC：高压液相色谱法；ELISA：酶联免疫测定法；RIA：放射免疫测定法。

表 12-7　骨形成标志物分类

中文名称	英文名称	英文缩写
碱性磷酸酶	alkaline phosphatase	ALP
骨特异性碱性磷酸酶	bone specific alkaline phosphatase	BALP
骨钙素	osteocalcin；bone gla protein	OC；BGP
Ⅰ型前胶原羧基末端肽	type Ⅰ procollagen carboxy-terminal peptide	PICP
Ⅰ型前胶原氨基末端肽	type Ⅰ procollagen amino-terminal peptide	PINP
骨保护素	osteoprotegerin	OPG

表 12-8　骨形成标志物正常参考值

标志物	正常参考值	标本	测定技术
BALP	绝经后女性 3.8～22.6μg/L 平均 3.7～20.9μg/L	血清	色谱法 / IRMA/EIA
OC	绝经前女性 1.0～36μg/L 平均 1.0～35μg/L	血清	IRMA/RIA/ELISA
PICP	女性 50～170μg/L 男性 38～202μg/L	血清	RIA/ELISA
PINP	女性 31.7～70.7ng/ml 男性 21～78ng/ml	血清	RIA/ELISA
OPG	成人（2.42±0.26）ng/L	血浆、血清	ELISA

注：ELISA：酶联免疫测定法；IRMA：免疫放射测定；EIA：酶免疫测定；RIA：放射免疫测定法。

骨代谢生化指标可快速、灵敏、及时地反映骨转换率，目前检测血清、尿液中骨代谢生化指标的技术已成熟，敏感性高、特异性强的生化指标被应用于临床，并为骨质疏松症等代谢性骨病的诊治所需。骨代谢生化指标虽不能作为骨代谢疾病诊断的金标准，但通过检测血、尿中骨代谢生化指标水平，可以了解骨组织新陈代谢的情况，用于评价骨代谢状态、骨代谢疾病诊断与鉴别诊断、治疗疗效评价等，其筛选原则是根据不同疾病的特点选择相应的敏感指标进行检测。

二、检查指标的实际应用

（一）一般生化指标和骨代谢调控激素的应用

一般生化指标和骨代谢调控激素可用于骨代谢性疾病的诊断、鉴别诊断及疾病管理等多个环节。如原发性骨质疏松症患者的骨代谢调节激素和血尿钙磷通常没有明显改变；但对于户外活动较少的中老年人而言，维生素 D 不足或缺乏则十分常见。因维生素 D 不足而出现的相应生化改变如血钙偏低、PTH 代偿性上升等时有所见，但其程度轻微，多易于纠正。而骨转换标志物的应用越来越广泛，近年来在多数国家及地区的骨质疏松症诊治指南中，BTMs 与骨质疏松性骨折的关系得到普遍认可。同时BTMs 还被推荐为骨质疏松症鉴别诊断、抗骨质疏松药物疗效监测和反映患者服药依从性的可靠指标。

1. BTMs 在骨质疏松诊断分型和鉴别诊断中的应用　BTMs 不能用于骨质疏松诊断，但可反映骨代谢状况。绝经后女性 BTMs 均值高于绝经前，一般在绝经后 10 年内升高，但随着绝经年限的增加而逐渐下降。绝经后骨质疏松症患者的 BTMs 可在参考值范围内或上限水平，如果明显升高（超过参考值上限 1.5 倍以上），则应该排除继发性骨质疏松或其他代谢性骨病。

2. BTMs 在骨折风险预测中的应用　绝经后骨质疏松症是由于雌激素缺乏，使骨重建率增加、骨吸收大于骨形成，从而导致骨丢失，这种状态可在绝经后持续 10 年以上。骨丢失可导致 BMD 下降以及骨骼微结构破坏，在 BMD 降低的基础上进一步降低骨强度，增加骨折风险。因此，骨转换标志物水平升高从理论上可预测骨折风险。众多研究提示，BTMs 与骨折风险相关，在骨折风险预测中有一定价值。如在 BMD 降低的人群中 BTMs 升高会额外增加骨折风险；而 BTMs 在绝经前女性平均水平以下的个体,其骨折风险显著降低。BTMs 与 BMD 结合可更好地预测骨折风险。瑞典 EPIDOS 研究表明,绝经后女性 10 年骨折风险从高到低依次为:CTX 升高 + 脆性骨折史 > CTX 升高 + BMD 的 T 值低于 −2.5 > BMD 的 T 值低于 −2.5 + 脆性骨折史女性 > CTX 升高或有脆性骨折史 > BMD 的 T 值低于 −2.5。我国研究显示,高 BTMs 水平绝经后女性的骨密度低于正常或低 BTMs 水平者,而中国男性的 BTMs 与 BMD 也呈负相关,说明 BTMs 反映和预测中国人骨丢失有一定意义,但我国尚缺少 BTMs 与骨折风险相关的研究。骨折风险评估是骨质疏松诊疗中的关键部分,但在有关 BTMs 与骨折关系的研究中,由于所涉及的 BTMs 指标种类繁多、统计方法各异、不同的混杂因素等原因,研究结论不一致,限制了 BTMs 在骨折风险预测方面的应用。

3. BTMs 在选择骨质疏松治疗方案中的应用 目前抗骨质疏松药物主要分为抑制骨吸收和促进骨形成两类。前者包括二膦酸盐、选择性雌激素受体调节剂、雌激素、降钙素等,后者以重组人 PTH 为代表。但是目前的研究结果并不一致。如大部分研究认为基线 BTMs 较高的患者使用二膦酸盐后 BMD 增加更明显,但也有研究认为基线 BTMs 与 BMD 的变化无关。现有的临床研究无法得出不同 BTMs 水平的受试者更适合于哪类药物的结论。所以,临床上药物方案的选择需要综合考虑 BTMs、BMD、脆性骨折史、骨折风险因素、并发症、是否有药物禁忌证、药物依从性以及患者的社会经济背景等多种因素。

4. BTMs 在骨质疏松症疗效监测中的应用 抑制骨吸收药物和促进骨形成药物对 BTMs 有不同的影响。使用抑制骨吸收药物后,骨吸收标志物先下降,之后骨形成标志物下降;使用促骨形成药物后,骨形成标志物先上升,然后才是骨吸收标志物上升。药物导致的 BTMs 改变还与剂量和给药途径有关。剂量越大,BTMs 变化程度越大;静脉给药比口服变化更快。口服二膦酸盐患者的 CTX 在 3～6 个月后抑制达到平台水平,而静脉注射二磷酸盐的患者在 1 个月后就降至最低值。使用特立帕肽的患者 1 个月后 P1NP 已明显升高,而 NTX 要 6 个月后才明显升高。研究表明,使用同样药物后的 BTMs 变化幅度排序如下:CTX > NTX > TRAP5b、P1NP > bALP。临床研究显示,CTX 和 P1NP 因对药物治疗反应良好以及较小的个体内变异,被 IOF 推荐为监测骨质疏松症患者的疗效和依从性的首选。

在骨质疏松症治疗过程中,BTMs 的改变不仅先于 BMD,而且还意味着独立于 BMD 以外的骨质量改善,因此可部分解释 BMD 以外的骨折风险下降。

使用 BTMs 进行疗效监测的前提是在用药前获得 BTMs 基线水平(多数需要空腹采血),随访时以同样的方法复查,最大程度地减少个体内的生物变异度。复查 BTMs 的时机,可选择在使用抑制骨吸收药物的 3 个月左右,或使用促进骨形成药物的 3 个月内,与基线值相比可初步确定患者的骨转换率是否达到了预期的变化趋势(上升或下降)。在计算治疗前后 BTMs 变化率的时候,要注意结合检测指标的最小有意义变化值(LSC)进行判断。

依从性对于抗骨质疏松药物的效果有很大的影响。如果患者依从性欠佳,BTMs 的变化幅度往往无法达到预期值。在治疗过程中监测 BTMs,一方面可早期发现不依从治疗的患者,另一方面也可通过疗效鼓励患者坚持治疗。如果在初次启动抗骨质疏松治疗后的数月内,BTMs 没有出现预期的改变,也不能轻易否定目前的治疗方案,应该注意评估患者的自觉症状、依从性、诊断及用药方法是否恰当、检验误差、治疗期间是否骨折等多方面的因素,对疗效作出综合判断。

5. 骨折后 BTMs 的变化 椎体骨折、股骨颈骨折和转子间骨折后患者的骨形成标志物如 bALP 逐渐上升,2～3 周时达到峰值,其后下降到骨折前水平,而 NTX、D-Pry、CTX 等骨吸收标志物也是上升到 2～3 周时达峰值,其后略有下降,但直到骨折 8 周后仍保持高于骨折前的水平。现有的研究证实抑制骨吸收的药物并不影响骨折愈合,而促进骨形成的药物如特立帕肽可促进骨折愈合,但 BTMs 在骨折后的随访和预后中的应用价值尚不明确。

（二）其他常见代谢性骨病骨代谢指标变化

1. 维生素 D 缺乏性佝偻病和骨软化症 本类疾病以骨痛、骨骼畸形、活动能力下降等为主要临床特点,其不同的临床表现与疾病发生的年龄、程度、病因等有关。骨吸收标志物和骨形成标志物均升高，但通常表现为骨形成标志物特别是 bALP 的改变最为显著，在肝功能正常的情况下血清总 ALP 亦升高。PTH 可有继发性升高。骨软化症患者的尿钙水平通常降低。维生素 D 缺乏时，1,25(OH)$_2$D 不一定降低。

2. 原发性甲状旁腺功能亢进症　该病主要表现为口干、多饮、恶心、多尿、泌尿系多发结石、骨痛与骨折等，因 PTH 不恰当分泌增高（甲状旁腺腺瘤或增生）引起，BTMs 均升高，25(OH)D 水平往往降低，而 1,25(OH)$_2$D 可正常或升高；血钙高，血磷降低，尿钙、尿磷升高。

3. 肿瘤骨转移或骨肿瘤　实体肿瘤转移导致骨溶解，通常使骨吸收和骨形成标志物均升高，但以骨吸收标志物为主，可伴有高血钙和高尿钙。前列腺癌骨转移通常以成骨活性增高为主。某些骨外恶性肿瘤可通过分泌甲状旁腺素相关蛋白（parathyroid hormone related protein，PTHrP）、1,25(OH)$_2$D 或其他细胞因子，导致骨吸收明显增加、血钙增高，此时 BTMs 通常升高。骨骼本身的肿瘤，如多发性骨髓瘤，BTMs 的改变在病程的不同阶段有很大差异，骨溶解早期可升高，但疾病后期随着"骨耗竭"程度逐渐加重，BTMs 可逐渐降至正常或低水平。前列腺癌、肺癌、胃癌和近半数的乳腺癌骨转移常表现为成骨型骨病，骨形成标志物升高较明显。分泌 FGF23 的肿瘤可引起骨软化，其骨代谢标志物的变化类似于低磷血症性骨软化症，即出现低钙血症、低磷血症、血清 PTH 升高，但维生素 D 水平可不降低。

案例 12-1

骨代谢性疾病分类复杂，病种较多，但临床上最常见的疾病为骨质疏松症，下面就以该病的诊断与鉴别诊断作一简要分析。

【病史摘要】　患者，女，62 岁，因"反复腰背痛 6 年，摔倒后加重 1 周"来院就诊。曾在外院就诊，考虑为腰椎退行性变，行口服止痛药治疗。

既往史：曾有肋骨骨折、右桡骨远端骨折病史，均行保守治疗后痊愈，长期口服骨化三醇，密盖息（鲑鱼降钙素注射液）治疗 2 个月。有十二指肠溃疡病史 15 年，已治愈，无糖尿病史、无糖皮质激素使用史，无长期饮用咖啡史。

月经史：已停经，停经年龄 50 岁（停经 12 年）。

家族史：母亲曾有左股骨粗隆间骨折病史。

入院查体：身高 165cm，体重 56kg，BMI 20.8kg/m^2。呼吸系统、循环系统、消化系统及泌尿系统均无明显异常。运动系统：右腕部轻度畸形。脊柱序列存在，无明显畸形，腰 3~4 棘突、棘突间隙压痛、叩击痛，无明显放射痛，四肢深浅感觉正常，四肢肌力 5 级，肌张力正常，各四肢关节活动无明显异常，生理反射存在，病理反射未引出。

【实验室检查】　①腰椎 X 线：腰椎退行性变，L$_3$ 椎体压缩性骨折；②骨密度：L$_{1~4}$ 椎体 T 值 −2.7SD，股骨颈 T 值 −2.3SD；③腰椎 CT：腰椎退行性改变、骨质疏松，L$_3$ 椎体压缩性骨折；④甲状腺 B 超：甲状腺及甲状旁腺未见明显异常；⑤实验室检查：

PTH：90pg/ml	正常参考值 15~65pg/ml
25-(OH)D$_3$：9.35ng/ml	正常参考值 10~30ng/ml
钙：2.03mmol/L	正常参考值 2.15~2.55mmol/L
磷：0.93mmol/L	正常参考值 0.87~1.45mmol/L
骨钙素：25.3μg/L	正常参考值 1.0~35μg/L
CTX：0.42μg/L	参考值：绝经后（0.56±0.23）μg/L
PINP：36.8ng/ml	正常参考值 31.7~70.7ng/ml
雌二醇：36.05pmol/L	绝经期 40~100pmol/L

肝功能、肾功能、肿瘤标志物等均正常

【诊断】　①绝经后骨质疏松症（Ⅰ型）；②腰椎压缩性骨折（L₃，Ⅰ度）。

【案例分析】　骨质疏松是最常见的骨骼疾病，是一种以骨量低、骨组织微结构损坏，导致骨脆性增加，易发生骨折为特征的全身性骨病。骨质疏松症多见于绝经后女性和老年男性，分为原发性和继发性两大类，原发性骨质疏松症包括绝经后骨质疏松症（Ⅰ型）、老年骨质疏松症（Ⅱ型）和特发性骨质疏松症。该类疾病患者通常就诊于骨科和内分泌科，是一类临床常见疾病。骨质疏松的诊断通常要根据病史、临床表现、辅助检查及实验室检查结果进行确诊。我国骨质疏松症的诊断标准则是参考WHO的标准，结合我国国情，以种族、性别、地区的峰值骨量为依据，主要适用于女性，男性参照执行：a. 正常（成年女性的骨量 -1SD 以上）；b. 骨量减少症（骨量 -1～-2.0SD）；c. 骨质疏松症（骨量 -2.0SD 以下）；d. 重度骨质疏松症（骨量 -2.5SD 以下并存在骨折）。对临床怀疑骨质疏松症的患者至少应进行基本实验室检查（血、尿常规、肝肾功能、电解质水平及骨转换标志物等）、骨骼 X 线检查，如需要明确诊断，则需要行骨密度测量，同时排除其他相关疾病。通常情况下需要同下列疾病鉴别：

1. 内分泌疾患

（1）糖尿病：X 线可表现为骨质疏松，主要为关节旁皮质骨缺损，骨端的骨质吸收，趾骨骨干对称性变细，且有口渴、多饮、多尿、消瘦、乏力、高血糖等原发病表现。

（2）甲状腺功能亢进症：骨骼系统有不同程度的脱钙，尤其是病情重、病程长、年龄大的病人，特别是已经绝经的女性甲亢病人。常累及脊柱、骨盆，其次可累及颅骨、长骨等。血清钙正常或升高，血磷正常，尿钙、尿磷及粪钙、磷排量增多，血清 AKP 多在正常范围。有典型的甲亢临床表现，甲状腺肿大，眼干燥症，怕热、多汗、消瘦、心悸、气短等。

2. 骨髓疾患

（1）多发骨髓瘤：临床表现为骨痛，主要发生于脊柱、骨盆、肋骨等处，可多次病理性骨折，以及骨骼畸形。常有高钙血症，且尿本 - 周氏蛋白阳性，免疫球蛋白异常，骨髓检查可见异常。

（2）恶性肿瘤广泛骨转移：肿瘤骨转移可引起骨破坏，骨疼痛，但全身检查常可发现原发病灶，如肺癌、乳腺癌、肾癌等。

3. 肾脏疾患

（1）慢性肾衰竭：这类病人由于长期低血钙，常合并骨质疏松，但由于明显的原发病，故常容易鉴别。

（2）肾小管病变：如肾小管酸中毒等常伴有低血磷、低血钙，因而易引起骨质疏松。但根据电解质变化、碱性尿、代谢性酸中毒等表现可明确诊断。

根据患者病史、临床表现、辅助检查及实验室检查，以上疾病可排除，绝经后骨质疏松症（Ⅰ型）、腰椎压缩性骨折（L₃，Ⅰ度）诊断明确。

小　结

骨代谢性疾病是与骨组织代谢密切相关的一组疾病，一般包括骨质疏松症（osteoporosis，OP）、内分泌骨病、肾性骨病、变形性骨炎及遗传性骨病等方面，其中骨质疏松症是最常见的代谢性骨病。骨组织包括细胞和细胞间质两部分，前者主要有骨细胞、成骨细胞和破骨细胞，后者包括钙、磷、镁、钾等无机成分和胶原、非胶原蛋白、蛋白多糖等有机成分。骨代谢包括成骨和破骨两个过程，在 PTH、活性维生素 D、降钙素和相关蛋白的调控下，维持着动态平衡。测定血清矿物质以及相关激素的水平对于骨代谢性疾病的诊断、鉴别诊断有重要的意义。对于骨代谢性疾病的诊断，仍然要坚持病史、临床表现、辅助检查（放射及实验室）相结合的原则，规范诊断对治疗具有重要的指导意义，具体方法可参考最新的诊疗指南。

（严望军　石慧娟　刘　敏）

第十三章

骨的瘤样病变

骨肿瘤的发病率相对较低，发生于骨的大部分病变是非肿瘤性病变，其中一部分非肿瘤性病变的临床、病理和影像学表现都与骨肿瘤极其相似，因而被称为骨的瘤样病变。骨的瘤样病变在骨肿瘤的鉴别诊断中非常重要。本章仅重点介绍常见的三种骨的瘤样病变，动脉瘤样骨囊肿（aneurysmal bone cyst，ABC）、纤维结构不良（fibrous dysplasia，FD）和 Langerhans 细胞组织细胞增生症（Langerhans cell histiocytosis，LCH）。

第一节 概　　述

大部分骨的瘤样病变属于非肿瘤性或不确定肿瘤性质的病变，通常生长缓慢，根据临床和影像学表现常常可以作出诊断，部分病变不需要治疗，部分病变需要手术切除，有些病变切除后会复发。现代分子遗传学研究显示，某些骨的瘤样病变虽然在临床表现上可能更倾向于非肿瘤性病变，但却具有肿瘤性病变的形态和遗传学特征，已经逐渐被认识到是真性肿瘤，并非所谓的瘤样病变。

在 2013 年出版的第四版《WHO 骨肿瘤分类》中，动脉瘤样骨囊肿被纳入中间性肿瘤（局部侵袭型，ICD-O 编码 9260/0），具有局部复发潜能，刮除治疗后复发率为 20%～70%，极少数有恶性转化。纤维结构不良被纳入良性肿瘤（ICD-O 编码 8818/0），单骨型纤维结构不良可引起骨骼畸形、下肢长度差异或脑神经侵犯，广泛的多骨型纤维结构不良后果较严重，但极少发生恶变。Langerhans 细胞组织细胞增生症被纳入中间性肿瘤（局部侵袭型，ICD-O 编码单骨型 9752/1、多骨型 9752/1），单骨型和局限性多骨型 Langerhans 细胞组织细胞增生症预后良好，与其相关的死亡病例见于弥散性病变累及内脏者，通常为确诊时年龄不到 2 岁的患者。

一、临床症状和体征

（一）临床症状

患者的症状差别较大，可无任何症状，也可表现为长时间的不适感、肿胀感或局部疼痛，常为钝痛，伴或不伴有跛行。如发生病理性骨折，则可出现明显的疼痛、畸形和功能障碍。病变发生在脊柱者，可出现麻木和无力等神经压迫症状。如病变导致骨骼畸形，则可能出现肢体不等长、行走疼痛以及步态异常等。某些患者（如纤维结构不良）可出现骨外的表现，如性早熟以及皮肤异常改变等。少数患者（如 Langerhans 细胞组织细胞增生症）可有低热。

（二）主要体征

体查可无特殊发现，部分患者有局部压痛，罕见软组织肿块。如存在神经压迫，则可出现该神经支配区域的痛觉异常以及肌力改变。某些患者（如纤维结构不良）可发现牛奶咖啡斑。

二、病因和发病机制

（一）病因

绝大部分骨的瘤样病变病因尚不明确。

（二）发病机制

骨囊肿的病因普遍认为是在骨骼发育过程中，干骺端的重塑发生异常，骨组织间质中液体回流障碍而引起局部压力增加，导致骨坏死以及液体的蓄积。已发现，骨囊肿内液体本身可导致骨质破坏。目前认为，动脉瘤样骨囊肿存在局部循环障碍，致使静脉压升高和局部出血，而引起反应性溶骨过程。囊壁上的小血管被认为是病灶内出血的源头。现有的研究提示 Langerhans 细胞组织细胞增生症是 Langerhans 细胞克隆性增殖而产生的瘤样病变。纤维结构不良患者病灶内可见增生的纤维组织和不成熟的编织骨取代正常的骨组织。

三、临床诊断和鉴别诊断

（一）诊断标准

骨瘤样病变的诊断需要结合临床表现和影像学特点综合诊断，多数不需要穿刺活检，最终的诊断根据术后病理，结合临床表现和影像学表现来确定。

（二）诊断流程

一般先详细询问病史（包括患者年龄）和进行针对性体格检查，详尽的临床信息有助于鉴别病变的良恶性。影像学检查包括病变的 X 线片和 CT 或者 MRI。如根据临床病史和影像学检查未能确定病灶的性质，可进行穿刺活检来进一步明确诊断。

（三）鉴别诊断

1. 动脉瘤样骨囊肿　多见于 20 岁以前的青少年，疼痛和肿胀为最常见的症状，少部分患者可有病理性骨折。好发部位为股骨远端、胫骨近端、骨盆以及脊柱（后方附件多见）。影像学上多见干骺端偏心、溶骨性病灶，病变可有膨胀，其膨胀宽度可大于骺板的宽度，病变内没有基质矿化或骨化，在 MRI-T$_2$ 加权成像上可见液 - 液平面（fluid-fluid levels）。应当注意的是，部分肿瘤性病变如骨巨细胞瘤、骨母细胞瘤以及软骨母细胞瘤等都可继发动脉瘤样骨囊肿，因此在诊断动脉瘤样骨囊肿时，要注意有无合并的其他病变基础。

2. 骨的纤维结构不良　可见于任何年龄段，75% 在 30 岁前发病。通常无症状，或因其他原因行影像学检查无意发现。可出现病变骨骼畸形或发生病理性骨折。在 X 线片上，典型的表现是囊状膨胀性病灶，边缘不清，病灶内呈磨砂玻璃样密度改变，可继发动脉瘤样骨囊肿。通常根据典型的 X 线片表现即可作出初步诊断。

3. 骨的 Langerhans 细胞组织细胞增生症　多见于 20 岁以内的患者，常见的症状为局部疼痛和肿胀感，部分患者可伴有发热。影像学表现可多样，但典型的表现为穿凿样溶骨破坏，可出现厚的骨膜反应和周围较明显的软组织水肿。在脊柱，病变椎体可出现扁平椎。需与骨髓炎、尤文肉瘤以及白血病等鉴别。

第二节　实验室及其他检查指标与评估

骨瘤样病变的检查指标主要包括实验室检查、病理检查和影像学检查。影像学检查在骨的瘤样病变诊断上具有重要价值，病变的确切部位、大体特征、基质类型、生长方式等在影像学检查中能充分展现，因此可以被看作骨病变的大体病理检查，其中常规 X 线片检查是最常用的影像学方法。尽管部分骨的瘤样病变可根据临床检查和影像学表现作出诊断，但在大多数情况下，必须结合病理检查才能作出最终正确诊断，有些病变还需要参考实验室检查或分子遗传学检测的结果。

一、实验室及其他检查指标

（一）实验室检查指标

1. 动脉瘤样骨囊肿　无特异性的实验室检查，根据临床表现、X 线表现和病理改变特点可确诊。

2. 骨的纤维结构不良　无特异性的实验室检查,血清碱性磷酸酶轻度或中度的升高对诊断有参考价值。

3. 骨的 Langerhans 细胞组织细胞增生症

(1)血象:无特异性改变,多器官受累者常有中度以上贫血,可有白细胞下降和血小板减少。

(2)骨髓象:部分病例有骨髓增生低下,可见组织细胞增多,但罕见嗜血现象。有骨髓受累的患者常伴有贫血、白细胞减少,以及发热、皮疹等表现。但骨髓中组织细胞数量与骨髓功能异常不成正比关系。

(3)尿比重测定:如尿比重常在 1.001~1.005,或尿渗透压<200mOsm/L,则提示可能有蝶鞍骨质破坏与组织细胞浸润累及垂体或下丘脑所致。

(4)免疫功能检测:①体液免疫:除 IgM 常增高外,大都正常;②细胞免疫:CD3 多减低,CD4/CD8 降低或增高,可有淋巴细胞转化功能降低,T 淋巴细胞组胺 H2 受体缺乏。

（二）病理检查指标

骨瘤样病变的病理标本主要来自穿刺活检、刮除或切除活检,偶尔来自术中冰冻切片。病理检查指标包括大体检查、镜下观察、免疫组化染色和分子遗传学检测。

1. 动脉瘤样骨囊肿　包括原发性和继发性动脉瘤样骨囊肿,其中原发性动脉瘤样骨囊肿约占70%,继发性动脉瘤样骨囊肿多与骨的良性肿瘤有关,最常见于骨巨细胞瘤、软骨母细胞瘤和骨的纤维结构不良,也可继发于恶性骨肿瘤,特别是骨肉瘤。

(1)大体检查:呈多房性囊性包块,境界清楚,充盈血液,有灰白色沙砾样间隔。

(2)镜下观察:境界清楚,由充盈血液的囊腔构成(图 13-1A),纤维间隔中含有中等密度的细胞成分,包括温和的成纤维细胞、散在的破骨细胞样巨细胞以及围绕有骨母细胞的编织骨等,编织骨往往沿着纤维间隔分布(图 13-1B)。约 1/3 病例中有嗜碱性骨组织。核分裂象常见,但无病理性核分裂象,坏死少见。继发性动脉瘤样骨囊肿中可见到原发疾病的病理成分。

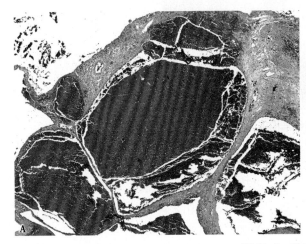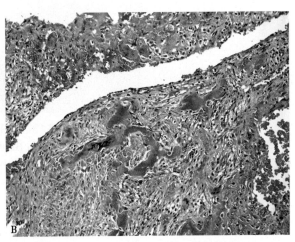

图 13-1　动脉瘤样骨囊肿

A. 由充盈血液的囊腔构成,HE×100;B. 囊壁由成纤维细胞、组织细胞、破骨细胞样巨细胞以及围绕有骨母细胞的编织骨等构成,HE×200。

(3)分子遗传学检测:原发性动脉瘤样骨囊肿中约 70% 发生位于 17p13 的 *USP6* 重排,t(16;17)(q22;p13)最常见,产生 *CDH11-USP6* 融合基因。

2. 骨的纤维结构不良

(1)大体检查:表现为骨膨胀,灰黄色,质韧,有沙砾感,可有囊腔,内含淡黄色液体。

(2)镜下观察:病变界限清楚,由不同比例的纤维性和骨性成分构成。纤维性成分为温和的梭形细胞,核分裂活性低;骨性成分为不规则、弯曲的编织骨骨小梁(图 13-2A)。可见泡沫细胞、多核巨细胞以及动脉瘤样骨囊肿或黏液变性等继发性改变(图 13-2B),有时可见结节状透明软骨、沙砾体或牙骨质样结构(图 13-2C)。

(3)分子遗传学检测:93% 的纤维结构不良发生编码 GS 蛋白(stimulatory G protein)α 亚单位的 *GNAS* 基因(20q13)的激活突变,*GNAS* 基因突变也与 McCune-Albright 综合征有关。

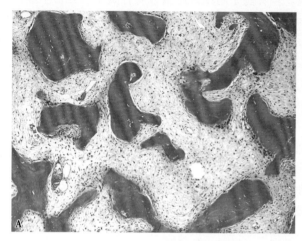
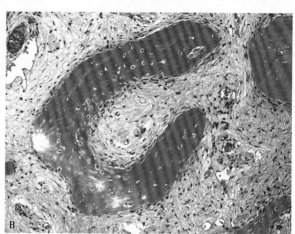
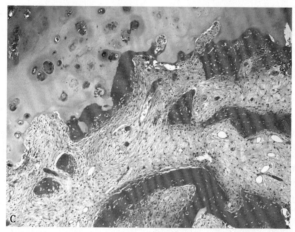

图 13-2　纤维结构不良

A. 由不规则的编织骨骨小梁和疏松的间质细胞构成,HE×100;B. 不规则、弯曲的编织骨周围无骨母细胞围绕,间质疏松、黏液变性,可见灶性泡沫细胞,HE×200;C. 病变中出现边界清楚的高分化软骨岛,与周围不规则骨小梁有移行,HE×100。

3. 骨的 Langerhans 细胞组织细胞增生症

(1)大体检查:红色,质软。

(2)镜下观察:Langerhans 细胞中等大小,界限不清,胞质透明或嗜酸性,核呈不规则卵圆形,常有切迹,可见特征性核沟,染色质散在分布或边集于核膜下(图 13-3A)。细胞呈片状、巢状或簇状排列,常伴有炎细胞浸润,包括大量嗜酸性粒细胞、淋巴细胞、中性粒细胞和浆细胞,可见破骨细胞样巨细胞及泡沫细胞。核分裂活跃,每 10 个高倍镜视野可多达 5～6 个。坏死常见。

(3)免疫组化染色:Langerhans 细胞表达 CD1a(膜)和 S-100 蛋白(核/胞质),不表达 CD45(图 13-3B)。

(4)分子遗传学检测:骨的 Langerhans 细胞组织细胞增生症 50% 以上伴有体细胞 *BRAF V600E* 突变。

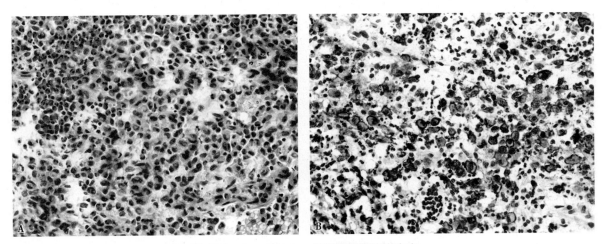

图 13-3 Langerhans 细胞组织细胞增生症

A. Langerhans 细胞呈片状排列, 胞质嗜酸, 核呈不规则卵圆形, 可见核沟, 背景中可见大量嗜酸性粒细胞浸润, HE×400;
B. 免疫组化 CDla×400。

(三)影像学检查指标

1. **动脉瘤样骨囊肿** 好发于长骨干骺端和脊柱的附件, X 线片和 CT 表现为病变呈膨胀性骨质破坏, 边界清楚, 常有硬化边, 无骨膜新生骨(图 13-4A)。骨质破坏内部在 CT 平扫及增强扫描上均显示密度不均匀, 可见多发囊腔。MRI 上病灶信号不均匀, T_1WI 以低信号为主(图 13-4B), T_2WI 以高信号为主(图 13-4C), 常见多发液-液平面; 增强扫描病灶不均匀强化而呈蜂窝状表现, 病灶内分隔纤细(图 13-4D)。在具有一般良性骨肿瘤的影像学表现基础上, 骨质破坏内由多发血腔组成, 血腔壁薄, 无实性成分, 并见多发液-液平面, 此为动脉瘤样骨囊肿的影像学诊断要点。

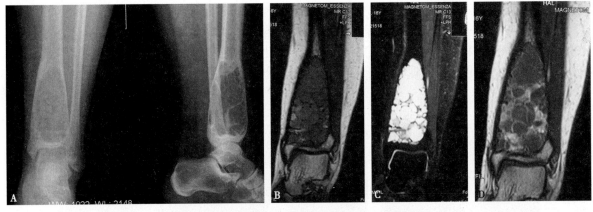

图 13-4 胫骨下段动脉瘤样骨囊肿 X 线片和 MRI

A. 小腿正侧位 X 线片显示胫骨下段膨胀性骨质破坏, 边界清楚; B. 冠状面 MRI 上胫骨病变信号不均匀, T_1WI 呈多发囊状低信号; C. 病变 T_2WI 呈多发囊状高信号, 内部分隔纤细呈低信号; D. 增强 T_1WI 病变不均匀强化, 呈蜂窝状表现。

2. **骨的纤维结构不良** 在 X 线片和 CT 上表现为囊状膨胀性破坏, 病变局限性时边界较清楚, 病变广泛时边界不清, 可伴有病变区骨皮质变薄和骨体变形。骨质破坏区内呈磨砂玻璃样密度改变具有诊断特征性(图 13-5A), 反映纤维组织化骨的病理特点。与肌肉信号相比, MRI 上 T_1WI 呈等信号(图 13-5B), T_2WI 呈等信号或稍高信号, 脂肪抑制 T_2WI 呈稍高信号(图 13-5C), 有别于其他多数肿瘤 T_2WI 呈高信号的特点, 具有相对诊断特征性。另外, 纤维结构不良病变内易发生囊变和黏液变性, 在 T_1WI 呈低信号、T_2WI 上呈高信号, 增强扫描不强化。

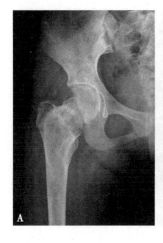
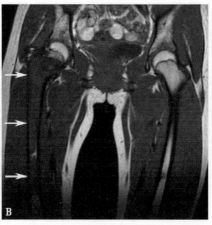
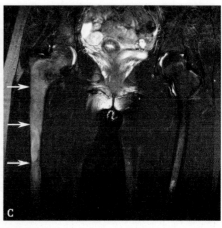

图 13-5　右股骨纤维结构不良 X 线片和 MRI

A. 右髋关节正位 X 线片显示右股骨中上段范围较大的囊状膨胀性破坏,骨皮质变薄,骨质破坏区内呈磨砂玻璃样密度改变;B. 冠状面 MRI 上股骨病变 T_1WI 信号类似于肌肉;C. 脂肪抑制 T_2WI 病变信号稍高于肌肉。

3. 骨的 Langerhans 细胞组织细胞增生症　由于发病部位和病程不同,其影像表现存在多样性和易变性,常给诊断带来困惑,下述影像学表现可作为诊断的依据。

(1) 病变呈溶骨性破坏,边界清楚,很少累及关节和手足骨,有自限自愈的修复过程和多发病变的此起彼伏特点(图 13-6)。

(2) 颅骨病变常呈类圆形穿凿状的骨破坏,易向颅骨内外形成软组织肿块,颅骨破坏边缘清楚,可出现双边征和纽扣样死骨,病变可跨越颅缝生长。

(3) 发生于椎体的病变极易合并压缩性骨折,椎体明显变扁呈"平板椎"外观,密度增高,椎体前后径及横径均大于正常椎体,椎间隙或椎间盘正常或增宽(图 13-6A)。

(4) 长骨病变常发生于骨干或干骺端的骨髓腔内,呈中心性溶骨性破坏(图 13-6B),沿骨髓腔纵向发展,骨干膨胀变粗,骨皮质变薄或穿破,可形成软组织肿块。进展期骨膜新生骨常见,以层状骨膜新生骨为主,后期骨膜新生骨可完整包绕病灶呈袖套状。

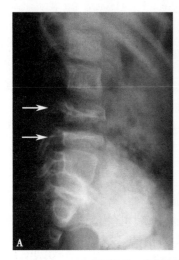
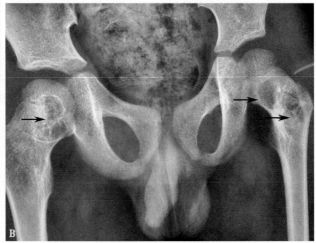

图 13-6　多骨受累的 Langerhans 细胞组织细胞增生症 X 线片

A. 腰椎侧位 X 线片显示腰 3、4 椎体变扁呈"平板椎",邻近椎间隙增宽;B. 骨盆正位 X 线片显示双侧股骨颈及左侧股骨粗隆间区呈中心性溶骨性破坏。

二、检查指标的评估

在骨的瘤样病变诊断中，影像学检查和病理检查是主要的检查指标，实验室检查的诊断意义相对不大。

（一）实验室检查

实验室检查指标的血液、体液等常规及生化试验，为常规检查，简便易行，且属于无创性检测，但对骨瘤样病变的诊断帮助不大，血清性磷酸酶轻度或中度的升高对纤维结构不良的诊断有参考价值。

（二）病理检查

骨瘤样病变的病理诊断具有一定的局限性，依赖于充分而有代表性的取材，而且必须结合临床、影像学和组织学形态进行综合分析，只有在临床、影像和病理形态表现都一致时才能作出明确的诊断。对于确诊有困难的病例，可依据镜下所见，结合影像学改变，提供鉴别诊断的线索，供临床参考。Langerhans 细胞组织细胞增生症的诊断还需要辅助免疫组化染色。对于极少数诊断困难的病例（如实性动脉瘤样骨囊肿、间质增生异常活跃的纤维结构不良等），需要借助分子遗传学检测协助诊断。

（三）影像学检查

影像学检查在骨的瘤样病变诊断上具有重要价值，常规 X 线片检查仍是最常用的方法，不但能提供整个病变范围的图像，帮助确定病变的性质，而且还可为临床提供选择活组织检查的部位和治疗方法。CT 和 MRI 具有更高的敏感性和软组织分辨率，能更好地显示小病灶、骨皮质的破坏、液 - 液平面、病变和正常组织分界等。

第三节 实验室及其他检查指标的临床应用

在骨瘤样病变的临床诊断中，合理应用各项检查指标可以提高诊断正确率和效率。

一、检查指标的筛选原则

实验室检查指标的筛选使用遵循的主要原则，是选择特异性最强、敏感性最高的检查方法和最佳流程。对骨瘤样病变检测项目的选择，包括必须检测项目、进一步检测项目和辅助检测项目。

（一）必须检测项目

影像学检查是诊断骨的瘤样病变时必须做的检测项目，包括病灶的 X 线片、CT 和 MRI 检查。常规 X 线片检查是首选的影像学方法，需要更好地显示小病灶、骨皮质的破坏、液 - 液平面、病变和正常组织分界等情况时，应选择具有更高的敏感性和软组织分辨率的 CT 和 MRI。若能确定病灶为良性，则不需要进一步检测。

（二）进一步检测项目

如根据临床病史和影像学检查未能确定病灶的性质，可进行穿刺活检病理检查来进一步明确诊断。大部分病例结合临床表现、影像学特点和组织学形态可以作出明确诊断，少数病例需要辅助免疫组化染色，个别困难病例还需要借助分子遗传学检测协助最后诊断。

（三）辅助检测项目

实验室检查指标对绝大多数骨瘤样病变的诊断帮助不大，但部分指标对纤维结构不良和 Langerhans 细胞组织细胞增生症有参考价值。

二、检查指标的实际应用

影像学检查在骨的瘤样病变诊断上具有重要价值，是必须做的辅助检查，需要结合临床表现和影像学特点进行综合诊断，多数病例不需要进一步穿刺活检，最终的诊断根据术后病理，结合临床表现和影像学表现来确定。

少数病例，如骨的 Langerhans 细胞组织细胞增生症，需要辅助免疫组化染色。个别困难病例，如实性动脉瘤样骨囊肿、间质增生异常活跃的纤维结构不良等，需要借助分子遗传学检测协助诊断。

对于骨的纤维结构不良和 Langerhans 细胞组织细胞增生症，实验室检查有一定的参考价值。

案例 13-1

【病史摘要】　患者，女，15 岁，颈部疼痛 1 年。

【实验室检查】　血常规、尿常规和大便常规检查等无明显异常，肝肾功能和电解质正常。

【影像学检查】　CT 检查显示颈 2 椎体及棘突骨质膨胀性破坏，边界不清楚。

【病理检查】　大体呈暗红色碎组织，部分呈囊壁样。镜下病变呈囊实性，囊壁由温和的成纤维细胞、组织细胞、散在的破骨样多核巨细胞以及围绕有骨母细胞的编织骨组成（图 13-1），局部有含铁血黄素沉积和胆固醇结晶，编织骨沿着囊壁分布。

【诊断】　颈 2 椎动脉瘤样骨囊肿。

【案例分析】　该病人因颈部疼痛 1 年就诊，常规血液及体液检验无明显异常。CT 检查显示颈 2 椎体及棘突骨质呈膨胀性破坏，病变边界不清，影像学检查考虑中间性肿瘤，主要鉴别诊断包括骨巨细胞瘤、骨母细胞瘤和动脉瘤样骨囊肿。病人年龄偏小，不是骨巨细胞瘤的好发年龄，临床主要考虑骨母细胞瘤或动脉瘤样骨囊肿，实施手术切除病灶，手术标本送病理检查进一步明确肿瘤类型。镜下观察显示为富含破骨样巨细胞的囊实性病变，不具备骨母细胞瘤的形态特征，需要鉴别骨巨细胞瘤、动脉瘤样骨囊肿、单纯性骨囊肿和巨细胞修复性肉芽肿。综合病人的年龄、病变部位、影像学表现和组织学形态，最终确诊为颈 2 椎动脉瘤样骨囊肿。

案例 13-2

【病史摘要】　患者，男，12 岁，左前臂疼痛 2 年。

【实验室检查】　血常规、尿常规和大便常规检查等无明显异常，肝肾功能和电解质正常。

【影像学检查】　X 线片显示左桡骨近段骨内边界较清楚的病变，呈磨玻璃样密度，CT 显示病变边界清楚，骨皮质完整。

【病理检查】　手术刮除标本，大体为灰白灰褐色碎组织，质韧，有沙砾感。镜下病变由纤维组织和不成熟骨小梁组成，不规则编织骨小梁形态不规则，排列紊乱，周围无增生的骨母细胞被覆，小梁间梭形细胞形态温和，间质疏松、黏液变性，可见灶性出血及泡沫细胞聚集。

【诊断】　左桡骨近段纤维结构不良。

【案例分析】　该病人因左前臂疼痛 2 年就诊，常规血液及体液检验无明显异常。X 线片显示左桡骨近段磨玻璃密度样病变，CT 显示病变边界清楚，骨皮质完整，影像学检查考虑良性骨病变，主要鉴别诊断包括骨的纤维结构不良、非骨化性纤维瘤和纤维组织细胞瘤。病人年龄偏小，不是纤维组织细胞瘤的好发年龄，临床主要考虑骨的纤维结构不良或非骨化性纤维瘤，实施手术切除病灶，手术标本送病理检查进一步明确病变性质。镜下观察显示为纤维骨性病变，不具备非骨化性纤维瘤的形态特征，主要鉴别诊断是骨的纤维结构不良和骨性纤维结构不良。病人是青少年，病变位于骨内，不规则编织骨小梁周围无增生的骨母细胞围绕，综合临床表现、影像学检查和病理检查，最终确诊为左桡骨近段纤维结构不良。

小　结

骨的瘤样病变必须结合临床、影像学和组织学形态进行综合分析，尽管部分骨的瘤样病变可根据临床检查和影像学表现作出诊断，但在大多数情况下，最后必须结合病理检查才能作出最终正确诊断，有些病变还需要参考血液检查指标的结果。

影像学检查在骨的瘤样病变诊断上具有重要价值，其中常规 X 线片是最常规使用的方法，不但能提供整个病变全貌的图像，帮助确定病变的性质，而且还可为临床提供选择活组织检查的部位和治疗方法。CT 和 MRI 具有更高的敏感性和软组织分辨率，能更好地显示小病灶、骨皮质的破坏、液 - 液平面、病变和正常组织分界等。

对活检组织的病理诊断依赖于充分而有代表性的取材，最终诊断必须结合临床、影像学和组织学形态进行综合分析，只有在临床、影像和病理形态表现都一致时才能作出明确的诊断。有时还需辅助免疫组化染色和分子病理检测协助诊断。实验室检查对部分疾病的诊断有一定参考价值。

（程　虹　王　晋　孙艳虹　高振华）

第十四章

骨、关节的软骨性肿瘤

骨、关节的软骨性肿瘤是一类以肿瘤细胞增殖产生软骨或软骨样基质组织为特征的肿瘤,包括良性肿瘤、中间型肿瘤和恶性肿瘤。良性肿瘤中的骨软骨瘤(osteochondroma)和软骨瘤(chondroma)呈现良性生物学特点。中间型肿瘤包括软骨母细胞瘤(chondroblastoma,CB)、软骨黏液样纤维瘤(chondromyxoid fibroma,CMF)以及高分化软骨肉瘤(chondrosarcoma,CHS),具有局部复发甚至转移的风险。中、低分化软骨肉瘤具有明确恶性生物学行为。本章重点介绍这些常见的骨、关节的软骨性肿瘤。

第一节　概　　述

骨、关节的软骨性肿瘤包括骨软骨瘤、软骨瘤、软骨母细胞瘤、软骨黏液样纤维瘤、软骨肉瘤和滑膜软骨瘤病等。其中骨软骨瘤是最常见软骨来源的良性肿瘤,可分为单发性和多发性,以单发性多见。软骨瘤也是一种良性的软骨源性肿瘤,包括内生性软骨瘤、骨膜软骨瘤和软骨瘤病。内生性软骨瘤发生在骨内,发生在骨表面称为骨膜软骨瘤。内生性软骨瘤可以是单一病灶,也可以是多发病灶(内生软骨瘤病),也可伴有软组织血管瘤(Maffucci综合征)。软骨母细胞瘤是一种少见的良性肿瘤,起源于骨骺区软骨母细胞或成软骨结缔组织。软骨黏液样纤维瘤是另外一种少见的良性软骨源性肿瘤,发病率低,约占原发骨肿瘤的1.06%,以纺锤形或星形细胞为主,具有黏液样和软骨样的细胞间质,形成分叶状结构为特征。2013年世界卫生组织骨与软组织肿瘤分类已将软骨母细胞瘤和软骨黏液样纤维瘤归类为中间型。

软骨肉瘤是一种成软骨来源的恶性肿瘤。软骨肉瘤是指其细胞有向软骨分化趋向的肉瘤,可以分为原发型软骨肉瘤和继发型软骨肉瘤两大类。其发生率在骨骼系统原发恶性肿瘤中位于浆细胞瘤、骨肉瘤和尤文肉瘤之后,排在第四位。软骨肉瘤一词代表了一组形态学特点不同的病变,包括从生长缓慢、不转移的肿瘤到侵袭性生长并转移的肉瘤,90%以上被称为传统性软骨肉瘤(conventional chondrosarcoma)。根据肿瘤的组织学特性(细胞核的异型性和多形性),传统性软骨肉瘤又进一步分为1~3级,反映肿瘤的临床生物学行为。约90%的传统性软骨肉瘤为低-中级别肿瘤,临床生物学行为不活跃、转移倾向低。仅5%~10%的传统性软骨肉瘤达到3级,转移性强。软骨肉瘤按部位可分为中心型(发生于骨内)、周围型(原发或继发于外生骨疣)及骨膜型(发生于骨旁);按细胞组织学特点可分为普通型软骨肉瘤、间叶型软骨肉瘤和透明细胞软骨肉瘤、去分化软骨肉瘤。软骨肉瘤有不同的组织学恶性度分级。这种分级与预后和治疗相关。软骨肉瘤有从一个组织学分级向高恶性肉瘤转化即去分化倾向,可去分化为纤维肉瘤、骨肉瘤和未分化多形性肉瘤等。

滑膜软骨瘤病或称滑膜骨软骨瘤病(synovial osteochondromatosis),过去被认为是一种滑膜肿瘤,近来被认为是滑膜深层未分化间叶细胞化生性软骨,不是真正的肿瘤。本病发生于具有滑膜组织的关节囊、滑囊或腱鞘内,以在滑膜面形成软骨性或骨软骨性小体为特征。常合并关节退行性变。

一、临床症状和体征

骨软骨瘤常见于儿童或青少年,主要表现为硬性肿块,一般无疼痛。出现疼痛通常由于肿瘤刺激或压迫周围的肌肉、肌腱或神经，也可因肿瘤恶变增大的刺激和压迫所致。肿瘤生长缓慢，可引起邻近关节活动受限，关节活动时会出现疼痛或弹响，也可因压迫邻近血管神经而引起相应症状。位于脊柱的骨软骨瘤可突入椎管内，造成神经根或脊髓的受压而出现相应症状。四肢的骨软骨瘤生长缓慢，局部可触及一质硬包块。

单发性内生性软骨瘤生长缓慢，体积小，可长期无症状。手足部的管状骨内生性软骨瘤常导致手指或足趾的畸形，因患骨膨胀刺激引起局部肿痛，或因病理骨折引起疼痛。而在四肢长骨，大部分内生性软骨瘤均无症状。在四肢骨干骺端的肿瘤可有轻微的膨胀，随着骨骼的生长发育，出现短缩畸形。多发性内生性软骨瘤在幼儿期即出现症状和体征，并常导致肢体短缩和弯曲畸形。

软骨母细胞瘤的主要症状表现为局部的疼痛、肿胀伴有明显的压痛，症状可持续几个月至数年。软组织肿块、关节僵硬和活动受限、跛行等症状较少见。典型的发病部位是长骨的骨骺，邻近关节肿胀、疼痛、关节腔积液。约30%病例出现邻近关节腔积液。病理性骨折较罕见，常发生在较严重的关节损伤后，主要体征为软组织肿块、关节僵硬和跛行，无诊断特异性。

软骨黏液样纤维瘤起病缓慢，疼痛是最常见的临床表现，但大多症状轻微且以局部疼痛为主，呈间歇性疼痛。肿胀并不常见，多见于手、足病变者。局部压痛不明显，侵犯关节时可有关节活动受限，病理性骨折偶可发生，但极少见。颅底病变可出现头后部疼痛。椎体病变可侵犯椎管引起脊髓压迫症状。体征无特殊表现。

中心型软骨肉瘤（central chondrosarcoma）的临床特点为症状轻、发展缓慢。病史较长，可无症状或出现钝痛，亦或出现夜间持续疼痛。因病变位置较深，早期通常未形成软组织肿块，所以临床不能触及软组织包块，仅表现为轻微的骨膨大。晚期可形成较大的、能触及的软组织肿块。发生于脊柱、骶骨、肋骨或骨盆的病例可引起严重疼痛，可因压迫神经而引起放射性疼痛。有些肿瘤突然迅速生长、破入软组织，应考虑为肿瘤出现去分化现象或恶性程度升级。偶尔有肿瘤经骨端而侵入邻近关节引起关节症状，病理骨折少见。周围型软骨肉瘤（peripheral chondrosarcoma）是一种发生于骨外的软骨肉瘤，常继发于骨软骨瘤，尤其常见于多发性骨软骨瘤，其主要体征为可触及的包块。周围型软骨肉瘤生长缓慢，临床症状轻微，病人在早期不易发现，临床明确诊断时肿瘤往往已经较大。约50%的病人出现局部疼痛，常为轻痛。骨盆的肿瘤可出现压迫腰骶丛及其分支的体征，可压迫盆腔脏器而产生相应的症状。脊柱的肿瘤可压迫神经根，也可突入椎管压迫脊髓而引起截瘫。周围型软骨肉瘤主要体征为软组织包块，表面圆形，凹凸不平，触诊为骨性硬度，与软组织不粘连。有些复发的周围型软骨肉瘤可在软组织中出现单个或多个肿块，有些可完全与邻近骨骼分离。

滑膜软骨瘤病发病部位以膝关节最多见，髋、肩、肘关节次之，罕见发生于指间关节。一般为单个关节受累，偶尔发生于双侧对称性关节。有些病人有外伤史。病程长短不一，可数月或数年。临床疼痛症状轻重不同，可表现为间歇性关节疼痛或急性关节疼痛。关节活动时可出现异响，亦可出现关节绞锁、不同程度的肿胀和关节运动障碍，关节积液量多少不等，有时可触及肿块。

二、病因和发病机制

单发性骨软骨瘤确切的病因不清，可能来自骺板软骨或是靠近骨膜的小软骨岛。Virchow 提出单发性骨软骨瘤是在发育期间的骨骺软骨板分离，向骨外横向生长而形成。Lichtenstein 认为是骨膜发育异常，移位的软骨巢继续生长，是发育性骨骺生长缺陷所致。多发性骨软骨瘤与遗传有关，为常染色体显性遗传性疾病。骨软骨瘤常位于长骨的干骺端，随骨的生长发育逐渐远离骺板。骨软骨瘤的增长是靠软骨帽深层的软骨化骨作用。患儿发育成熟后，肿瘤即停止生长，软骨帽逐渐退化以至消失，少数持久存在并可继发恶变为周围型软骨肉瘤。

软骨瘤是一种由胚胎性异位组织引起的肿瘤。目前关于发病机制的假说有以下几种：①胚胎生长发育异常；②生长板错置移位；③骨膜内层残留的幼稚细胞发育转化为软骨细胞而成；④干骺端骨膜发育不完全，不能完全约束骨骺软骨细胞，致使骨骼组织畸形生长而形成；⑤干骺端生长过程中重塑性差,从而使骨骺持续增长形成瘤体;⑥酸性黏多糖代谢紊乱。

软骨母细胞瘤的病因还不是很清楚,有学者认为软骨母细胞瘤来源于胚胎性软骨组织,可能是软骨母细胞的一种间变。其发病机制也不清楚。

软骨黏液样纤维瘤起源于形成软骨的结缔组织,与年龄、性别、环境、遗传、外伤等因素有关。其发病机制不清楚。

软骨肉瘤发病原因不明,实验性病理研究认为软骨肉瘤与病毒感染有关,而边缘型软骨肉瘤与遗传因素有关。有研究报道约50%的软骨肉瘤病例和几乎所有Ollier病及Maffucci综合征均与异柠檬酸脱氢酶(*IDH1*或*IDH2*)突变相关。

滑膜软骨瘤病病因不明,大多认同化生学说,即滑膜深层未分化间叶细胞分化为软骨体,再经过软骨内化骨而形成骨软骨体,这些软骨体或骨软骨体有蒂与滑膜相连而形成悬垂体,当蒂断裂后则游离于关节腔内。游离体因无血运供应,其内部骨组织会发生坏死,但外层软骨细胞尚能自滑液获得营养而继续缓慢生长。

三、临床诊断和鉴别诊断

(一)诊断标准

骨、关节的软骨性肿瘤的诊断需要结合临床表现、影像学特点和病理特征综合诊断,临床特点和影像学检查不能够确诊或怀疑恶性者,需要进行穿刺或切取病变组织活检进一步明确诊断。对几种常见的骨、关节的软骨性肿瘤诊断标准进行简要介绍如下。

1. 骨软骨瘤　骨软骨瘤表现为单个或多个向骨外生长的骨性肿块,常发生膝关节附近,有背向邻近大关节生长的倾向。肿瘤骨性基底部以宽或窄基底与患骨骨体的骨皮质相延续,骨髓腔相连通。大体病理上肿瘤由骨性基底部、软骨帽和纤维膜构成。骨软骨瘤恶变的部位是软骨帽,软骨帽增厚(>2cm)或不规则提示恶变的可能。

2. 软骨瘤　软骨瘤可单发或多发,发生部位以手足短管骨和长骨干骺端常见,具有一般良性骨肿瘤的影像学表现,骨质破坏区出现斑点状或环形钙化影为软骨瘤的特征性表现。发生于长骨干骺端时可出现患骨的形态异常。在病理上易被误诊为低级别软骨肉瘤,诊断时应密切结合患者年龄、发生部位和影像学表现。

3. 软骨母细胞瘤　软骨母细胞瘤好发于儿童和青少年四肢长骨的骨骺,影像学上具有一般良性骨肿瘤的表现,可跨骺板侵及干骺端,骨破坏内可出现典型的斑点状、环状或结节状的软骨钙化。MRI清楚显示瘤周骨髓水肿和邻近关节腔积液。在病理上,软骨母细胞瘤主要由单核细胞和多核巨细胞构成,易与骨巨细胞瘤混淆,但瘤内出现"鸡笼样钙化"或"窗格样钙化"的特征性表现时则高度提示该肿瘤。

4. 软骨黏液样纤维瘤　软骨黏液样纤维瘤一般位于四肢长骨的干骺端,呈偏心性生长,可伴有患骨增粗膨大,骨膜新生骨、病理骨折及钙化极少见。在病理上,软骨黏液样纤维瘤由较成熟的软骨、黏液和纤维组织构成具有诊断特征性的分叶结构,但需要注意避免显微镜下组织的片面观察。

5. 软骨肉瘤　原发中央型软骨肉瘤具有一般恶性骨肿瘤的影像学表现,但骨膜新生骨少见。骨破坏区及肿块内环形、弧形或斑点状钙化,提示瘤软骨基质的存在。对于无钙化的瘤软骨基质,常因其富含水分而在MRI上表现为T_1WI低信号,T_2WI信号很高。继发周围型软骨肉瘤主要见于骨软骨瘤的恶变,除具有骨软骨瘤的基础表现外,恶变征象主要表现在软骨帽明显增厚且不规则,可被MRI清晰显示。软骨肉瘤分化程度高低不同,在病理上表现有所差异,其细胞核的异型性、有无坏死和肿瘤对宿主骨有无浸润是鉴别良恶性软骨肉瘤的关键,要时刻警惕高分化软骨肉瘤与软骨瘤在病理诊断上的混淆。

6. 滑膜软骨瘤病　滑膜软骨瘤病发生于关节囊、滑囊和腱鞘滑膜,在滑膜面形成软骨性或骨软骨性小体为病理学特征,数目≥3个以上游离体,以膝关节最多见。X线片和CT可诊断钙化/骨化的软骨瘤小体，表现为圆形或不规则形的中央密度低而边缘密度高的石榴籽样改变。未钙化/骨化的软骨瘤小体，在 X 线片和 CT 上难以显示，可借助 MRI 进行诊断。在病理上，软骨细胞数量多、体积较大、核肥大，常见双核与多核细胞，与Ⅰ级或Ⅱ级软骨肉瘤相似，要结合发生部位和影像学表现以避免误诊。

（二）诊断流程

1. 注重搜集临床资料　了解患者年龄、病史长短、肿瘤部位、临床症状和体征将有助于诊断。如：骨软骨瘤常见于儿童或青少年的膝关节周围，主要表现为无疼痛的质硬肿块。内生性软骨瘤好发于手足部的管状骨，病史较长，可长期无症状。软骨母细胞瘤发生于未闭合的骨骺，主要表现为局部疼痛、肿胀。

2. 注重分析影像学表现　包括 X 线片、CT 和 MRI 表现，找出影像学诊断特征。如：骨软骨瘤具有影像学诊断特征，表现为肿瘤骨性基底部以宽或窄基底与瘤体的骨皮质相延续，骨髓腔相连通。四肢长骨骨骺区的发生部位是诊断软骨母细胞瘤的重要线索，周围骨髓水肿及邻近关节积液是重要的辅助诊断征象。中央型软骨肉瘤具有一般恶性骨肿瘤的影像学共性表现，瘤软骨组织的确定是软骨肉瘤影像学定性诊断的关键，在 MRI 上 T_2WI 信号很高，增强扫描不均匀明显强化且以外周强化为主。瘤软骨钙化是软骨类肿瘤基质的钙盐沉积，在 X 线片和 CT 表现为骨破坏区及肿块内环形、弧形或斑点状致密影。

3. 病理检查　是"金标准"，但病理诊断受到样本类型、取样规范性、诊断医师经验和辅助诊断技术应用等诸多因素影响。

（1）穿刺活检样本：尽量有效包埋所有获取组织，制片优良，充分结合临床和影像学资料，常规病理观察确定病变性质和大致类型，应用适当的免疫组化和分子检查手段，作出相对准确的病理诊断，为临床进一步处理提供有价值的参考意见。

（2）手术切除标本：观察肿瘤形态、大小、肿瘤内继发性改变、瘤周有无包膜以及有无浸润性生长。尽量多处取材制片，做到细致观察，以免遗漏重要病变区域。病理诊断除明确良性、中间型和恶性肿瘤以及具体组织类型外，还应包括肿瘤生长模式、瘤周侵袭情况和切缘有无肿瘤，必要时还需观测肿瘤浸润与切缘间距。

（3）组织学观察：首先应仔细观察常规染色切片，充分寻找有诊断价值的形态学表现，结合各种肿瘤与瘤样病变的主要形态学特征进行诊断与鉴别诊断。

（三）鉴别诊断

1. 骨软骨瘤　因其具有典型的影像学特征，临床诊断不难，但需要注意有无恶变为周围型高分化软骨肉瘤。

2. 内生软骨瘤　在病理上严格区分内生软骨瘤与Ⅰ级软骨肉瘤比较困难。临床表现如疼痛、生长速度、肿瘤的发生部位对鉴别诊断很重要。位于手部短管骨的内生软骨瘤，即使组织学表现增生活跃，仍可诊断为良性病变；相反，位于成人长骨或躯干骨的中央型软骨性病变，同样的组织形态学表现却应考虑为低度恶性软骨肉瘤的可能。

在影像学上，发生于骨骺的内生软骨瘤需与软骨母细胞瘤鉴别，发生于干骺端且无钙化的内生软骨瘤需与纤维结构不良鉴别，发生于成人长骨的钙化性内生软骨瘤还要与骨梗死鉴别。尽管上述疾病 X 线表现很相似，但在 MRI 上表现仍有差别，有助于鉴别诊断。

3. 软骨母细胞瘤　在病理上，软骨母细胞瘤需要与骨巨细胞瘤、非骨化纤维瘤鉴别，三者在发生年龄、部位和影像学表现有所不同，可以协助病理鉴别诊断。非骨化性纤维瘤发生于干骺端，骨巨细胞瘤发生于骨骺闭合以后的骨端，而软骨母细胞瘤发生于未闭合的骨骺。

在影像学上，软骨母细胞瘤需要与骨骺及干骺端结核鉴别，二者影像学表现相似，当出现骨质疏松和脓肿形成时，则有助于鉴别诊断。

4. 软骨黏液样纤维瘤　软骨黏液样纤维瘤的典型表现在于干骺端发病，具有良性的影像学表现,肿瘤内软骨、黏液和纤维成分比例多少不一,需要与内生软骨瘤、非骨化性纤维瘤、骨巨细胞瘤、软骨肉瘤等骨肿瘤相鉴别,最终需要结合临床、影像和病理检查作出正确诊断。

5. 软骨肉瘤　周围型继发性软骨肉瘤借助其特征性的影像学表现不难作出诊断。在 X 线片上,原发中央型软骨肉瘤需要与内生软骨瘤、骨梗死、骨肉瘤鉴别,依据 MRI 表现特点结合患者年龄、发生部位可以作出鉴别。

在病理上,高分化软骨肉瘤需要与内生软骨瘤、软骨黏液样纤维瘤鉴别,软骨肉瘤需要与软骨母细胞型骨肉瘤鉴别,结合临床和影像学表现有助于加以区别。

6. 滑膜软骨瘤病　借助影像学检查,滑膜软骨瘤病不难与剥脱性骨软骨炎、退行性关节病和神经营养不良性关节病鉴别。

第二节　实验室及其他检查指标与评估

一、实验室及其他检查指标

(一)实验室检查指标

骨、关节的软骨性肿瘤实验室血、尿和粪常规检查结果通常为阴性。

(二)病理检查指标

1. 骨软骨瘤

(1)大体特征:肿瘤大小不一,最大者直径可超过 10cm。肿瘤以窄蒂或宽基底与母体骨相连。肿瘤表面被覆软骨帽较薄,平均厚度约 0.6cm,>1cm 者罕见,厚度 >2cm 和不规则的软骨帽提示恶变。

(2)组织学特征:肿瘤分三层结构。最外层是纤维膜,纤维膜与周围的正常骨膜相连。纤维膜覆盖下的结构为软骨帽,显微镜下瘤细胞类似于正常的透明软骨细胞,表层软骨细胞呈簇状分布,邻近骨移行区的软骨细胞排列成条索状,与骺板相似,并可见活跃的软骨内化骨。静止性病变,软骨帽变薄,甚至完全消失。软骨结构消失、纤维带增宽、黏液样变性、软骨细胞密度增加、分裂活性增强、显著的软骨细胞异型和坏死等表现均提示恶变可能。最深层为骨髓腔,由含正常骨髓的成熟骨小梁构成,骨小梁间隙内充满脂肪细胞和正常造血组织。

2. 内生性软骨瘤

(1)大体特征:病理所见大多为手术刮除的破碎标本,组织呈灰白或淡蓝色半透明,钙化或骨化区呈灰黄或灰红色。完整切除的肿瘤多境界清楚,常呈多结节性结构,大小从几毫米到数厘米不等,最大径一般不大于 5cm。

(2)组织学特征:软骨瘤细胞较少,有大量透明软骨基质,缺乏血管。软骨细胞位于边缘锐利的陷窝内,胞质呈嗜酸性颗粒状或空泡状,细胞核小而圆,染色深。有时陷窝内偶见双核细胞,核分裂象罕见。结构从结节状到融合状,结节被细的纤维性间隔和薄的板层骨包围,结节间可见正常的骨髓组织,可见斑点状钙化、骨化及缺血坏死灶。发生在手足小骨的内生性软骨瘤比长骨的内生性软骨瘤细胞多,细胞的非典型性较明显,核较大,并常见到双核细胞,易被误诊为低级别软骨肉瘤,诊断时应紧密结合影像学所见。

3. 软骨瘤病

(1)大体特征:大体形态差异很大,严重病例可见显著的骨膨胀及皮质变薄。

(2)组织学特征:镜下表现与内生性软骨瘤相同,与长骨内生性软骨瘤相比,细胞更丰富,有更显著的细胞学非典型性。

4. 骨膜软骨瘤

(1)大体特征:发生于骨表面的肿瘤,境界较清楚,长径一般小于 6cm。肿瘤的底部骨皮质常有反应性增厚、硬化或侵蚀性变薄。

（2）组织学特征：由成熟的透明软骨小叶构成，软骨小叶由薄层纤维结缔组织或骨组织分隔。与内生性软骨瘤相比，细胞较丰富，偶可见肥胖核或双核细胞，常见灶状黏液样变性、钙化和软骨骨化，无坏死。邻近骨髓腔内一般无肿瘤浸润，肿瘤底部骨皮质质常反应性增生。

5. 软骨母细胞瘤

（1）大体特征：无特殊表现，标本多为手术刮除组织，呈灰红色，可伴出血及钙化，部分可为囊性成分。

（2）组织学特征：肿瘤主要由单核细胞和多核巨细胞构成，单核细胞是一种胚胎性软骨母细胞，细胞呈圆形或多边形，细胞膜较厚，边界较清晰，细胞质嗜酸性，核呈圆形、卵圆形，染色质细腻，可见纵行核沟，核内含有1个或多个小的或不明显的核仁。复发性软骨母细胞瘤的软骨母细胞有一定的非典型性，但一般无病理性核分裂象。局灶性钙化是该肿瘤的一个显著的特征，钙化呈纤细的网格状，称为"鸡笼样钙化"或"窗格样钙化"。肿瘤组织内常见破骨细胞样巨细胞。软骨母细胞周围还可见到特征性的粉红色软骨样基质，可演变为骨样组织和骨组织。1/4～1/3的肿瘤病例出现类似于动脉瘤性骨囊肿的区域。

6. 软骨黏液样纤维瘤

（1）大体特征：界限清楚的肿块，发生在扁骨可呈分叶状，肿瘤表面的骨皮质可变薄，切面呈实性、灰白色，肿瘤内一般无骨化、坏死及囊性变。

（2）组织学特征：由软骨、黏液和纤维组织形成特征性的分叶结构。小叶中央为淡蓝色黏液样或软骨样基质，其内含梭形或星芒状细胞，小叶中央细胞稀疏而周边细胞较密集。密集区含成纤维细胞、多核巨细胞及软骨母细胞。也可有钙化及向软骨分化的区域。

7. 普通型软骨肉瘤

（1）大体特征：病变与周围组织可分界清楚，也可突破骨皮质侵入周围软组织中。肿物呈分叶状，切面灰蓝色或白色透明状，可见囊性及黏液样变性区域，并可见黄白色钙化点。

（2）组织学特征：由肿瘤性软骨细胞和软骨基质形成小叶结构，小叶大小不等，形态不规则。根据肿瘤细胞分化程度可分为高分化、中分化和低分化。高分化软骨肉瘤细胞成分相对较少，核大小一致、肥大、染色深，可见双核或三核细胞，无核分裂象，软骨基质较丰富。高分化软骨肉瘤要注意与软骨瘤鉴别，要综合考虑影像学表现、组织结构和细胞学特点，细胞核的异型性和肿瘤对宿主骨有无浸润破坏是鉴别诊断的关键。中分化软骨肉瘤细胞量、核异型性、染色质浓度及核的体积都明显增加。低分化软骨肉瘤细胞较拥挤，有明显的双核、多核及异型核，核分裂象易见，软骨基质较少，可见大片坏死。

8. 骨膜软骨肉瘤（periosteal chondrosarcoma）

（1）大体特征：肿物一般位于骨膜下的骨表面，呈结节状，切面灰白色，半透明，部分区域可呈沙砾样，质硬。

（2）组织学特征：肿瘤性软骨细胞呈分叶状聚集，细胞较丰富，核肥大，常见双核和巨核细胞，核分裂象少见。肿瘤内可见钙化和软骨化骨。

9. 去分化软骨肉瘤（dedifferentiated chondrosarcoma）

（1）大体特征：肿瘤一般体积较大，呈结节状，肿瘤的中心区为低级别软骨病变区，呈灰蓝色、半透明，周围区为鱼肉样组织。根据肉瘤成分的不同，有时可呈编织状。

（2）组织学特征：由中心区的低级别软骨病变和周围区的高级别非软骨肉瘤构成，两者分界清楚，无明显移行区。去分化成分可以是横纹肌肉瘤、纤维肉瘤、骨肉瘤或多形性肉瘤。

10. 间叶性软骨肉瘤（mesenchymal chondrosarcoma）

（1）大体特征：肿瘤体积较大，最大者可达30cm，界限较清。切面灰白或灰粉色，质地硬韧或呈鱼肉状，可见透明软骨样区域、钙化、坏死和出血。

（2）组织学特征：高分化软骨岛和未分化间质交错分布。未分化成分为小圆细胞构成，细胞圆形或短梭形，细胞质少，细胞多形性不明显，核分裂象不多见，典型者类似于Ewing肉瘤，常有肿瘤细胞围绕血管生长呈血管外皮瘤样结构。偶尔可见破骨细胞样多核巨细胞、骨样基质或骨组织。

11. 透明细胞软骨肉瘤（transparent cell chondrosarcoma）

（1）大体特征：肿瘤最大径 2～13cm 不等，部分病例切面见软骨成分，部分病例切面呈灰白或灰红色鱼肉状，可伴钙化，呈沙砾感，多呈实性，可见囊腔。

（2）组织学特征：肿瘤呈小叶状分布，细胞体积较大，界限清楚，细胞膜较厚，细胞质透亮，部分细胞质淡嗜伊红色，核大居中，核仁明显，核分裂象罕见。小叶之间可见成簇的破骨细胞样的巨细胞，肿瘤内可见钙化和骨样组织。许多病变中有低级别软骨肉瘤的区域，并可见动脉瘤性骨囊肿区域。

12. 黏液软骨肉瘤（mucinous chondrosarcoma）

（1）大体特征：多呈黏液胶冻状，半透明，质地中等。

（2）组织学特征：肿瘤呈不完全的分叶状或结节状结构，黏液样基质背景中，与脊索瘤相似。细胞呈条索状排列或分散在黏液基质中。瘤细胞呈圆形、卵圆形或短梭形，细胞质嗜酸性，核小而深染，核分裂象罕见。

13. 滑膜软骨瘤病

（1）大体特征：病变的滑膜肥厚，关节腔内大量游离体呈白色、透亮、光滑、大小不等。

（2）组织学特征：滑膜内出现软骨性结节，含孤立或成群软骨细胞。软骨细胞数量多、体积较大、核肥大，常见双核与多形核细胞，与Ⅰ级或Ⅱ级软骨肉瘤表现相似。滑膜下纤维组织增生，毛细血管扩张，软骨基质可有钙化或骨化。

（三）影像学检查指标

1. 骨软骨瘤　影像学检查可清晰显示肿瘤骨性基底部以宽或窄基底与患骨骨体的骨皮质相延续，骨髓腔相连通（图 14-1A～C）。骨性基底部表面覆盖的透明软骨帽，在 MRI 软骨序列（包括快速自旋回波质子加权序列和梯度回波序列）图像上呈现类似于关节软骨的高信号（图 14-1D），X 线片和 CT 可显示软骨帽内的环状、斑点状、不规则钙化。相邻骨可受压移位、变形。影像学检查对于骨软骨瘤的定性诊断不难，其影像学诊断要点在于骨皮质相延续，骨髓腔相通，表面覆盖软骨帽。影像学检查的另一主要价值在于观察骨软骨瘤有无发生恶变，恶变部位在于软骨帽，常恶变为分化较好的周围型软骨肉瘤。骨软骨瘤恶变时，软骨帽明显增厚且不规则，有文献报道成人骨软骨瘤的软骨帽厚度超过 2cm 即高度怀疑恶变。

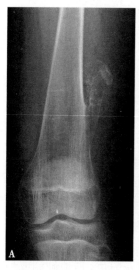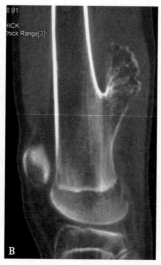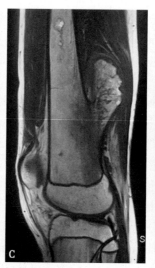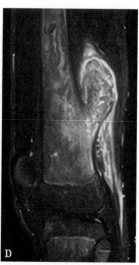

图 14-1　股骨下段骨软骨瘤

A. 股骨正位 X 线片显示股骨下段向骨外生长的骨性结构影；B. 矢状位重组 CT 骨窗显示肿瘤骨性基底部与股骨的骨皮质和骨髓腔分别延续、相通；C. 矢状位 MRI 的 T_1WI 显示肿瘤骨性基底部与股骨的骨髓腔信号相似，均为黄骨髓；D. 矢状位 MRI 的脂肪抑制质子加权成像显示肿瘤骨性基底部覆盖以薄层透明软骨帽，呈明显高信号。

2. 软骨瘤　单发性软骨瘤在X线片和CT表现为膨胀性骨质破坏，边界清楚，呈分叶状，多有硬化边，邻近骨皮质变薄，瘤内有斑点状钙化，无骨膜新生骨（图14-2A，B）。在一般良性骨肿瘤的影像学表现基础上，骨质破坏内出现斑点状或环形钙化影为软骨瘤的特征性表现。

多发性软骨瘤在X线片和CT常表现为四肢长骨的干骺端囊状、纵行条状透亮／低密度区，干骺端可呈喇叭样膨胀，邻近骨皮质变薄甚至有局部缺损，内有斑点状钙化和粗大的骨性间隔，可有患骨的弯曲畸形。

MRI显示X线片和CT上的低密度区在T_1WI低信号，T_2WI很高信号，提示透明软骨组织的存在（图14-2C，D）。镜下肿瘤由增生的软骨及骨组织构成，呈分叶状排列，软骨细胞位于陷窝内，体积小，核小而圆，染色深，淡蓝色软骨基质，缺乏血管。可见灶状钙化、骨化及坏死区。软骨小叶边缘被细的纤维性间隔和薄的板层骨包围，结节间见正常的骨髓组织（图14-2E～G）。

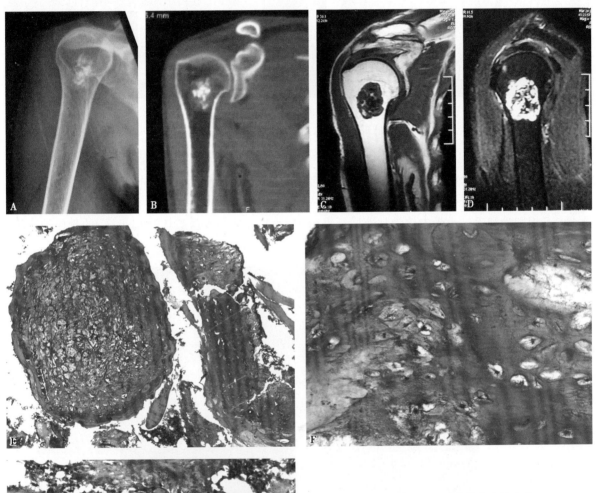

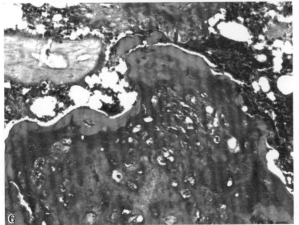

图14-2　右肱骨近端内生软骨瘤

A. 右肱骨侧位X线片显示右肱骨近端簇集分布的斑点状钙化影，无骨皮质破坏及骨膜新生骨；B. 冠状位重组CT骨窗显示右肱骨近端骨质破坏，边界清楚，内有斑点状钙化；C、D. 分别为冠状位MRI的T_1WI和矢状位脂肪抑制T_2WI，显示X线片和CT上的低密度区在T_1WI低信号，T_2WI明显高信号；E. 镜下HE染色显示瘤性增生的软骨及骨组织，呈分叶状排列，HE×4；F. 镜下软骨细胞位于陷窝内，体积小，淡蓝色软骨基质，HE×10；G. 镜下软骨小叶边缘被细的纤维性间隔和薄的板层骨包围，结节间见正常的骨髓组织。

3. 软骨母细胞瘤 在 X 线片和 CT 表现为四肢长骨骨骺内的类圆形低密度区（图 14-3），可侵及干骺端。周围骨皮质可轻度变薄，少数呈分叶状、多房状。病灶较小、生长慢及静止者有完整、较厚的硬化边；反之，则无硬化边或不完整。肿瘤早期多无钙化或小点状、片状或环状钙化，晚期出现密度增高或广泛的斑点状、片状、团块状钙化。邻近关节常受累，表现为关节肿胀、积液、滑膜增厚等滑膜炎表现，在 MRI 平扫及增强检查图像上得以良好显示。

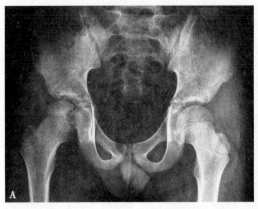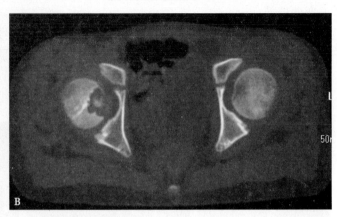

图 14-3 右股骨头骨骺软骨母细胞瘤

A. 骨盆正位 X 线片显示右股骨头骨骺类圆形骨质破坏；B. 横轴位 CT 骨窗显示右股骨头骨骺骨质破坏，边界清楚，内有斑点状钙化。

4. 软骨黏液样纤维瘤 软骨黏液样纤维瘤多发生于长骨的干骺端，呈偏心性的骨质破坏（图 14-4），伴有骨质增生硬化，骨体变粗。一般无骨膜反应或病理骨折，病变区内的钙化较为罕见。发生于扁平骨、不规则骨和手足小骨的软骨黏液样纤维瘤，X 线片表现为骨质破坏、"扇贝样"的骨侵蚀边缘，骨体膨胀等多种改变。

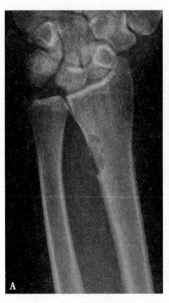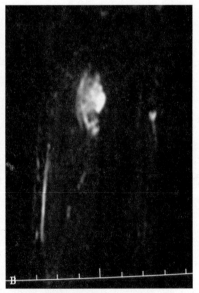

图 14-4 左桡骨软骨黏液样纤维瘤

A. 左前臂正位 X 线片显示左桡骨远段内侧偏心性骨质破坏，局部骨皮质膨胀；
B. 冠状位 MRI 的脂肪抑制 T_2WI 显示骨质破坏区呈不均匀高信号。

5. 软骨肉瘤 原发中央型软骨肉瘤的影像学表现为溶骨性骨质破坏，边界清楚或不清楚，相邻皮质轻度膨胀，可伴有或不伴有骨皮质破坏，病变侵入软组织形成软组织肿块，骨膜新生骨少见，骨破坏区及肿块内可见环形、弧形或斑点状钙化，钙化密度不均匀，边界欠清楚。继发周围型软骨肉瘤主要见于骨软骨瘤的恶变，影像学表现为软骨帽增厚，可出现骨性基底部破坏、软组织肿块及骨膜反应。

中央型软骨肉瘤具有一般恶性骨肿瘤的影像学共性表现，瘤软骨组织的确定是软骨肉瘤影像学定性诊断的关键（图 14-5）。瘤软骨在 MRI 上表现为 T_1WI 低信号，T_2WI 信号很高，增强扫描不均匀明显强化且以外周强化为主。瘤软骨钙化是软骨类肿瘤基质的钙盐沉积，在 X 线片和 CT 上主要表现为骨破坏区及肿块内环形、弧形或斑点状致密影。

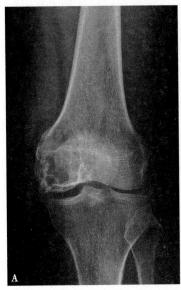
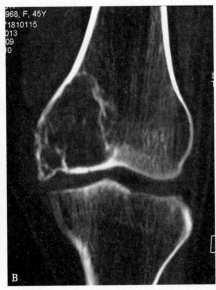
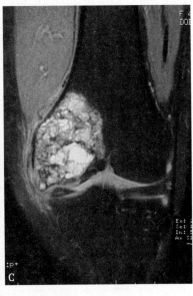

图 14-5　左股骨下端透明细胞软骨肉瘤

A. 左股骨正位 X 线片显示左股骨下端边界欠清楚的骨质破坏；B. 冠状位重组 CT 骨窗显示骨质破坏区内多发斑点状钙化；C. 冠状位脂肪抑制质子加权成像显示骨质破坏区由多发小结节状簇集分布，呈不均匀明显高信号。

6. 滑膜软骨瘤病　骨软骨体或软骨体在关节囊或滑囊内，大小不一，数目不定，少者 3 个，多者数百或上千个，瘤体直径 0.3～2.0cm，呈圆形、卵圆形或不规则形。X 线片和 CT 可见较多钙化 / 骨化的游离体，中央区透明而边缘密度高（图 14-6）。软骨小体未钙化 / 骨化时，X 线片和 CT 检查难以显示，需借助 MRI 检查进行诊断。部分患者合并骨性关节炎，表现为关节间隙变窄，关节面增生硬化，关节边缘骨赘形成。

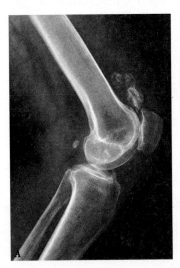
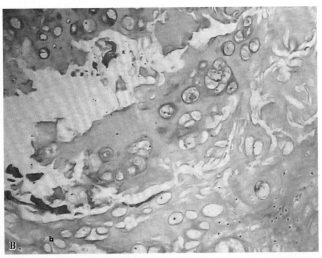

图 14-6　左膝滑膜骨软骨瘤病

A. 左膝侧位 X 线片显示左膝关节腔及髌上囊多发类圆形钙化 / 骨化性结节，石榴籽样外观；

B. 术后病理显示为多发软骨性结节伴有骨化，HE×20。

二、检查指标的评估

（一）影像检查指标

影像学检查包括 X 线片、CT 和 MRI 对于明确病变范围、边界以及临床分期较为重要。骨软骨瘤具有典型的影像学特征，故不易误诊。通过影像学检查可以协助病理区分内生软骨瘤与高分化软骨肉瘤。软骨母细胞瘤的诊断依据主要在于患者年龄和发生部位，结合影像学表现可以区别于骨巨细胞瘤、纤维结构不良和非骨化性纤维瘤。软骨黏液样纤维瘤影像学缺乏特征性，仅凭影像学表现难以作出确切的诊断。中央型软骨肉瘤具有一般恶性骨肿瘤的影像学共性表现，在此基础上发现瘤软骨基质或瘤软骨的钙化即可作出明确的定性诊断。继发周围型软骨肉瘤主要见于骨软骨瘤的恶变，根据骨软骨瘤的基础表现和软骨帽的异常改变，容易作出诊断。滑膜软骨瘤病发生在有滑膜的关节囊、滑囊或肌腱，结合软骨体或骨软骨体的影像学表现，也不难作出诊断。

（二）病理检查指标

骨、关节的软骨性肿瘤的病理诊断依赖于充分而有代表性的标本取材，而且必须结合临床、影像学和组织学形态进行综合分析。对于较少的穿刺活检标本，比如软骨母细胞瘤、软骨黏液样纤维瘤和软骨肉瘤，如果单凭小块组织的镜下所见，忽视与临床和影像学检查的结合，往往会导致错误的诊断。软骨瘤的病理表现因发生部位而有所不同，病理诊断时必须结合病变部位、影像学表现，方可作出准确的诊断。骨软骨瘤的诊断一般无须病理，病理诊断的重点在于观察软骨帽有无恶变，这也需要结合影像学表现。滑膜软骨瘤病的病变滑膜增厚，关节腔或滑囊内可见大量游离体，呈白色、透亮、光滑、大小不等，结合发病部位能够作出准确的病理诊断。

（三）实验室血、尿和粪检查指标

目前尚未见有与骨、关节的软骨性肿瘤密切关系的实验室血、尿和粪检查指标。

第三节 实验室及其他检查指标的临床应用

一、检查指标的筛选原则

实验室检查指标的筛选应该遵循快速、准确、实用和可行的原则。一般情况下，在询问临床病史和体格检查后，常规首先 X 线片检查进行初步诊断，根据具体情况进行 CT 或 MRI 的进一步检查，必要时穿刺活检进行常规染色病理诊断，辅助以免疫组化和分子病理鉴别诊断。

二、检查指标的实际应用

影像学检查在骨、关节的软骨性肿瘤诊断上具有重要价值，是必须做的辅助检查，结合患者年龄、发生部位和影像学特点进行综合诊断，多数病例不需要进一步穿刺活检，当然最终的诊断根据术后病理，结合临床表现和影像学表现来确定。实验室化验检查对骨、关节的软骨性肿瘤的诊断意义不大。

在预后方面，根据影像学检查对软骨性肿瘤进行定量分析，结合肿瘤组织类型和病理分级进行准确的临床分期，预测患者的预后。

在随访方面，X 线片和 MRI 检查是在中间型及恶性软骨性肿瘤患者随访过程中监测肿瘤转归的主要方法。X 线片检查因方法简便、价格低廉，在局部定期复诊随访过程中常作为首选方法，MRI 作为有力补充的检查手段。当临床或 / 和影像学检查可疑原发部位肿瘤复发时，需要对复发灶进行穿刺活检病理学检查，以确诊肿瘤性质和类型，从而指导临床合理治疗。

案例 14-1

【病史摘要】 患者，男，25岁。左髋关节疼痛2年，近期出现疼痛加剧。

【实验室检查】 各项指标阴性。

【影像学检查】 CT检查显示左侧股骨大转子-粗隆间区分叶状溶骨性骨破坏，内见斑点状钙化，病灶边缘清楚伴硬化边，相邻骨皮质变薄（图14-7A，B）。

【病理检查】 镜下观察肿瘤由软骨母细胞和软骨基质构成，可见粉红色的软骨样基质、灶状坏死和窗格样钙化（图14-7C，D）。

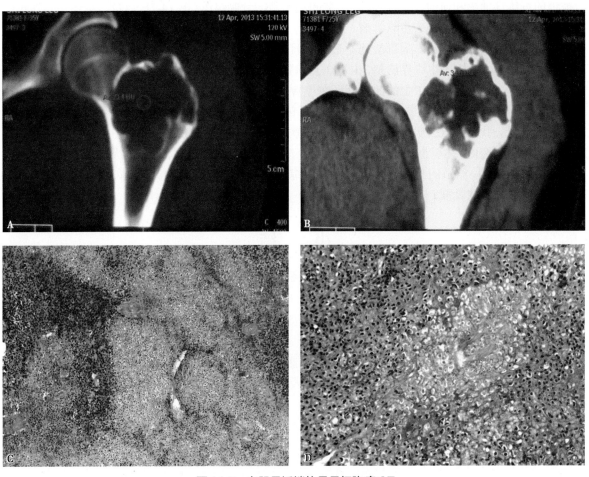

图14-7 左股骨近端软骨母细胞瘤CT

A和B. 分别为左髋冠状位重组CT的骨窗和软组织窗，显示左股骨近端分叶状溶骨性骨破坏，内见斑点状钙化；C. 镜下HE染色显示软骨母细胞和软骨基质，HE×4；D. HE染色显示灶状坏死和窗格样钙化，HE×10。

【诊断】 左股骨近端软骨母细胞瘤。

【案例分析】 该病人因左髋疼痛2年就诊，慢性病程，常规血液及体液检验无异常。CT检查显示左侧股骨近端分叶状溶骨性骨破坏，内见斑点状钙化，提示软骨性肿瘤，主要鉴别诊断包括软骨母细胞瘤、软骨黏液样纤维瘤、纤维结构不良、非骨化性纤维瘤和内生软骨瘤。实施手术切取病灶，手术标本送病理检查进一步明确病变类型。镜下观察显示为软骨母细胞和软骨基质和窗格样钙化，综合临床表现、影像学检查和病理检查，最终确诊为左股骨近端软骨母细胞瘤。

案例 14-2

【病史摘要】　患者,女,59 岁。右肩酸痛不适 6 个月。

【实验室检查】　各项指标阴性。

【影像学检查】　X 线片和 CT 显示右肱骨近端骨质破坏,边界清楚,内有斑点状钙化,无骨皮质破坏及骨膜新生骨(图 14-2A, B)。MRI 显示 X 线片和 CT 上的低密度区在 T_1WI 低信号,T_2WI 极高信号(图 14-2C, D)。

【病理检查】　镜下观察肿瘤由增生的软骨及骨组织构成,呈分叶状排列,软骨细胞位于陷窝内,体积小,核小而圆,染色深,淡蓝色软骨基质,缺乏血管。可见灶状钙化、骨化及坏死区。软骨小叶边缘被细的纤维性间隔和薄的板层骨包围,结节间见正常的骨髓组织(图 14-2E～G)。

【诊断】　右侧肱骨近端内生软骨瘤。

【案例分析】　该病人因右肩部酸痛不适 6 个月就诊,常规血液及体液检验无异常。X 线片和 CT 显示右肱骨近端骨质破坏,边界清楚,内有斑点状钙化。骨质破坏内出现钙化影为软骨瘤的特征性表现。MRI 显示 X 线片和 CT 上的低密度区在 T_1WI 低信号,T_2WI 极高信号,提示透明软骨组织的存在,影像学检查考虑为内生软骨瘤,主要鉴别诊断包括软骨肉瘤、骨巨细胞瘤和软骨母细胞瘤。实施手术切取病灶,手术标本送病理检查进一步明确病变类型。镜下观察肿瘤性增生的软骨及骨组织,软骨细胞位于陷窝内,体积小,核小而圆,染色深,淡蓝色软骨基质,软骨小叶边缘被细的纤维性间隔和薄的板层骨包围,结节间见正常的骨髓组织。综合临床表现、影像学检查和病理检查最终确诊为右侧肱骨近端内生软骨瘤。

小　　结

　　骨、关节的软骨性肿瘤的诊断主要依靠病理检查及影像学检查。影像学检查显示出病变,并可以提供定位、定量和定性诊断以及鉴别诊断,理论上只有组织活检病理才能作出明确的诊断,但病理学在区别软骨性肿瘤的良恶性方面有一定难度,因此在临床工作中更强调临床、影像学和病理学三结合诊断原则。

　　对活检组织的病理诊断,需要结合临床病史、影像学表现、病理组织学形态、免疫组化染色结果,必要时需行分子病理检测以明确肿瘤的良、恶性及其分类。实验室化验检查对骨、关节的软骨性肿瘤的诊断价值不大。

(同志超　石怀银　孙艳虹　高振华)

第十五章

骨的成骨性肿瘤

骨的成骨性肿瘤可分为良性肿瘤和恶性肿瘤两大类,患者临床症状多样,疼痛为最常见的症状,恶性肿瘤者可有局部肿块。部分患者可有血清碱性磷酸酶和乳酸脱氢酶的升高。骨的成骨性肿瘤诊断需要结合临床表现、影像学特点以及病理检查综合诊断。临床特点以及影像学检查怀疑恶性肿瘤者,需要进行穿刺活检进一步明确诊断。本章介绍的成骨性肿瘤包括骨瘤、骨样骨瘤、骨母细胞瘤和骨肉瘤。

第一节 概　述

一、临床症状和体征

(一)临床症状

良性肿瘤可无症状或仅有轻度不适,但发生在颅骨或鼻腔者可有眩晕、头痛等压迫症状。

疼痛是最常见的症状,疼痛程度差别较大,可表现为钝痛或针刺样疼痛等。部分患者可有剧烈疼痛和夜间疼痛,发生于脊柱者可出现脊柱侧弯。邻近关节的病变可导致关节肿胀或者挛缩,影响关节功能,出现跛行。

恶性肿瘤患者常可有局部肿块,如压迫静脉影响回流,可出现肢体水肿。累及脊柱者,可出现胸背部和腰部疼痛,还可有脊髓受压或神经根受累表现,如肢体乏力以及麻木感,甚至可发生截瘫和大、小便功能障碍。

(二)主要体征

在病灶处常有压痛,恶性肿瘤患者可触及软组织肿块,局部皮温升高,部分患者可见浅表静脉怒张。对于病程较长者,肢体肌肉可发生萎缩以及消瘦,甚至恶病质。脊柱病变的患者可有脊柱侧弯、肢体感觉异常、肌力下降甚至截瘫。

二、病因和发病机制

骨的成骨性肿瘤确切病因尚不明确。病灶内前列腺素和环氧化酶与骨样骨瘤的剧烈疼痛有关。已发现病毒(SV40)、化学物质、环境因素(射线)以及某些骨疾病(Paget病)与骨肉瘤有关。

三、临床诊断和鉴别诊断

(一)诊断标准

骨的成骨性肿瘤的诊断需要结合临床表现和影像学特点综合诊断,临床特点以及影像学检查怀疑恶性者,需要进行穿刺活检进一步明确诊断。

(二)诊断流程

详尽的病史采集和针对性体格检查非常重要,详尽的临床信息有助于鉴别病变的良恶性。影像学检查包括病灶的 X 线片、CT 和 MRI。怀疑恶性病变者需要进行穿刺活检,强调临床、影像学和病理学三结合诊断。

（三）鉴别诊断

1. 骨瘤（osteoma）　好发于青少年，90% 以上发生在颅骨和鼻窦内，罕见于四肢长骨。发生于颅骨外板者，可触及坚硬的肿块；发生于颅骨内板或鼻窦者，可有眩晕、头痛等压迫症状。X 线片和 CT 表现为高密度的均质性病灶。该疾病在病理上需与高分化骨肉瘤、应力性骨折以及骨样骨瘤等相鉴别。

2. 骨样骨瘤（osteoid osteoma）　大部分患者为 5～30 岁之间发病。典型的症状为夜间疼痛并可被阿司匹林药物快速缓解疼痛。病灶最常见于长骨的骨干。如发现瘤巢及其周围硬化骨，则有诊断意义。该疾病需与应力性骨折、Brodie 脓肿以及骨母细胞瘤等相鉴别。

3. 骨母细胞瘤（osteoblastoma）　80% 的患者发病年龄为 10～25 岁。多数患者有进行性加重的疼痛，阿司匹林药物不能很好缓解疼痛，夜间疼痛可不明显。影像学上可见病灶大小为 2～10cm，位于长骨的骨干或干骺端以及脊柱附件。可有软组织肿块，在其周围常见反应性骨包壳。需与骨肉瘤相鉴别。

4. 骨肉瘤（osteosarcoma）　多见于 20 岁以内的年轻患者，亦可见于 60 岁以上老年人。局部疼痛和软组织肿块是常见的临床表现。X 线片上可见干骺端溶骨性、成骨性或混合性骨质破坏，常有骨膜新生骨和 Codman 三角。如在病灶内发现肿瘤性成骨则对骨肉瘤的诊断有决定性作用。

第二节　实验室及其他检查指标与评估

一、实验室及其他检查指标

（一）影像学检查

1. 骨瘤　骨瘤在 X 线片和 CT 上表现为成熟的骨块，密度均匀，边界清楚，MRI 上表现为均匀一致的低信号，最常见于颅骨和鼻窦（图 15-1）。根据病变发生部位和影像学表现不难诊断。

2. 骨样骨瘤　瘤巢的确定是骨样骨瘤影像定性诊断的关键，并可进一步根据瘤巢的位置分为骨皮质型（最常见）、松质骨型及骨膜下型。诊断骨样骨瘤最佳的影像学检查方法是 CT，借助薄层和多方位 CT 成像可清楚显示软组织密度的瘤巢及其伴随的钙化或骨化（图 15-2）。

瘤巢在 X 线片和 CT 上表现为骨质反应性增生硬化带包绕的中心类圆形骨质破坏区，直径小于 2cm，内可有斑点钙化或骨化。CT 平扫图像上瘤巢所在骨质破坏区内密度高于液体密度，CT 增强扫描后有强化。与肌肉信号相比，瘤巢在 MRI 表现为软组织样信号，T_1WI 呈低信号或等信号、T_2WI 呈高信号，增强扫描后多数瘤巢强化明显，瘤巢周围骨髓和软组织明显水肿。

3. 骨母细胞瘤　好发于长骨的干骺端和脊椎的附件，X 线片和 CT 表现为肿瘤呈膨胀性骨质破坏，边界清楚，内可见斑点状、条片状钙化或骨化影（图 15-3）。骨质破坏区呈软组织密度影，骨壳中断处可见边界较清楚的软组织肿块。MRI 肿瘤信号混杂，周围骨髓水肿不明显，邻近软组织可出现水肿，缺乏诊断特征性表现。

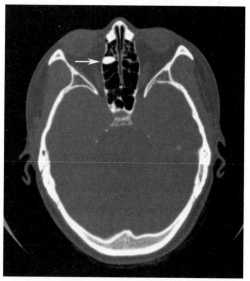

图 15-1　筛窦骨瘤 CT

横轴面头颅 CT 显示筛窦右侧窦腔内类椭圆形高密度小骨块，边缘光滑。

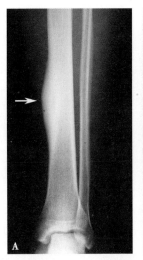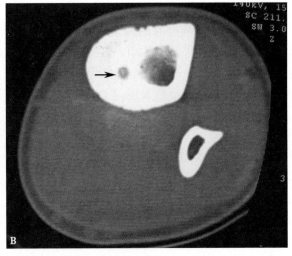

图 15-2　左胫骨下段骨样骨瘤 X 线片和 CT

A. 左小腿正位 X 线片显示胫骨下段内侧骨皮质梭形增厚；B. 左小腿横轴面 CT 骨窗显示胫骨下段内侧骨皮质梭形增厚，内见类圆形低密度瘤巢及其瘤巢中央的斑点状钙化。

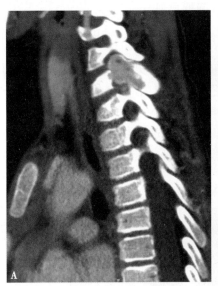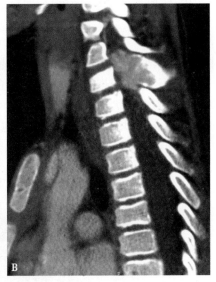

图 15-3　颈 7 椎板骨母细胞瘤

A、B. 矢状面重组增强 CT 软组织窗显示颈 7 椎板膨胀性骨质破坏，骨质破坏区内密度欠均匀，局部骨皮质破坏中断伴小的软组织肿块形成。

在一般良性骨肿瘤的影像学表现基础上，出现局部侵袭性表现，骨质破坏内出现钙化 / 骨化影为骨母细胞瘤的相对特征性表现。

4. 骨肉瘤　骨肉瘤按起源位置分为中央型骨肉瘤和表面性骨肉瘤。中央型骨肉瘤又分为普通型（包括骨母细胞型、软骨母细胞型、成纤维细胞型）、分化良好型、小圆细胞型、毛细血管扩张型；表面性骨肉瘤又分为骨旁骨肉瘤、骨膜骨肉瘤及高度恶性表面骨肉瘤。

中央型骨肉瘤好发于四肢长骨的干骺端，具有一般恶性骨肿瘤的影像学共性表现，包括边界不清的骨质破坏、无硬化变、骨皮质破坏中断、骨膜反应不连续（在 X 线片和 CT 上骨膜新生骨被肿瘤破坏残留的三角形残端称为 Codman 三角）以及骨外软组织肿块（图 15-4）。瘤骨的确定是骨肉瘤影像学定性诊断的关键。瘤骨是由肿瘤细胞直接成骨，是判断肿瘤组织学类型最具价值的征象，在 X

线片和 CT 上主要表现为云絮状和斑块状密度浓淡不一的致密影。值得一提的是：骨内的瘤骨有时与反应骨难以区别，要注意软组织肿块内瘤骨的定性诊断作用。若骨内和软组织肿块内均无瘤骨，则单独影像学不能肯定诊断为骨肉瘤。骨肉瘤的 MRI 信号混杂，不具有特征性表现，但 MRI 可清晰显示肿瘤在骨髓腔的蔓延范围以及与周围组织结构的关系。

（二）病理检查

成骨性肿瘤的病理标本类型包括粗针穿刺活检标本、切取活检标本、切除活检标本、刮除活检标本、骨髓腔切缘活检标本、（病灶内、边缘性、节段/广泛、根治性）手术切除标本及术中冰冻切片分析标本。病理检查的指标包括大体检查、镜下观察、免疫组化染色和分子遗传学检测。

1. 骨瘤

（1）大体检查：肿瘤最大直径多 <2cm，为界限清楚的致密骨组织，呈象牙样，质地坚硬。

（2）镜下观察：肿瘤由板层骨构成，可以为密质骨、松质骨或混合两种成分，松质骨部分含有纤维脂肪性骨髓或造血性骨髓。

2. 骨样骨瘤

（1）大体检查：体积小，瘤体最大直径一般不超过 1cm，如果肿瘤直径 >2cm 应诊断骨母细胞瘤。大体为圆形红色瘤巢，沙砾感或肉芽状，周围有白色硬化骨包围，病变的长径很少 >1cm。

（2）镜下观察：肿瘤由网状结构的骨样组织和钙化程度不等的编织骨小梁构成，骨样组织和编织骨小梁表面衬覆分化成熟、增生活跃的骨母细胞，肿瘤的周边为增生的纤维血管和反应性新生骨（图 15-5）。

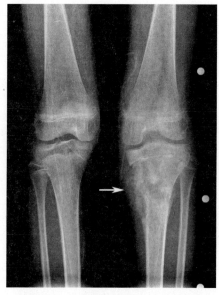

图 15-4　左胫骨上段骨肉瘤 X 线片

双膝关节正位 X 线片显示左胫骨近侧干骺端溶骨性骨质破坏，破坏区密度不均，内侧骨皮质破坏中断并见 Codman 三角、软组织肿块以及肿块内云絮状的肿瘤骨。

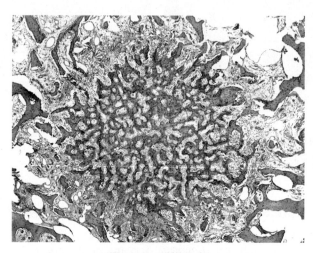

图 15-5　骨样骨瘤

图片中央为肿瘤，由网状结构的骨样组织和编织骨小梁构成，衬覆分化成熟骨母细胞，肿瘤周边为反应性新生骨，HE×40。

3. 骨母细胞瘤

（1）大体检查：圆形或卵圆形，红色或棕红色，具有沙砾感，周边有薄层反应性骨壳，囊性病变时血窦明显，形成动脉瘤性骨囊肿。

（2）镜下观察：肿瘤由杂乱的编织骨小梁构成，衬覆单层骨母细胞瘤。血管丰富，局部可形成血腔，无内皮衬覆。常见散在的破骨细胞型多核巨细胞。部分肿瘤可见大而肥硕的骨母细胞核仁明显，可见核分裂象，称为"上皮样骨母细胞瘤"。2013年第四版WHO分类中将骨母细胞瘤归入中间型（局部侵袭性）肿瘤。

4. 骨肉瘤 分为7个组织学亚型：低级别中央型骨肉瘤，普通型骨肉瘤（包括软骨母细胞性骨肉瘤、成纤维细胞性骨肉瘤、骨母细胞性骨肉瘤，预后差别不大），毛细血管扩张型骨肉瘤，小细胞骨肉瘤，骨旁骨肉瘤，骨膜骨肉瘤和高级别表面骨肉瘤，其中普通型骨肉瘤最常见。

（1）大体检查：体积一般较大（>5cm），以干骺为中心，呈鱼肉样或质硬，有的含有软骨。常破坏皮质，形成软组织包块。

（2）镜下观察：由肿瘤细胞和其周围的骨样基质构成。肿瘤细胞异型性明显（图15-6A），形态多样，可以表现为上皮样、浆细胞样、纺锤形、小圆细胞、透明细胞、单核或多核巨细胞或梭形细胞。骨样基质呈致密、粉染、形状不规则的细胞间物质，有时有一定折光性（图15-6B）。由于骨肉瘤的生存率与术前治疗的疗效直接相关，因此手术切除标本需要评估肿瘤细胞坏死率，>90%的患者长期存活率通常可达80%～90%，而<90%的患者则存活率极低。

（3）免疫组化染色：对诊断帮助有限。小细胞骨肉瘤可表达CD99、vimentin、SMA、CD34等，低级别中央型骨肉瘤和皮质旁骨肉瘤可表达MDM2和CDK4。骨母细胞和骨肉瘤细胞均可表达SATB2。

（4）分子遗传学检测：在大部分低级别中央型骨肉瘤和骨旁骨肉瘤中，应用荧光原位杂交技术（fluorescence in situ hybridization，FISH）可检测到MDM2、CDK4扩增。

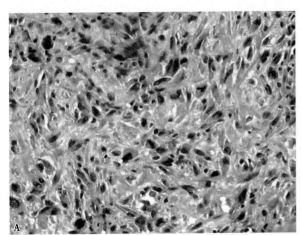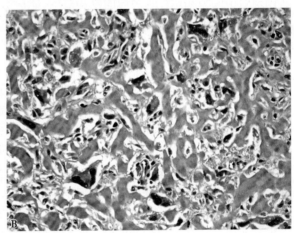

图15-6 普通型骨肉瘤

A. 肿瘤组织由异型性显著的肿瘤细胞和红染的骨样基质构成，HE×400；B. 肿瘤组织含有丰富的骨样基质，表现为致密、粉染、形状不规则的细胞间物质，HE×400。

（三）分子遗传学检测

在大部分低级别中央型骨肉瘤和骨旁骨肉瘤中，应用荧光原位杂交技术（fluorescence in situ hybridization，FISH）可检测到MDM2、CDK4扩增。

（四）血液检查

1. 骨瘤 骨瘤患者的血液学检查可完全正常，对诊断该疾病作用不大。

2. 骨样骨瘤 本病无特异性的实验室检查，仅血中碱性磷酸酶轻度或中度的升高对诊断有参考价值。

3. 骨母细胞瘤 实验室检查指标基本正常，个别患者血沉增快，CSF变化不大。若肿瘤转变为恶性，血清碱性磷酸酶将升高。近年研究表明低氧相关microRNA-210在骨母细胞瘤组织低表达，在骨肉瘤组织高表达，有助于鉴别骨母细胞瘤和骨肉瘤。

4. **骨肉瘤**　实验室检查包括血、尿、便、肝、肾功能等,以作为诊断及治疗的参考。对骨肉瘤病人,通常采用血沉、碱性磷酸酶、微量元素分析铜、锌比作为动态观察指标。

(1) 血沉:骨肉瘤早期、硬化型骨肉瘤、分化较好骨肉瘤血沉可在正常范围内。瘤体过大、分化差、有转移者血沉加快。血沉可以作为骨肉瘤发展过程中动态观察指标,但并不十分敏感。

(2) 血清酶:碱性磷酸酶、乳酸脱氢酶和 MMP9 增高可能提示成骨肉瘤发生。尤其碱性磷酸酶水平的变化与肿瘤性骨细胞的活跃程度有密切关系,其术后的再次升高提示肿瘤的复发和转移,对判断患者的预后也有一定的价值。但在儿童,由于生长发育旺盛,可影响碱性磷酸酶的临床意义。

(3) 血清铜、锌及铜锌比:血清铜及锌元素是机体生长、发育的重要物质。测定血清内酮、锌的含量,有助于成骨肉瘤的诊断、疗效观察、预后判断。

(4) *CD44v6*:近年来有研究表明 *CD44v6* 可能是 β-cat-TCF/LEF 复合体的靶基因。其过表达与骨肉瘤的诊断和转移密切相关。

(5) 循环 RNA(circulating miRNAs):外周血 mi RNAs 水平与骨肉瘤的病情进展密切相关,并有望成为骨肉瘤诊断、疗效及预后评估的新型生化指标。

二、检查指标的评估

(一)影像学检查

影像学检查在成骨性肿瘤的定位、定量和定性诊断中作用很大。X 线片和 CT 可以清楚显示成骨性肿瘤中的肿瘤性骨质,有助于对成骨性肿瘤的定性诊断和鉴别诊断。MRI 对于骨肿瘤的早期诊断以及对中间型和恶性骨肿瘤的侵及范围、临床分期意义很大。

1. **骨样骨瘤影像学上主要与以下骨病变鉴别**

(1) 骨脓肿:脓腔的确定是骨脓肿诊断的关键。脓腔不同于瘤巢,在 CT 和 MRI 上呈近似液体密度或信号影,增强扫描不强化。

(2) 骨母细胞瘤:肿瘤骨质破坏区大于 2cm,不同于骨样骨瘤小于 2cm 的瘤巢。骨母细胞瘤周围骨髓和软组织炎性水肿反应程度不如骨样骨瘤明显。

2. **骨母细胞瘤影像学上主要与以下骨病变鉴别**

其他良性骨肿瘤:具有一般良性骨肿瘤的共同影像学表现,但骨质破坏内出现钙化 / 骨化影为骨母细胞瘤的相对特征性表现。

3. **骨肉瘤影像学上主要与以下骨病变鉴别**

(1) 骨髓炎:骨质破坏、骨质增生和骨膜异常在时间上和空间上具有一致性。时间上,随时间的进程骨质破坏边缘由模糊变清楚;增生的骨质由少变多,密度由低变高;骨膜新生骨由少变多,由不成熟变成熟。空间上,骨破坏区周围有骨质增生,骨质增生区的中间常有骨破坏。而骨肉瘤的骨质破坏、骨质增生和骨膜异常三者之间不具有这种时间和空间上的一致性。

(2) 软骨肉瘤:软骨肉瘤可通过软骨内成骨形成骨质而骨肉瘤内的成软骨成分又可钙化引起鉴别困难。软骨肉瘤发病年龄相对较大。在钙化和瘤骨的空间分布上,肿瘤中心为钙化而边缘骨化者倾向考虑软骨肉瘤,反之倾向考虑骨肉瘤。

(3) 局限性骨化性肌炎:位于骨旁的成熟骨化性肿块,易与骨旁骨肉瘤混淆。局限性骨化性肌炎多与外伤有关,CT 清晰显示软组织肿块内骨化在周围成熟而中央区不成熟,邻近骨质无侵蚀或破坏。

(4) 动脉瘤样骨囊肿:由多发血腔组成,MRI 上易与血管扩张型骨肉瘤混淆。但血管扩张型骨肉瘤 MRI 上的血腔壁厚而不规则,X 线片具有一般恶性骨肿瘤的表现。

(二)病理检查

成骨性肿瘤的病理诊断依赖于充分而有代表性的取材,而且必须结合临床、影像学和组织学形态进行综合分析。尤其在小的穿刺活检,有时仅见到反应性成骨或不确定肿瘤性成骨,单凭小块组织的镜下观察,很难鉴别成骨性肿瘤和其他伴有反应性成骨的病变,如果忽视与临床表现及影像学检查的联系,往往会导致错误的诊断。

第三节　实验室及其他检查指标的临床应用

一、检查指标的筛选原则

应详细询问临床病史和进行针对性体格检查,根据临床提示可能的诊断和相应的鉴别诊断,常首选 X 线片检查进行初步诊断,必要时可行 CT 或 MRI 的进一步检查,对于诊断不能明确或者怀疑恶性肿瘤者,需穿刺活检进行常规染色病理诊断,往往需要免疫组化和分子病理等辅助检查来进一步明确诊断。

二、检查指标的实际应用

骨的成骨性肿瘤的诊断强调临床 - 影像学 - 病理学三者紧密结合,因此,恰当的影像学检查是正确的诊断所不能缺少的。血清碱性磷酸酶(ALP)和乳酸脱氢酶(LDH)可辅助骨肉瘤的诊断。

在随访方面,必须对每一个患者进行临床检查,然后再选择必要的影像学检查方法。由于 X 线片具有简便和费用较少的特点,常常选择 X 线片作为常规的复查方式,但当 X 线片发现异常时,可进一步使用 CT 和 / 或 MRI 来进一步明确诊断。

案例 15-1

【病史摘要】　男性,12 岁,2 个月前无明显诱因出现左大腿疼痛,夜间痛明显,服用阿司匹林后疼痛明显缓解。

【实验室检查】　各项化验指标阴性。

【影像学检查】　X 线片显示左股骨上段骨皮质明显增厚。CT 显示增厚骨皮质内的类圆形低密度灶,直径约 10mm,边界清楚。

【病理检查】　显微镜下肿瘤由网状结构的骨样组织和钙化程度不等的编织骨小梁构成。

【诊断】　左股骨上段骨样骨瘤。

【案例分析】　患者为青少年,出现大腿疼痛,夜间痛明显,服用非甾体类抗炎药后疼痛明显缓解是骨样骨瘤的临床特点。CT 上反应性骨质增生区内的"瘤巢"是骨样骨瘤的特征性影像学表现。该患者具有典型的临床表现和影像学表现特征,不难作出明确诊断。

案例 15-2

【病史摘要】　女性,17 岁,1 个月前无明显诱因出现左膝关节疼痛,伴有软组织肿块,无发热。

【实验室检查】　各项指标阴性。

【影像学检查】　X 线片显示左股骨远侧干骺端骨质破坏,边界不清,可见 Codman 三角和周围软组织肿块,软组织肿块内见絮状瘤骨。

【病理检查】　显微镜下肿瘤细胞呈梭形,核大深染,异型性明显,可见肿瘤性成骨组织。

【诊断】　左股骨下段骨肉瘤。

【案例分析】　本病例为青少年患者,膝痛且有软组织肿块,据此可初步考虑恶性肿瘤的可能。X 线片显示病变位于股骨干骺端,出现 Codman 三角,周围见软组织肿块,考虑恶性骨肿瘤。X 线片上软组织肿块内有瘤骨形成,提示为成骨性肿瘤。结合患者年龄和影像学表现,考虑骨肉瘤。

小　结

　　骨的成骨性肿瘤症状多样，可无症状，也可出现不同程度的疼痛，恶性肿瘤可有局部软组织肿块。骨瘤、骨样骨瘤、骨母细胞瘤以及骨肉瘤为常见的成骨性肿瘤。

　　骨的成骨性肿瘤的诊断需要结合患者临床表现、影像学表现以及必要时病理学表现进行诊断。

（王　晋　程　虹　孙艳虹　高振华）

参 考 文 献

[1] 韩安家,赖日权. 软组织肿瘤病理学诊断图谱. 北京:科学出版社,2014.

[2] 韩安家,赖日权. 软组织肿瘤病理学. 北京:科学出版社,2015.

[3] 王坚,朱雄增. 软组织肿瘤病理学. 北京:人民卫生出版社,2017.

[4] 王坚,朱雄增. 软组织肿瘤病理学. 北京:人民卫生出版社,2008.

[5] 吴江. 神经病学. 北京:人民卫生出版社,2015:109-110,112-115.

[6] 李小龙,张旭,等. 神经系统疾病的检验诊断. 2版. 北京:人民卫生出版社,2016.

[7] 王建中,康熙雄,等. 实验诊断学. 3版. 北京:北京大学出版社,2013.

[8] 王兰兰,秦莉,等. 医学检验项目选择与临床应用. 2版. 北京:人民卫生出版社,2013.

[9] 韩安家,阎晓初,王坚. 免疫组化检测在软组织肿瘤病理诊断中的应用专家共识. 临床与实验病理学杂志,2015, 31(2):1201-1204.

[10] 贾连顺. 颈椎病的现代概念. 脊柱外科杂志,2004,(2):123-126.

[11] 贾连顺,史建刚. 重视脊髓型颈椎病的诊断与严格手术指征. 中华骨科杂志,2002,22(1):58-60.

[12] 王洪伟,李长青,周跃. 腰椎间盘突出症疼痛发生机制的研究进展. 中国矫形外科杂志,2011,19(7):568-571.

[13] 黄仕荣,印玉,詹红生,等. 对腰椎间盘突出症传统机械压迫刺激观的质疑与反思. 中国骨伤,2006,19(5):291-293.

[14] 王宇强,王小华,刘天盛,等. 西安、天津、广州3城市膝骨性关节炎患者、门诊就治者及社区人员膝骨关节炎主 要致病因素:多中心整群抽样分层调查. 中国组织工程研究与临床康复,2009,13(41):8155-8159.

[15] 李昭荣. 慢性骨髓炎的手术治疗. 中国骨肿瘤骨病,2003,2(5):286.

[16] 廖二元. 代谢性骨病学. 北京:人民卫生出版社,2002.

[17] 廖二元. 内分泌代谢病学. 北京:人民卫生出版社,2012.

[18] 邱明才,戴晨琳. 代谢性骨病学. 北京:人民卫生出版社,2012.

[19] 骨代谢生化标志物临床应用指南. 中华骨质疏松和骨矿盐疾病杂志,2015,8(4):283-292.

[20] 刘忠厚. 骨矿与临床. 北京:中国科学技术出版社,2006.

[21] 杜湘珂,朱绍同. 骨与软组织肿瘤影像诊断及鉴别诊断. 北京:北京大学医学出版社,2007:88.

[22] 孟悛非. 骨肌系统影像诊断与临床. 北京:人民军医出版社,2009.

[23] 丘钜世,黄兆民,韩士英. 骨关节肿瘤学:病理与临床影像三结合. 北京:科学技术文献出版社,2006.

[24] FLETCHER CDM, BRIDGE JA, HOGENDOORN PCW, et al. World Health Organization Classification of Tumours of Soft Tissue and Bone. Lyon: IARCP Press, 2013.

[25] WEISS SW, GOLDBLUM JR. Enzinger and Weiss's Soft Tissue Tumors. 6th ed. St. Louis: Mosby-Elsevier, 2013: 137-187, 1063-1220.

[26] JUDITH B. Bone Tumor Pathology, An Issue of Surgical Pathology Clinics, Volume 10-3, 1st ed. Elsevier.2017: 1-4.

[27] BOGDAN C. Dorfman and Czerniak's Bone Tumors, second edition. Elsiver, 2014: 108-155.

[28] EDUARDO SA, RICARDO K. KALIL, FRANCO B, et al. Tumors and Tumor-like Lesions of Bone. Springer, 2015: 3-35.

[29] WEST RB, RUBIN BP, MILLER MA, et al. A landscape effect in tenosynovial giant-cell tumor from activation of CSF1 expression by a translocation in a minority of tumor cells. PNAS, 2006, 103: 690-695.

[30] DASGUPTA R, FISHMAN SJ. ISSVA classification. Semin Pediatr Surg, 2014, 23(4): 158-161.

[31] CAHILL AM, NIJS EL. Pediatric vascular malformations: pathophysiology, diagnosis, and the role of interventional radiology. CardioVascular and Interventional Radiology, 2011, 34(4): 691-704.

[32] NOZAKI T, NOSAKA S, MIYAZAKI O, et al. Syndromes associated with vascular tumors and malformations: a pictorial review. RadioGraphics, 2013, 33(1): 175-195.

[33] ANTONESCU C. Malignant vascular tumors–an update. Modern Pathology, 2014, 27 Suppl 1: S30-38.

[34] HUSAIN AN, COLBY T, ORDONEZ N, et al. Guidelines for pathologic diagnosis of malignant mesothelioma: 2017 update of the consensus statement from the International Mesothelioma Interest Group. Archives of Pathology & Laboratory Medicine, 2017, 142 (1): 89-108.

[35] BAAS P, FENNELL D, KERR K, et al. Malignant pleural mesothelioma: ESMO Clinical Practice Guidelines for diagnosis, treatment and follow-up. Annals of Oncology. 2015, 26 Suppl 5: v31-39.

[36] ORDONEZ NG. Application of immunohistochemistry in the diagnosis of epithelioid mesothelioma: a review and update. Hum Pathol, 2013, 44 (1): 1-19.

[37] CUNHA BA, DEE R, KLEIN NC, et al. Bone and joint infection. In: Dse R, Hurst LC, Gruber MA, et al. (eds) Principle of orthopaedic practice. 2nd ed. New York: McGraw-Hill, 1997: 317-343.

[38] LEW DP, WALDNOGEL FA. Current concepts: Osteomyeltis. N Engl J Med, 1997, 336: 999.

[39] WALENKAMP GH. Chronic osteomyelitis. Acta Orthop Scand, 1997, 68: 497.

[40] GOTTIEB T, ATKINS BL, SHAW DR. Soft tissue, bone and joint infections. Medical Journal of Australia, 2002, 176: 609.

[41] UNNI KK, INWARDS CY. Dahlin's bone tumors. 6th ed. Philadelphia: Lippincott Williams & Wilkins, 2010.

[42] DEYRUP AT, SIEGAL GP. Practical orthopedic pathology: a diagnosis approach. Philadelphia: Elsevier, 2016.

[43] VANDER GRIEND RA. Osteosarcoma and its variants. Orthop Clin North Am. 1996, 27: 575-581.

[44] MEYERS P, GORLICK R. Osteosarcoma. Pediatric Clinics of North America.1997, 44: 973-989.

[45] HOSALKAR HS, GARG S, MO L, et al. The diagnostic accuracy of MRI versus CT imaging for osteoid osteoma in children. Clinical Orthopaedics and Related Research. 2005, 433: 171-177.

[46] OZAKI T, LILJENQVIST U, HILLMANN A, et al. Osteoid osteoma and osteoblastoma of the spine: experiences with 22 patients. Clinical Orthopaedics and Related Research. 2002, 397: 394-402.

中英文名词对照索引

Ⅰ型胶原交联氨基端肽区　　　　type Ⅰ collagen cross-linked N-telopeptide，NTX　　　175
Ⅰ型前胶原 C 端前肽　　　　　　C-terminal propeptide of type 1 precollagen，PICP　　　174
Ⅰ型前胶原 N 端前肽　　　　　　N-terminal propeptide of type 1 precollagen，PINP　　　174
BRCA1 相关蛋白 1　　　　　　BRCA1-associated protein-1，*BAP1*　　　97
Langerhans 细胞组织细胞增生症　Langerhans cell histiocytosis，LCH　　　185
WT1　　　　　　　　　　　　　Wilms' tumor 1，WT1　　　103

B

比较基因组杂交　　　　　　　　comparative genomic hybridization，CGH　　　12
吡啶啉　　　　　　　　　　　　pyridinoline，Pyr　　　175
不消退型先天性血管瘤　　　　　noninvoluting congenital hemangioma，NICH　　　78
部分消退型先天性血管瘤　　　　partially involuting congenital hemangioma，PICH　　　78

C

磁共振成像　　　　　　　　　　magnetic resonance imaging，MRI　　　6
磁共振血管成像　　　　　　　　magnetic resonance angiography，MRA　　　89
丛状纤维组织细胞瘤　　　　　　plexiform fibrohistiocytic tumor，PFH　　　39

D

低钙血症　　　　　　　　　　　hypocalcemia　　　171
低骨量　　　　　　　　　　　　osteopenia，OP　　　171
定量 CT　　　　　　　　　　　quantitative CT，QCT　　　176
定量磁共振　　　　　　　　　　quantitative MR，QMR　　　176
动静脉畸形　　　　　　　　　　arteriovenous malformations，AVM　　　78
动静脉瘘　　　　　　　　　　　arteriovenous fistula，AVF　　　78
动脉瘤样骨囊肿　　　　　　　　aneurysmal bone cyst，ABC　　　185
多发性对称性脂肪瘤病　　　　　multiple symmetric lipomatosis，MSL　　　50
多形性脂肪肉瘤　　　　　　　　pleomorphic liposarcoma　　　50
惰性或潜在低度恶性的高分化乳头状间皮瘤　well-differentiated papillary mesothelioma，WDPM　　　96

E

恶性腹膜间皮瘤　　　　　　　　malignant peritoneal mesothelioma，MPM　　　97
恶性间皮瘤　　　　　　　　　　malignant mesothelioma，MM　　　96
恶性间皮瘤血清硫氧还蛋白 -1　thioredoxin-1，TRX1　　　100
恶性心包间皮瘤　　　　　　　　malignant pericardiac mesothelioma，MPM　　　97
恶性胸膜间皮瘤　　　　　　　　malignant pleural mesothelioma，MPM　　　97
恶性外周神经鞘瘤　　　　　　　malignant peripheral nerve sheath tumor，MPNST　　　114
二代测序　　　　　　　　　　　next-generation sequencing，NGS　　　44

F

放疗相关性非典型性血管病变　　atypical vascular lesion associated with radiation，AVL　　　89
非典型性多形性脂肪瘤样肿瘤　　atypical pleomorphic lipomatous tumor，APLT　　　49
非典型性梭形细胞脂肪瘤样肿瘤　atypical spindle cell lipomatous tumor，ASLT　　　49
非典型性纤维黄色瘤　　　　　　atypical fibroxanthoma，AFX　　　125

非典型脂肪瘤性肿瘤／分化良好型 脂肪肉瘤	atypical lipomatous tumor/ well differentiated liposarcoma, ALT/WDL	49
分叶状毛细血管瘤	lobular capillary hemangioma, LCH	79

G

干扰素释放试验	interferon-γ release assay, IGRAs	9
感觉运动神经病	sensory motor neuropathy, SMNP	115
高钙血症	hypercalcemia	170
高迁移率族蛋白B1	high-mobility group box 1, HMGB1	100
孤立性纤维性肿瘤	solitary fibrous tumor, SFT	31
骨SPECT定量分析	quantitative bone SPECT	177
骨化性纤维黏液样肿瘤	ossifying fibromyxoid tumor, OFMT	125
骨特异性碱性磷酸酶	bone-specific alkaline phosphatase, BALP	175
骨性关节炎	osteoarthritis, OA	2
骨质疏松症	osteoporosis, OP	184
骨转换标志物	bone turnover markers, BTMs	174
关节旁黏液瘤	juxta-articular myxoma, JAM	125
国际间皮瘤学会	International Mesothelioma Interest Group, IMIG	103
国际血管瘤和脉管畸形研究学会	The International Society for the Study of Vascular Anomalies, ISSVA	76
过碘酸希夫	periodic acid-Schiff, PAS	69
过碘酸希夫染色	PAS	101

H

含铁血黄素沉着性纤维组织细胞脂肪 瘤性肿瘤	hemosiderotic fibrohistiocytic lipomatous tumor, HFLT	125

J

吉兰-巴雷综合征	Guillain-Barré syndrome, GBS	114
急性炎性脱髓鞘性多发性神经炎	acute inflammatory demyelinating polyneuritis	114
计算机体层摄影血管造影	computed tomography angiography, CTA	89
甲苯胺红不加热血清	toluidine red unheated serum test, TRUST	9
甲状旁腺素	parathyroid hormone, PTH	174
甲状旁腺素相关蛋白	parathyroid hormone related protein, PTHrP	183
假肌源性血管内皮瘤	pseudomyogenic hemangioendothelioma, PMH	128
间隙连接蛋白	connexin, CX	61
腱鞘滑膜巨细胞瘤	tenosynovial giant cell tumor, TSGCT	39
焦磷酸钙结晶沉积病	calcium pyrophosphate dehydrate deposition disease, CPPD	126
结缔组织增生性小圆细胞肿瘤	desmoplastic small round cell tumor, DSRCT	125
结节性筋膜炎	nodular fasciitis, NF	27
静脉畸形	venous malformations, VM	77
局限性恶性间皮瘤	localized malignant mesothelioma, LMM	96
聚合酶链反应	polymerase chain reaction, PCR	44

K

卡波西肉瘤	Kaposi sarcoma, KS	79
卡波西型血管内皮瘤	Kaposiform hemangioendothelioma, KHE	79
抗酒石酸酸性磷酸酶-5b	tartrate-resistant acid phosphatase 5b, TRAP-5b	175
可变读框基因	alternative reading frame, *ARF*	98
空芯针穿刺活检	core needle biopsy, CNB	4
快速消退型先天性血管瘤	rapidly involuting congenital hemangioma, RICH	78

L

淋巴管畸形	lymphatic malformations，LM	77
磷酸盐尿性间叶性肿瘤	phosphaturic mesenchymal tumor，PMT	125
瘤样钙质沉着	tumoral calcinosis，TC	124
隆突性皮肤纤维肉瘤	dermatofibrosarcoma protuberans，DFSP	31
螺旋体积定量CT	helical volumetric quantitative CT，vQCT	176

M

慢性炎症性脱髓鞘性多发性神经病	chronic inflammatory demyelinating polyradiculoncuritis，CIDP	115
毛细血管畸形	capillary malformations，CM	77
梅毒螺旋体颗粒凝集试验	treponema pallidum particle agglutination test，TPPA	9
弥漫性恶性间皮瘤	diffuse malignant mesothelioma，DMM	96
面肩肱型肌营养不良	facio scapulo humeral dystrophy，FSHD	66

N

黏液炎性成纤维细胞肉瘤	myxoinflammatory fibroblastic sarcoma，MIFS	32
黏液样脂肪肉瘤/圆形细胞脂肪肉瘤	myxoid-round cell liposarcoma，MRCLS	50
尿吡啶啉	pyridinoline，PYD	9

P

| 胚胎性横纹肌肉瘤 | embryonal rhabdomyosarcoma，ERMS | 60 |
| 平足蛋白 | podoplanin，也称D2-40 | 103 |

Q

| 羟脯氨酸 | hydroxyproline，HOP | 175 |

R

人类第8型疱疹病毒	human herpes virus-8，HHV-8	80
人类疱疹病毒8	human herpes virus-8，HHV8	3
容积再现成像	volume rendering，VR	92
软骨母细胞瘤	chondroblastoma，CB	194
软骨黏液样纤维瘤	chondromyxoid fibroma，CMF	194
软骨肉瘤	chondrosarcoma，CHS	194
软组织多形性玻璃样变血管扩张肿瘤	pleomorphic hyalinizing angiectatic tumor of soft tissue，PHAT	125
软组织巨细胞瘤	giant cell tumor of soft tissue，GCT-ST	39
软组织透明细胞肉瘤	clear cell sarcoma of soft tissue，CCS-ST	125

S

上皮样肉瘤	epithelioid sarcoma，ES	127
上皮样血管内皮瘤	epithelioid hemangioendothelioma，EHE	79
神经纤维瘤病2型基因	neurofibromatosis type 2，*NF2*	98
数字减影血管造影	digital subtraction angiography，DSA	14
梭形细胞脂肪肉瘤	spindle cell liposarcoma	49

T

| 羧基端肽区 | type I collagen cross-linked C-telopeptide，CTX | 175 |
| 脱氧吡啶啉 | deoxypyridinoline，D-Pyr | 175 |

W

| 胃肠道间质瘤 | gastrointestinal stromal tumor，GIST | 3 |

X

细胞角蛋白 5/6	cytokeratin 5/6，CK5/6	103
细胞周期素依赖性激酶抑制基因	cyclin dependent kinase inhibitor 2A，*CDKN2A*	98
细针穿刺活检	fine needle aspiration，FNA	4
先天性血管瘤	congenital hemangioma，CH	78
纤维结构不良	fibrous dysplasia，FD	185
纤维组织细胞瘤	fibrous histiocytoma，FH	38
腺泡状横纹肌肉瘤	alveolar rhabdomyosarcoma，ARMS	60
腺泡状软组织肉瘤	alveolar soft part sarcoma，ASPS	128
血管瘤样纤维组织细胞瘤	angiomatoid fibrous histiocytoma，AnFH	125
血管肉瘤	angiosarcoma，AS	79
血管周上皮样细胞肿瘤	perivascular epithelioid cell tumor，PEComa	128
血清 / 尿 I 型胶原交联 C- 末端肽	C-terminal crosslinking telopeptide of type I collagen，CTX	9
血清 / 尿 I 型胶原交联 N- 末端肽	N-terminal crosslinking telopeptide of type I collagen，NTX	9
血清 I 型前胶原 C- 端前肽	procollagen type I C propeptide，PICP	9
血清 I 型前胶原 N- 端前肽	procollagen type I N propeptide，PINP	9
血清骨钙素	osteocalcin，OS	9
血清骨碱性磷酸酶	bone alkaline phosphatase，BALP	9
血清甲胎蛋白	α-fetoprotein，AFP	100
血清碱性磷酸酶	alkaline phosphatase，ALP	9
血清离子钙	serum ionized calcium	174
血清总钙	total serum calcium	174
血栓调节蛋白	thrombomodulin	103
循环 RNA	circulating miRNAs	212

Y

亚甲基二膦酸盐	methylene diphosphate，MDP	177
炎性肌成纤维细胞肿瘤	inflammatory myofibroblastic tumor，IMT	32
荧光原位杂交	fluorescent in situ hybridization，FISH	12
硬化性上皮样纤维肉瘤	sclerosing epithelioid fibrosarcoma，SEF	34
幼年性血管瘤	infantile hemangioma，IH	78
猿猴病毒 40	simian virus 40，SV40	97

Z

| 重症肌无力 | myasthenia gravis，MG | 60 |